レジデントのための
これだけ抗菌薬

髙野哲史

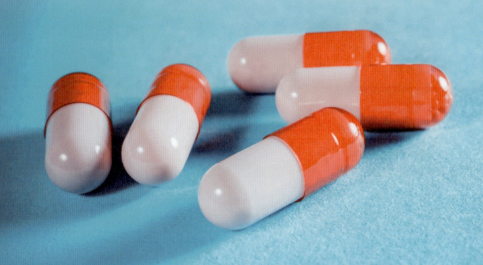

日本医事新報社

はじめに

　本書の執筆のお話を頂いたのは2023年の初夏、COVID-19が5類感染症になって間もない頃のことでした。普段から140文字を超える文章を書かない私。人様が見る書籍の執筆、しかも単著と、あまりのプレッシャーから、当時勤務先の近くにあった「ラーメン二郎」一橋学園店の小ラーメン（850円）ヤサイニンニクしか喉を通らず、夜も8時間しかグッスリ眠れない日々を送ったことが昨日のことのように思い出されます。

　この文章を皆さんが読んでいるということは本書が無事発刊されたということだと思いますが、この『これだけ抗菌薬』は読んで字のごとく、なんと抗菌薬についてのみ書いた教科書ではありません。
　抗菌薬のことはもちろん、抗真菌薬、抗ウイルス薬、それらを使いこなすための土台となる感染症診療の基本的な考え方、臨床で出会う主要な微生物のまとめなど、「痒いところに手が届く」どころか、何が原因で痒いのか、痒みのメカニズムは何か、どの手でポリポリかくのが一番気持ちいいのか……に迫らんばかりの充実したコンテンツで構成されています。
　手前味噌で恐縮ながら、この本1冊だけでベッドサイドで抱えがちな感染症診療の悩みの大部分を解消できるのではないか、という自負があります。皆さんの感染症診療への理解を進める材料として通読してもよし、ベッドサイドでパッと見るクイック・リファレンスとしてもよし、末長くお役立ていただければ著者として恐悦の至りです。

　なんと言いましょうか、本当に"これだけ"にしてしまい、すみません。

　そんな本書ですが、発刊までにはたくさんの方にご協力を頂きました。まずは既存の知識に多様性のエッセンスを添え奥行きを与えて下さった井本一也先生、毎日一緒に原稿を音読しエラーを忌憚なく指摘してくれた佐久間結菜先生、非専門の視点から鋭いコメントを寄せてくれた平岡修先生。そして豊富な臨床経験から繰り出されるさながら青天井の知識を元に、より実践的なアイディアを与えて下さった谷山大輔先生、私自身の感染症診療の手解きをし、コンサルタントとしての道標を示して下さった人生の師といっても過言でない小田智三先生。
　先生方どなたかのご協力を欠けば本書の完成はありませんでした。ここに最大級の深謝を申し上げます。

最後に、あまりにも自由すぎる締切の設定とほとんど無限とも言える修正で多大なご迷惑をお掛けしたにも関わらず、文句ひとつ言わず快く対応して下さった日本医事新報社編集部の皆様にはお礼の申し上げようもございません。

　さて、この本を手に取った時点ですでに皆さんも感染症診療という沼（といってもキレイな沼）に腰まで浸かっているも同然です。

　"Once done is half done."

　始めてしまえば半分終わったも同然なのです。ページをめくって、もう半分を始めてみませんか？

2024年12月
髙野哲史

目次

第1章　感染症診療の基本的アプローチ

1.1　感染症診療のロジック 2
1.2　その①　患者背景の把握 8
1.3　その②　感染臓器の診断 25
1.4　その③　原因微生物の推定 30
1.5　その④　抗微生物薬の選択 43
1.6　その⑤　治療経過の予測と評価 50

第2章　細菌のグルーピング

2.1　7つのグループに分ける 58
2.2　グラム陽性ブドウ球菌 62
2.3　グラム陽性連鎖球菌 73
2.4　グラム陰性桿菌 91
2.5　グラム陽性桿菌 109
2.6　グラム陰性球菌 116
2.7　グラム染色で染まらない細菌 120
2.8　真菌 124

第3章　β-ラクタム系抗菌薬

3.1　β-ラクタム系抗菌薬の特徴 130
3.2　ペニシリン系抗菌薬 132
3.3　セフェム系抗菌薬 151
3.4　カルバペネム系抗菌薬 179
3.5　モノバクタム系抗菌薬 183

第 4 章　β-ラクタム系以外の抗菌薬

- 4.1　どんなときに使うか 186
- 4.2　フルオロキノロン系抗菌薬 187
- 4.3　テトラサイクリン系抗菌薬 191
- 4.4　マクロライド系抗菌薬 195
- 4.5　アミノグリコシド系抗菌薬 199
- 4.6　ＳＴ合剤 204
- 4.7　メトロニダゾール 210
- 4.8　リンコマイシン系抗菌薬 213

第 5 章　抗 MRSA 薬

- 5.1　抗 MRSA 薬とは 218
- 5.2　グリコペプチド系抗菌薬 219
- 5.3　リポペプチド系抗菌薬 226
- 5.4　オキサゾリジノン系抗菌薬 228
- 5.5　抗 MRSA 薬のまとめ 231

第 6 章　抗真菌薬

- 6.1　真菌感染症のアプローチ 234
- 6.2　アゾール系抗真菌薬 236
- 6.3　エキノキャンディン系抗真菌薬 247
- 6.4　ポリエン系抗真菌薬 250
- 6.5　その他の抗真菌薬 253
- 6.6　カンジダ血症のマネジメント 255

第7章　抗ウイルス薬

- 7.1　ウイルス感染症のアプローチ 262
- 7.2　抗インフルエンザ薬 263
- 7.3　抗ヘルペスウイルス薬 273
- 7.4　COVID-19治療薬 276

付録1：術後感染症予防のための抗菌薬の使い方 285
付録2：抗微生物薬「略号・一般名・商品名」早見表 ... 286
付録3：妊娠・授乳と抗微生物薬 290

索　引 292

第1章
感染症診療の基本的アプローチ

- **1.1** 感染症診療のロジック
- **1.2** その① 患者背景の把握
- **1.3** その② 感染臓器の診断
- **1.4** その③ 原因微生物の推定
- **1.5** その④ 抗微生物薬の選択
- **1.6** その⑤ 治療経過の予測と評価

この章は本書の中で最も総論的な内容なので、とっつきにくいと感じる方も少なくないでしょう。私自身かなり突っ込んだ内容になったという自覚があります。ですので、難しいと感じた部分は飛ばしていただき、後から読んでも一向に構いません。時間のあるときに読み返したり、「これ何だったっけ？」と思った時に本章に戻ってきてもOKです。勉強はどんなものでもそうですが、暗記モノになると学習効率も落ちますし、勉強自体を嫌いになってしまいかねません。ぜひ楽な気持ちで読み進めてください。

1.1 感染症診療のロジック

最初にお伝えしたいこと

感染症診療は得意ですか？

　皆さんは感染症診療は得意ですか？　『これだけ抗菌薬』というタイトルの本書を手に取った時点で、「手っ取り早く感染症診療が出来るようになりたい」という思惑が見え隠れしますが……。

　本書は基本的に、感染症診療をしたことがない、あるいは苦手意識がある、自信を持って感染症診療をしたい、と考えている方に向けて執筆しました。したがって、感染症診療の偏差値 60 を 70 に押し上げるための教科書というよりは、偏差値 50 未満を 60 に近づけるための教科書です。

　偏差値がどうこう言うと、人によっては辛かった大学受験を思い出して涙するかもしれないのでこのくらいにしますが、こと感染症診療、とりわけ非専門医においては偏差値 50 あれば少なくとも患者を危険にさらすようなことはありません。それ以上のことは自分だけで解決しようとせず、専門家に聞くなり、任せるなりすれば良いのです。

　ですから本書をお読みいただく上では、**当たり前のことを当たり前に出来るようになる**、そしてなぜ当たり前なのかの**根拠を提示できる**ことを目標にしましょう。

ロジックをなぞることから始めよう

　初学者にとって、感染症診療の最初のステップは「お作法」を学ぶことです。それは「上席医がこうやっていたからこうする」という陳腐なもの（ときにはこれも重要ですが）ではなく、**先人たちが確立した感染症診療のロジックをなぞる**、というものです。

　このロジックはきわめて普遍的であり、感染症診療に包括されるものすべてに適用できますので、まず最初にこのロジックを学ぶことにしましょう。ぶっちゃけ、**感染症診療はこのロジックの把握がほとんどすべて**といっても過言ではありません。ややこしい細菌の名前を覚えるより、抗菌薬の薬理作用を覚えるより、ずっと重要です。

抗菌薬が安易に用いられるのはなぜか

　感染症診療のゴールを「抗菌薬の投与」と捉えている医師をたまに見かけます。抗菌薬は抗がん剤ほど重大な副作用がないと考えられがちで、投与にあたって特別な資格が必要なわけでもなく、また抗菌薬を処方することで患者満足度はしばしば上がることなどから、長い時間をかけて醸成された考え方なのでしょう。抗菌薬の投与のハードルは、幸か不幸か低いのです。

　そのため抗菌薬を選択するまでのプロセスや、投与後に行うマネジメントについての検討が担当医の頭の中になかったとしても、簡単に抗菌薬を処方できてしまうのです。例えば〔発熱・白血球数増加・CRP 上昇〕⇒〔細菌感染症だろう！まずは抗菌薬！〕といった思考回路です。感染臓器や微生物について吟味しないまま抗菌薬が投与されている……、これはきわめて嘆かわしいことです。

　さらに、このほとんど脊髄反射に等しい対応は、残念ながらしばしばうまくいってしまいます。そのようなケースでは、往々にして広域スペクトラムの抗菌薬（色々な細菌に効果を示す抗菌薬）が使われていることも大いに関係があるでしょう。

　こうした"成功"体験の積み重ねによって、処方医は「とりあえず広域スペクトラムの抗菌薬を出しときゃ何とかなる」という手応えを得、やがて「自己流」の感染症診療として確立され、それが後輩医師へ伝承されます。こうして歴史は繰り返されるのです。

　しかし、このような自己流の診療の"成功"の裏には、かなりの規模の過誤が潜在しているはずです。本当は治療に失敗していたり疾患が再発していたりなどで、担当医が知らない間に他医の診療を受けていることだって十分考えられます。

　残念ながらこの世にタイムマシンは存在しませんので、自己流で診療した時のアウトカムと、適切な理論に則って診療した時のアウトカムの直接比較はできません。私たちは、目の前の患者に対して自分がやった診療で得られたアウトカムを直視する他ないのです。したがって、リアルタイムでその患者にベストな治療を提供することが私たちの使命であり、その使命を全うするための一番の近道が、感染症診療の根幹を成すロジックを把握することです。

POINT

- 感染症診療はまずロジックをおさえることが重要。

1.1 感染症診療のロジック

5つの要素でアプローチする

感染症診療の5つの要素

感染症診療のロジックは5つの要素によって構成されています。

> **感染症診療のための5つの要素**
> ① 患者背景の把握
> ② 感染臓器の診断
> ③ 原因微生物の推定
> ④ 抗微生物薬の選択
> ⑤ 治療経過の予測と評価

　この5つの要素は感染症診療を行う上で、いついかなる状況においても念頭に置いておかなければなりません。というか、いかなる状況においてもこの5つの要素を考えずして適切な感染症診療は実現できないはずなのです。
　そのことを体感していただくため、症例問題仕立ての例題を用意しました。この症例の治療に最も適切な抗微生物薬を考えてみてください。

【症例】　発熱

　いかがでしょうか？　最適な抗微生物薬は絞れましたか？
　──絞れないはずです。もし絞れた方がいたら、ぜひ私にそのノウハウを教えてください。

　次、これだとどうでしょう。

【症例】　70代男性。発熱と呼吸困難を主訴に来院した。

　高齢男性における発熱と呼吸困難だそうです。これなら多少は絞れそうですね。

この患者が感染症だと仮定して、先ほどの5つの要素を順番に検討してみましょう。

①患者背景の把握
臨床経過は不詳ですが、患者は**高齢の男性**だということまでは判明しました。

②感染臓器の診断
呼吸困難があるようです。断定はできないものの、感染臓器として真っ先に思い浮かぶのは**上・下気道（主に肺）**でしょうか。

③原因微生物の推定
高齢者で起こった気道または肺の感染症だと仮定すると、頻度の高い原因微生物は

① *Streptococcus pneumoniae*
② *Haemophilus influenzae*
③ *Moraxella catarrhalis*

非定型肺炎の原因微生物として
ⓐ *Mycoplasma pneumoniae*（高齢者ではどちらかというと稀）
ⓑ *Legionella pneumophila*

このあたりの微生物が列挙できると思います。
　細かいことを言い出すとまだまだあるのですが、とりあえずこれらの微生物をリーズナブルにカバーできるよう、残り2つの要素を検討して、治療方針を固めてみることにしましょう。

④抗微生物薬の選択
上記の微生物をすべてカバーするとすれば、**セフトリアキソン**と、症例により**アジスロマイシン**の併用というのが最も教科書的な選択ですね。

⑤治療経過の予測と評価
これに至っては、臨床的診断・微生物学的診断のどちらも不透明であり、何をどうフォローアップするのか、どの抗微生物薬をどの程度の期間投与すればいいのか、一切わかりません。喀痰のグラム染色や培養検査、そして血液培養2セットを提出し、それらの結果によって適切に薬剤・治療期間を設定すべきでしょう。強いていうなら、市中肺炎とすると**治療期間は最低7日間**、といったところでしょうか。

——ということで、ある程度の方針までは固められましたが、依然、原因微生物はぼんやりしていますし、明確な治療方針を打ち出すには至りませんでした。

では、少し情報を集めたことにして、次のような状況ではいかがでしょう？

> 【症例】 70代男性。来院2日前からの発熱と呼吸困難を主訴に来院した。基礎疾患として気管支拡張症があり、来院数日前から喀痰量の増加を自覚している。

基礎疾患に気管支拡張症のある高齢男性で、急性発症の気道症状ということが分かりました。

5つの要素のうち、①患者背景と②感染臓器は大きな変更はありませんので、それ以降の要素を再検討してみましょう。

③ 原因微生物の推定

基礎疾患に気管支拡張症があることで、原因微生物のウエイトバランスが少々変わります。
① *Streptococcus pneumoniae*
② *Haemophilus influenzae*
③ *Staphylococcus aureus*
④ *Pseudomonas aeruginosa*

新たに2つの微生物が加わりましたね。**患者背景が変われば原因微生物も変わる**のです。

相対的に可能性は下がりますが、非定型肺炎も一応考えておきましょう。
ⓐ *Mycoplasma pneumoniae*（高齢者ではどちらかというと稀）
ⓑ *Legionella pneumophila*

原因微生物が変わった、ということは…？

④ 抗微生物薬の選択

そう、適切な抗微生物薬も自然と変わります。
当然、症例により検討する必要がありますが、例えば緑膿菌の保菌者であれば、**セフェピムやピペラシリン・タゾバクタム**など、緑膿菌にも効く抗菌薬を選択しなければならないかもしれません。質の良い喀痰のグラム染色でグラム陽

性ブドウ球菌が観察された場合は、メチシリン耐性黄色ブドウ球菌（Methicillin-resistant *Staphylococcus aureus*；MRSA）の可能性も考えて**バンコマイシン**のような抗MRSA薬を併用しなければならないかもしれません。**原因微生物が変われば選択すべき抗微生物薬も変わる**、当たり前っちゃあ当たり前ですが、非常に重要なことです。

⑤ 治療経過の予測と評価

前述の通り、喀痰・血液の微生物学的検査を提出するのは言わずもがなです。

原因微生物により若干の差がありますが、気管支拡張症患者における下気道感染症では多くの場合、**14日間の治療期間**を設けることが複数の成書で提案されています。さらに治癒後は**アジスロマイシンの長期投与**により今回のような増悪を一部予防できることが示唆されており、患者によっては適応を検討することになるでしょう。

5つの要素の重要性、お分かりいただけたでしょうか？

あえて誇張した症例を持ってきたわけではありません。実臨床ではこのような判断が必要になるシチュエーションはいくらでも転がっています。患者背景や感染臓器、原因微生物により、適切な抗微生物薬や治療計画は大きく変わります。このプロセスを飛ばしてしまうのは楽チンですが、あとで再発してあなたのところへ戻ってきたり、治療不良のために病状が悪化し他院へ搬送され診療情報提供依頼書があなたのもとへ届いたり…と、しばしば待ち受けているのは誰も幸せにならない未来です。

どんな状況においても基本に忠実に、特に初学者のうちは急がば回れの精神でこの5つの要素を愚直になぞってみてください。あれは、これは、と無秩序に考え出すより絶対に早く確実で、エラーが少ないはずです。

次項からは、これら5つの要素のそれぞれについて、さらに掘り下げていこうと思います。

> **POINT**
> - どんな時も、5つの要素を順番に検討する。

1.2 その① 患者背景の把握

患者背景を把握する

第一印象だけにとらわれない

　患者の第一印象はとても重要です。患者が診察室に入ってきた瞬間、あるいは医師が病室を訪れて患者と対面した瞬間から、医師は無意識に疾患の鑑別を始めるのだそうです。

　例えば同じ「風邪の症状」が主訴でも、見るからに健康そうな筋骨隆々の若い男性と、杖をつきおぼつかない足取りの高齢男性とでは、鑑別疾患を考える医師の思考回路は大きく異なってくるでしょう。若干のルッキズムが紛れ込んではいますが、第一印象の重要性は多くの医師が認めるところではないでしょうか。

　しかし、です。一見病気とは無縁に見えるこの若い男性から「半年前にスキー中の事故が原因で**脾臓を摘出した**」という情報が聞き出せたとしたら、いかがでしょう？　「風邪ですね」と言いながら解熱薬を処方するだけでよいでしょうか？　「具合が悪くなったら再診してください」と帰宅を指示してよいでしょうか？

　そうして帰宅させてしまったら、あなたが次にこの患者と対面する場所は集中治療室になってしまうかもしれません。脾臓摘出後は**脾臓摘出後重症感染症（overwhelming post-splenectomy infection；OPSI）**と言って *Streptococcus pneumoniae* や *Haemophilus influenzae* など特定の微生物により致死的な感染症を発症することがあるのです。この患者は OPSI の初期症状としてあなたの前に現れたのかも…。この事実を知らずに「ハイハイ、風邪風邪」なんてことをやってしまうと、もう目を覆わずにはいられません。

問診で聴取すべきこと

　問診は臨床の基本です。問診なしの診察ほど不確かなものはありません。第一印象も重要なのですが、第一印象だけにとらわれてしまうと上記のようなケースで軌道修正できず、大きく足をすくわれてしまいます。そうならないように、患者背景や臨床経過の情報をもれなく把握するよう心がけましょう。例えばこういった要素です。

聴取すべき患者背景

- 年齢
- 性別
- 既往歴・併存疾患
- 服薬歴（サプリメントを含む）
- 職業
- 生活環境（居宅、同居者〔特に幼小児〕）
- 嗜好品（酒、タバコ、その他）
- 環境曝露（土壌、環境水）
- ペット飼育歴
- 渡航歴（国内、海外）
- 家族歴
- 喫食歴
- 性交渉歴（ときに詳細まで突っ込んで質問する）
- 性自認・性的指向 など

　前項で例示したように、既往歴や併存疾患の情報が加わるだけで、鑑別疾患はガラリと変わります。それと同じように、年齢が異なれば、性別が異なれば、猫に噛まれたという病歴があれば、5日前に鶏肉のたたきを食べていれば……これらの情報はあなたの臨床推論をググイと推し進めてくれるはずです。

　患者全員に最初からこれらすべての情報が必要かというと必ずしもそうではありませんが、あとで「ん？」と思った時にここに戻ってきてひとつひとつ確認するのが良いでしょう。

　さて、患者背景を考える上で非常に重要なファクターが、本項の大きなテーマでもある**免疫不全**です。例えばカンファレンスや病棟での会話の中で、「この患者は免疫不全だから…」といった文脈はしばしば耳に入ってきます。この"免疫不全"という言葉は割と頻繁に使われるのですが、その実質はなかなか理解しにくいと思います。

　ただ、臨床感染症に親しもうとする私たちにとって、免疫不全のすべてを理解する必要はありません（こう言うと免疫屋さんには怒られますが）。本書ではあくまで「感染症診療を行う上で頭に入れておくべき免疫不全」と銘打って解説を進めていきます。

1.2 その① 患者背景の把握

感染症診療を行う上で頭に入れておくべき免疫不全

　本書では便宜上、免疫不全を次の4つにカテゴライズします（これまた免疫屋さんに怒られそうですが）。

免疫不全4つのカテゴリ

- 解剖学的異常・人工物
- 細胞性免疫不全
- 液性免疫不全
- 好中球減少状態

　4つのカテゴリのそれぞれに感染しやすい特定の微生物群があります。すなわち、**ある免疫不全があれば、それに関連する微生物を意識すべき**、ということです。それぞれの免疫不全がどのような原因で起こるのか、そしてどのような微生物を意識すべきなのか、次ページ以降で詳しく解説していきます。

　当然のことながら、いずれのカテゴリにおいても、まずは**目の前の患者に免疫不全の要素があることに気づく**ことが最も重要です。気づかなければ、前項で述べた脾摘後の若者のように不幸な転帰を引き寄せてしまいかねません。特に初診の患者では、漏れがないよう意識して診察してください。

　なお、以降の解説では、どうしても具体的な微生物の名前を出さざるを得ません。微生物については次章でまとめて説明しますので、もし聞いたことのない微生物名が出てきてもとりあえずスルーしていただいて結構です。
　また、内容的にも少し込み入った内容になるので、もし読んでいる途中で難しいと感じたら、ここを飛ばして「その② 感染臓器の診断」から読み進めていただき、最後にここに戻ってくると効率がいいかもしれません。消化不良のままダラダラ読むのは学習効率が下がりますからね。基礎知識をつけてリトライしてください。"強くてニューゲーム"的な感覚です。

1.2 その① 患者背景の把握
解剖学的異常・人工物

　ここで言う"解剖学的異常"とは、ざっくり形容するならば**臓器が詰まったり、穴が開いたりしている状態**を指します。悪性腫瘍が胆道を塞ぐ（＝詰まる）、カテーテルが皮膚と血管を貫通する（＝穴が開く）、などが良い例でしょう。

　また、人工関節や永久留置ペースメーカー、CVポートなど、埋め込み型の人工物も正常な解剖学的構造とは言い難いですから、このカテゴリに含めます。

　すべてを列挙するのは不可能ですが、代表的な要因を表にまとめました。いずれも歴とした免疫不全です。

原因となる【疾患】	起こりうる感染症
外傷	皮膚軟部組織感染症、関節炎、骨髄炎
熱傷	皮膚軟部組織感染症（特に緑膿菌）
褥瘡	褥瘡感染
内因性の皮膚疾患（アトピー性皮膚炎など）	皮膚軟部組織感染症、フォーカス不明の黄色ブドウ球菌菌血症（SAB）
管腔臓器の穿通・穿孔（主に腸管）	二次性腹膜炎・腹腔内膿瘍
管腔臓器の通過障害・閉塞	
腸閉塞	菌血症・腹膜炎
肺癌による気管支閉塞	閉塞性肺炎
先天性胆道閉鎖症	小児の胆道感染症

SAB ; *Staphylococcus aureus* bacteremia

原因となる【医療行為】	起こりうる感染症
血管内留置カテーテル（末梢静脈、中心静脈を問わない）	カテーテル関連血流感染症（CRBSI）、ペースメーカー感染など
尿道留置カテーテル	カテーテル関連尿路感染症（CAUTI）
外科手術	手術創感染症
本来交通のない臓器同士の連結	
脳室腹腔シャント（脳室−腹腔）	髄膜炎（特に緑膿菌）
回腸導管（腎−回腸）	尿路感染症（特に嫌気性菌）
埋込み型デバイス（人工関節など）	デバイス感染（人工関節感染症など）
化学療法などによる口腔粘膜障害	菌血症（*Streptococcus oralis* など常在菌）

CRBSI ; catheter-related blood stream infection
CAUTI ; catheter-associated urinary tract infection

臓器の閉塞

　管腔臓器が閉塞すると、詰まりの奥で感染症が起こることがあります。胆道が詰まれば胆管炎や胆嚢炎、気管支が詰まれば気管支炎や肺炎、といった具合です。嫌気性菌に限らず多くの細菌は嫌気環境を好みますから、閉塞して密室状態になった組織は細菌にとって快適なのです。こうなってしまったら抗菌薬だけで何とかしようとせず、専門医と連携して可能な限りドレナージを検討しましょう。

臓器の穿孔・交通

　では、臓器に穴が開いた場合はどうでしょう？
　例えば血管内留置カテーテルは皮膚と血管を貫通する上に、微生物が好んでやまない化学合成素材で出来ています。そのため皮膚に常在する *Staphylococcus epidermidis*（表皮ブドウ球菌）に代表されるコアグラーゼ陰性ブドウ球菌、はたまた transient bacteria（通過菌）として存在する *Staphylococcus aureus*（黄色ブドウ球菌）などの血管内への侵入経路となってしまいます。
　臨床では漠然と「菌血症」と表現されることもありますが、血管内留置カテーテルが存在する場合に感染部位として真っ先に考えるべきはカテーテル関連血流感染症（catheter-related blood stream infection；CRBSI）です。ただちにカテーテルを抜去するとともに、転移性感染巣の検索、治療期間の設定、というふうに動かなければなりません。

　腸管が穿孔すれば入口付近にいる微生物（腸内細菌目細菌および嫌気性菌）が出口の先（腹腔）で腹膜炎や腹腔内膿瘍を起こしますし、脳室−腹腔シャントがあれば腸内細菌目細菌や嫌気性菌が中枢神経感染症を起こすことがあります。
　ここから推し量れる通り、臓器に穴が開き臓器同士が交通した場合に起こる感染症は、入口付近にいる微生物が出口の先で起こすため、原因微生物は「予想外」であることがままあります。この「予想外」を「想定内」にすることが、患者の抱える免疫不全を把握する主目的と言えます。これは免疫不全全般に言えることですから、よく心得ておきましょう。

人工物

　最後に人工物が入っている場合ですが、これはもうただ一言、「ブドウ球菌に気をつけろ」です。
　ブドウ球菌に限らず微生物は一般に免疫機構が常に働く生体組織よりも、そういう機構の無い、かつ表面がツルツルのプラスチックや金属が大好きです。そう

いった場所にひっついて力を合わせて**バイオフィルム**を形成し、免疫から身を守りながら過ごします。大変迷惑な連中です。

そういう微生物の代表格が *Staphylococcus* 属（ブドウ球菌属）です。*Staphylococcus aureus*（黄色ブドウ球菌）、*Staphylococcus epidermidis*（表皮ブドウ球菌）などが有名で、現在 50 種類前後がヒトに感染性を示すものとして同定されています。

私たち感染症科医が「人工物感染」と聞いて真っ先に想起するのがこの *Staphylococcus* 属、特に *Staphylococcus aureus* です。カテーテル関連血流感染症もそう、ペースメーカーのリードが原因で起こる感染症もそう、人工関節感染症もそうです。さらに、これを抜きにして手術を語れない、創部の感染もまた *Staphylococcus aureus* が起こすものが少なくありません。人工物とブドウ球菌属はかくも縁が深いのです。

例えば整形外科で膝関節や股関節の置換術をするとしましょう。その際、周術期には術後感染症予防のため抗菌薬が投与されるのが一般的ですが、何が投与されるかご存知ですか？

――答えは**セファゾリン**です。いわゆる第 1 世代セファロスポリンですね。詳しくは第 3 章で説明しますが、セファゾリンは多くのブドウ球菌属、特にメチシリン感性黄色ブドウ球菌 (methicillin-susceptible *Staphylococcus aureus*; **MSSA**) に対する第一選択薬です。つまり、「この患者にはこれから人工物を埋め込むから、人工物が大好きな MSSA の感染症を予防しよう」という意図があります。そのくらい MSSA をはじめとしたブドウ球菌属を意識した処方になっているのです。

少しは体系的な理解につなげられたでしょうか？

繰り返しますが、まずは免疫不全に気づくことが重要です。丁寧な問診と漏れのない身体診察を心がけましょう。

POINT

- "穴" と "交通" に要注意！　予期せぬ臓器で予期せぬ微生物が感染症を起こす。
- 人工物を見たらブドウ球菌（特に黄色ブドウ球菌）と思え。

1.2 その① 患者背景の把握
細胞性免疫不全

　臓器の閉塞や穴といった要因と異なり、細胞性免疫不全は目に見えません。また、「どれほどの細胞性免疫不全なのか」ということも、一般的な診察や検査では定量が困難です。したがって実臨床においては

- 細胞性免疫不全は何によって起こるのか
- 細胞性免疫不全がある場合に注意すべき微生物は何か

の2点に割り切って記憶しておくと実用的です。あいにく私は免疫学を語れるほど詳しくないので、もし詳細まで知りたいと考えている殊勝な方がおいででしたら免疫学の成書をご覧ください。あと、免疫学のエキスパートの先生が万が一この本を読んでいたら申し訳ありません。怒らないでください。

細胞性免疫不全は何によって起こるのか

　早速1つ目、「細胞性免疫不全は何によって起こるのか」について簡単にまとめてみましょう。

原因となる【疾患】	原因となる【医療行為】
・慢性腎臓病 ・糖尿病 ・全身性エリテマトーデス（SLE） ・HIV感染症/AIDS ・悪性リンパ腫	・ステロイド投与（特に長期・大量） ・免疫抑制薬投与 　シクロフォスファミド 　シクロスポリン 　タクロリムス 　TNFα阻害薬 　ミコフェノール酸モフェチル 　アザチオプリン 　メトトレキサート ・癌化学療法 ・同種骨髄幹細胞移植

　臨床で遭遇する頻度の高いものとしては、表のようなものが挙げられます。
　上述の通り、細胞性免疫不全は一般的な診察や検査では定量化が難しいので、「慢性腎臓病より糖尿病による細胞性免疫不全のほうがキツイ」といった比較も困難です。なので、当座は定性的、すなわち**細胞性免疫不全があるかないか**が

評価できれば及第点です。

　この中で最も広く認知されているのはステロイドでしょう。ステロイドは歴とした免疫抑制作用を持ち、好中球の遊走能を低下させたり、液性免疫不全をもたらしたりもするのですが、主に注意すべきは細胞性免疫不全です。

　とは言え、ただの一度プレドニゾロン 20 mg を投与したくらいでは臨床で問題となるような細胞性免疫不全は起こらないとされています。様々な基準が提唱されており統一的な見解はありませんが、個人的には下記を目安にステロイド原性の細胞性免疫不全を意識するようにしています。

> プレドニゾロン換算で 0.5 mg/kg/日相当を 3 週間以上投与、または累積 400 mg 以上 ➡ 細胞性免疫不全を警戒する！

細胞性免疫不全がある場合に注意すべき微生物は何か

　次に 2 つ目、「細胞性免疫不全がある場合に注意すべき微生物は何か」ですが、これは考えるより先に覚えてしまった方が楽です。予備校の講師ではないですが、「考えない、覚える！」です。

細胞性免疫不全がある場合に注意すべき微生物		
細胞内寄生菌	L	*Legionella pneumophila*
	L	*Listeria monocytogenes*
	M	*Mycobacterium* spp.（抗酸菌）
	N	*Nocardia* spp.
	S	*Salmonella* spp.
真菌	P	*Pneumocystis jirovecii*
	A	*Aspergillus* spp.
	C	*Candida* spp.
	C	*Cryptococcus* spp.
※	S	*Staphylococcus aureus*

※ 細胞内寄生的とする場合がある

　このように、LLMNS-PACCS と整理しておくとよいです。思い返せば国試受験の時、この手の頭文字をつなげた語呂合わせが役に立ったためしは一度たりともなかったのですが、この原稿を書きながらそれを教える側になってしまったのだ、と何だか切ない気持ちになってしまいました。

ですが、この LLMNS-PACCS だけはぜひ騙されたと思って覚えておいてください。いっそのこと、LLMNS だけでも構いません。この細胞内寄生菌のグループは細胞性免疫不全を考えるにあたってかなり大事な細菌のグループです。14 ページに挙げた細胞性免疫不全の原因となる要素が目の前の患者にあるとして、このグループの細菌を鑑別できないと、診断も治療も大変不利になります。

細胞性免疫不全のマネジメント

例えば 30 代女性が意識障害を主訴に救急外来へ担ぎ込まれたシチュエーションを考えてみましょう。バイタルサインを評価し、身体所見をとり……血圧は 80/55 mmHg で項部硬直があります。髄膜炎および敗血症性ショックを疑ったあなたは大急ぎで血液培養 2 セットを取り、腰椎穿刺の準備にとりかかります。

そこでふと、先日院内で聴いた講義の記憶が頭をよぎります。

> 『髄膜炎の場合は、救命と神経学的予後を改善させるために可能な限り抗菌薬を急ぐ。最悪の場合、血液培養 2 セット以上さえ確保できていれば、腰椎穿刺の前に抗菌薬を投与することも止むを得ない』

ショックだし、血液培養は出したし、抗菌薬を投与したほうがいいかもしれない。そう確信したあなたは、受け持ちの看護師にこう伝えます。「抗菌薬の投与を始めます」。すかさず看護師が「何を投与しますか」と問い返します。なんと答えましょうか？

――さて、ここが運命の分かれ道です。

この患者が免疫健常者であれば、今この瞬間に投与すべきは**セフトリアキソン 2g とバンコマイシン**の 2 剤です（薬剤の具体的な説明はあとでしますので、ここは「へぇ、そうなんだ」で OK です）。

しかし、もしこの患者が SLE の診断で長期にステロイドや免疫抑制薬の投与を受けていたとしたら？　SLE 自体もステロイドも一部の免疫抑制薬も細胞性免疫不全を惹起しますから、上に挙げた LLMNS-PACCS の関与を否応なく意識することになります。その中でも市中発症の髄膜炎の原因になるものといえば、*Listeria monocytogenes* です。この細菌はセフトリアキソンもバンコマイシンも臨床的には無効ですので、さらにもう 1 剤**アンピシリン 2g** を加える必要があります。

- **免疫健常**な成人において急性細菌性髄膜炎を疑う場合の治療レジメン（腎機能異常なしと仮定）

  セフトリアキソン 2g/回 12時間毎 ＋ バンコマイシン 1g（初回）※

- **細胞性免疫不全**を疑う成人において急性細菌性髄膜炎を疑う場合の治療レジメン（腎機能異常なしと仮定）

  セフトリアキソン 2g/回 12時間毎 ＋ バンコマイシン 1g（初回）※ ＋ アンピシリン 2g/回 4時間毎

※ 初回投与以降は目標トラフ値 15〜20μg/mL となるよう投与設計する。Infusion reaction の予防のためバンコマイシンの投与速度は 2 時間とする。

　ここで病歴聴取が不十分なために免疫不全を見逃してしまうと、治療上大きなビハインドを負いかねません。いかに重大な選択であるか、お分かりいただけると思います。あとは確実に腰椎穿刺を実施し、髄液のグラム染色を行い、微生物学的診断が得られた段階で必要な薬剤を残せば OK です。

　このように、免疫不全の聴取漏れは、ときにクリティカルな形で私たちに降り掛かります。耳にタコができるほど繰り返しますが、兎にも角にも**免疫不全に気づくことが最重要**なのです。

　ちなみに LLMNS-PACCS のうち **PACC** は真菌のグループ、最後の **S** は臨床で最重要と言ってよい *Staphylococcus aureus*（黄色ブドウ球菌）です。どれもメジャーな微生物ですから、余裕があればおさえておいてください。

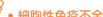

POINT
- 細胞性免疫不全をみたら、"LLMNS" を意識する。
- ステロイドなど免疫抑制薬の処方の有無は必ず確認する。

1.2 その① 患者背景の把握

液性免疫不全

　免疫不全のカテゴリ、3つめは「液性免疫不全」です。これも細かい免疫学的メカニズムは（免疫学の先生方に御免こうむりつつ）割愛して、

- 液性免疫不全は何によって起こるのか
- 液性免疫不全がある場合に注意すべき微生物は何か

に絞って理解しておきましょう。またしても「考えない、覚える！」です。

液性免疫不全は何によって起こるのか

まずは「液性免疫不全は何によって起こるのか」について整理します。

原因となる【疾患】	原因となる【医療行為】
・脾摘後などの脾機能不全 ・慢性リンパ性白血病 ・多発性骨髄腫 ・Bruton型無γグロブリン血症	・同種骨髄幹細胞移植 ・ステロイド投与（特に長期・大量） ・薬剤 　シクロフォスファミド 　ミコフェノール酸モフェチル 　アザチオプリン 　エクリズマブ 　リツキシマブ

　どれも重要なのですが、特に外せないのは**脾摘後などの脾機能不全**でしょう。8ページで紹介した患者のように、一見軽症に見えるにも関わらず、たった数時間で瀕死となり得るOPSIの懸念があるためです。詳細な病歴聴取によって回避できる可能性が高いことからも、「知っているか、知らないか」が大きな分かれ道になります。意外なことに知名度もそこまで高くないですから、知らなかった方はこの機会にぜひ覚えてください。

液性免疫不全がある場合に注意すべき微生物は何か

　次に「液性免疫不全がある場合に注意すべき微生物は何か」です。こちらも表にまとめました。

	液性免疫不全がある場合に注意すべき微生物
S	*Streptococcus pneumoniae*（肺炎球菌）
N	*Neisserria meningitidis*（髄膜炎菌）
K	*Klebsiella pneumoniae*
H	*Haemophilus influenzae*（インフルエンザ桿菌）
S	*Salmonella* Typhi（チフス性サルモネラ）
C	*Capnocytophaga canimorsus*
C	*Cryptococcus neoformans*
P	*Pseudomonas aeruginosa*（緑膿菌）

　案外多いですね。初学者泣かせです。語呂合わせとして、"Some Nasty Killers Have Some Capsule Protection"（卑劣な殺し屋の中には莢膜に身を隠すやつがいる）とかいうのもありますが、例によってこの"頭文字法"は馴染む人と馴染まない人の差が大きいので、お好みでお使いください。

　重要なのは、このグループの細菌の中には**莢膜**（きょうまく）を持つ微生物がいるということです。"莢"の字は"さや"とも読み、文字通り細菌本体を免疫から守る"さや"の役割を果たします。
　そしてこの"さや"に直接対峙するのが**液性免疫**です。液性免疫は主にB細胞（Bリンパ球）とそれが分化した形質細胞が産生する**抗体**、そして**補体**という蛋白質が担う免疫の総称です。形質細胞から放たれた抗体は、細菌がまとっている莢膜に結合（**オプソニン化**）し、補体経路を活性化して食細胞による貪食を促します。

　ところが、先の表に示したような要因により液性免疫不全に陥ると、オプソニン化がうまく機能せず、莢膜を有する細菌の増殖を許すことになります。それが主に"Some Nasty～"のグループなのですが、なかでも特に重要なのが

- *Streptococcus pneumoniae*（肺炎球菌）
- *Neisseria meningitidis*（髄膜炎菌）
- *Haemophilus influenzae*（インフルエンザ桿菌）

この3菌種です。ちょっと覚える事項が減りましたね。なぜこの3菌種が重要かというと、下記の理由によります。

- OPSIの主たる原因微生物である。
- ワクチンで予防できる疾患（vaccine preventable disease；VPD）である。

液性免疫不全のマネジメント

　ここで、冒頭のスキー事故後に脾摘されてしまった可哀想な若者の症例(p.8)に戻って考えてみましょう。この場合の選択肢はまず**入院・血液培養2セット提出・抗菌薬投与開始**です。なぜなら、先ほどの3菌種（肺炎球菌、髄膜炎菌、インフルエンザ桿菌）による **OPSI** の初期症状である可能性が否めないからです。OPSIは数時間で人を死に至らしめますから、一見非合理的に見えようとも安全マージンは十分に取っておいた方が無難です。

　ちなみにこの時の抗菌薬のレジメンは、**セフトリアキソン2g/回 24時間毎＋バンコマイシン**が一般的です。なんかこのセフトリアキソン＋バンコマイシン、免疫不全御用達感ありますね。

ワクチン	特別な場合	接種スケジュール
肺炎球菌	肺炎球菌ワクチン未接種	(1)または(2)を選択する (1) PCV20を接種 (2) PCV15を接種し、その8週後以降にPPSV23を接種
	PPSV23のみ接種	PPSV23の接種1年後以降にPCV15またはPCV20を接種
	PCV13のみ接種	(1)または(2)を選択する (1) PCV13の接種1年後以降にPCV20を接種 (2) PCV13の接種8週後以降にPPSV23を接種し、その5年後以降にPCV20またはPPSV23を接種
	PCV13および一度のPPSV23接種	(1)または(2)を選択する (1) 最後の肺炎球菌ワクチン接種5年後以降にPCV20を接種 (2) PCV13の接種8週間後以降かつPPSV23の接種5年後以降にPPSV23を接種。65歳になった時点で接種推奨を再度確認する
	PCV13および二度のPPSV23接種	(1)または(2)を選択する (1) 65歳になった時点で接種推奨を再度確認する (2) 最後の肺炎球菌ワクチン接種5年後以降にPCV20を接種してもよい
髄膜炎菌	予定脾摘術（2歳以上かつ未接種）	1) 術前にMCV4を接種 2) 以降5年毎にMCV4を接種
	緊急脾摘術（2歳以上かつ未接種）	1) 脾摘後にMCV4を接種 2) MCV4接種8〜12週以降にMCV4を再接種 3) 以降5年毎にMCV4を接種
インフルエンザ桿菌	なし	5歳以上かつ未接種であればHibワクチンを1回接種

PCV：pneumococcal conjugate vaccine；肺炎球菌結合型ワクチン
PPSV：pneumococcal polysaccharide vaccine；肺炎球菌莢膜ポリサッカライドワクチン
MCV：meningococcal conjugate vaccine；髄膜炎菌結合型ワクチン

(Kobayashi M, et al. Morb Mortal Wkly Rep. 2024;73(36):793-8 をもとに筆者作成)

そして、上記のマネジメントによって無事に退院できたら、次に考えるのはワクチンによる予防です。実は先ほどの3菌種はいずれもワクチンが使用可能です。すべての血清型について予防できるわけではありませんが、少なくとも予防できるものは予防するためにワクチン接種を患者と相談しておきましょう。参考までに、執筆時点で米国疾病管理予防センター（CDC）が提案しているワクチンスケジュールを表に示しました。この表の内容を今すぐ暗記する必要はありません。「こんなのもあるんだ」で OK です。

さらに、日常生活において具合が悪くなった時にすぐに医療機関へ受診できない可能性が高い場合、OPSI の可能性を勘案してあらかじめ予防的に経口抗菌薬を処方しておくという手法もあります。アモキシシリン・クラブラン酸を用いるのが一般的ですが、万が一このような状況に遭遇したら上席医とよく相談して適応を検討するようにしましょう。

脾機能不全以外にも液性免疫不全として捉えるべき要因はいくつかありますが、基本的なアプローチは同じです。まずは莢膜をもつ大事な3菌種……なんでしたっけ？　肺炎球菌、髄膜炎菌、インフルエンザ桿菌、でしたね。この3菌種をまず意識し、他の菌種も含めて液性免疫不全への対応をイメージできるようにしておきましょう。

現段階では液性免疫不全を認識することができて、「あれ？」と思ったらこのページに戻ってくる程度の理解で十分です。最初からすべてを暗記しようと思うと途端につまらなくなりますから、ラクにやりましょう、ラクに。

POINT
- 脾機能不全を聞き漏らさない。OPSI はすぐ隣にいる。
- ワクチンで防げる疾患（VPD）を予防せよ。

1.2 その① 患者背景の把握
好中球減少状態

　これは読んで字の如く、好中球が減少している状態を総称します。

　好中球は生体に侵入してきた異物のもとへ遊走し、局所に留まり、異物を貪食、殺菌して生体から排除します。これら4つの機能（遊走能、付着能、貪食能、殺菌能）のいずれかを特異的に障害する疾患もあるのですが、臨床でよく出会うのは単純に好中球の数が足りないケースです。まずはそれを免疫不全として捉えられるようにトレーニングしましょう。

　なお近年、好中球減少状態に対し、スコアリングシステム（MASCC risk indexなど）を用いて感染症リスクを層別化し予防・治療を検討しようというトレンドがあります。非常に重要な考え方ですが、エキスパートによって匙加減にかなり開きがあるようですので、本書ではあえて触れていません。ぜひご所属の施設の院内ガイドラインを確認してください。

好中球減少を見たらギアを上げろ！

　好中球が減少していたらギアを一段上げる、と考えてください。なぜギアを上げなくてはならないかというと、他の免疫不全と異なり緊急性を伴うケースがあるためです。それは好中球減少状態で起こる発熱で**発熱性好中球減少症（febrile neutropenia；FN）**と呼ばれ、内科緊急疾患の1つに数えられます。

　どの程度の発熱・好中球減少だったら発熱性好中球減少症として対応が必要かは、下の表を目安にしてください。

発熱	腋窩温≧37.5℃
好中球減少状態	＜500/μL
	＜1,000/μL かつ48時間以内に＜500/μLになると予測される

Freifeld AG, Bow EJ, Sepkowitz KA, *et al.* Clinical practice guideline for the use of antimicrobial agents in neutropenic patients with cancer: 2010 update by The Infectious Diseases Society of America. *Clin Infect Dis* 2011; 52: e56-e93

　発熱性好中球減少症は癌化学療法中～後（特に急性白血病）や同種骨髄移植後の患者で起こるものが有名かつ重要で、数時間～数日のうちに患者を生命の危機に陥れます。

体内では本来、外敵（病原微生物）の侵入が起こると好中球は上記の4つの機能により炎症反応を惹起しますが、好中球の絶対数が少なければ炎症反応を起こしようがありません。このため、例えば急性腎盂腎炎でも肋骨脊柱角叩打痛（costovertebral angle tenderness；CVA tenderness）を欠いたり、肺炎でも咳嗽や喀痰を欠いたり、というふうに臓器特異的な症状を欠くことがままあります。これは臓器診断や微生物学的診断を考え、ひいては抗微生物薬を選択するにあたりきわめて悩ましい事態です。

　ですが、このような状況においても発熱だけは臓器特異的な症状より先んじて出現しやすいと考えられています。ですから好中球減少状態で発熱が起こったら「ヤバいことが起こっている」と認識して、

- 身体診察＝感染フォーカスとなる臓器の検索
- 臓器特異的な症状があればその検査検体（喀痰や尿など）の採取
- 血液培養2セットの採取

をすみやかに実施したのち、多少 over triage でもよいから広域スペクトラムの抗菌薬を可及的速やかに投与せよ、というのが現在のコンセンサスです。FN は急性髄膜炎・敗血症と並ぶ内科緊急疾患の一角ですから、スピード感（ある種の危機感）を持って対応したいところです。

FN のマネジメント

　好中球減少状態、とりわけ FN に陥った場合に、特に注意すべき微生物は言わずと知れた *Pseudomonas aeruginosa*（緑膿菌）です。「数時間〜数日のうちに患者を生命の危機に陥れる」と言いましたが、原因微生物が緑膿菌だった場合のそれは他の微生物よりもさらに短い時間であることが知られています。したがって、学会・機関が公開しているガイドラインでは FN の初期治療薬として抗緑膿菌活性のある抗菌薬（セフェピムなど）が提案されており、特に緑膿菌を警戒すべきであることが分かります。

　こと FN においては、たとえ見た目は元気であっても油断せず、型通りの治療を躊躇することなく開始することをお勧めします。その道のエキスパートの中には豊富な経験に基づくスマートな治療を得意とする人もいますが、本書を手に取る段階ではそんなテクニックを意識する必要はありません。

POINT

- FN の初動はとにかく早く、躊躇なく！

「やりすぎなんじゃないか？」と戸惑うこともあるかもしれません。しかし、外した時のダメージがきわめて大きいですから、型通りの診療を心がけましょう。型を知らなければ型を破ることはできないのです。

　そして、緑膿菌が原因微生物ではないか、もしくはその可能性が十分に小さくなったら、抗菌スペクトラムの狭い抗菌薬に de-escalation し、適切な期間を以て投与終了します。どんな場合でも、抗菌薬は始めることより終わることの方が難しいのです。終わりをイメージして始めるようにしましょう。

　以上、免疫不全4兄弟の解説でした。繰り返しますが、免疫不全は患者背景を把握する上で非常に重要なファクターです。少しの心がけで臨床に大きなフィードバックをもたらしますから、早いうちにキッチリおさえておきましょう。

1.3 その② 感染臓器の診断

感染臓器を絞り込む

　患者背景を把握したら、次に**臓器診断**に進みましょう。感染臓器を絞る上で、患者背景や免疫不全の情報が大きなヒントになることがあります。例えばこんな情報があったらどうでしょうか？

> 【症例】　入院40日目に起こった発熱で、30日目から中心静脈カテーテル（central venous catheter；CVC）が右の内頸静脈に挿入されている。

　出ました、血管内留置カテーテルです。となれば、カテーテル関連血流感染症（CRBSI）が頭に浮かんでくるのは必然ですね。身体所見を取るにあたって、他の鑑別疾患を考えるとともに、カテーテル挿入部位の周辺に発赤や熱感、疼痛がないかを確認しなければなりません。患者背景の情報によって、動き方が変わるというワケです。

　ところでCRBSIの原因微生物としてはどのような微生物がメジャーだったか覚えていますか？
　——ブドウ球菌属、特に *Staphylococcus aureus* や *Staphylococcus epidermidis* でしたね（p.12参照）。そのほかに *Klebsiella pneumoniae* などの腸内細菌目細菌や *Pseudomonas aeruginosa*（緑膿菌）、ときに *Candida* 属が頻度の高い微生物として有名です。

この臓器といえば、どの微生物か？

　臓器診断を絞り込んで特定の臓器がフォーカスされたら、次は「この臓器といえば、どの微生物か」を考えます。
　というのも、私たちが抱いているイメージに反して、**微生物は一定のルールのもとで特定の臓器に感染します**。ランダムに臓器を冒しているわけでは決してありません。
　さらに、例外はあるものの、**細菌は同時に複数の臓器に感染することは稀**です。ウイルス感染の場合、例えば急性上気道炎（鼻炎、咽頭炎、気管支炎）のように同時に複数の臓器に症状が現れます。それに対し、細菌感染はもっぱら単一の臓器に起こり、同時に複数の臓器にまたがることは滅多にありません。

このことを逆手にとって、臓器診断を絞り込んで、原因微生物を推定するための情報として活用すればよいのです。

具体的な臓器と微生物の組み合わせを表にまとめてみましょう。

臓器	感染症	原因微生物
肺 （下気道）	肺炎	*Streptococcus pneumoniae*（肺炎球菌） *Haemophilus influenzae*（インフルエンザ桿菌） *Moraxella catarrhalis*：上位2菌種に比べると稀
尿路	急性腎盂腎炎 急性膀胱炎	*Escherichia coli*（大腸菌）：**圧倒的高頻度** *Proteus mirabilis* *Klebsiella pneumoniae, Klebsiella oxytoca*
胆道	急性胆管炎 急性胆嚢炎	*Klebsiella pneumoniae, Klebsiella oxytoca* *Escherichia coli* *Bacteroides* spp.（バクテロイデス属）など偏性嫌気性菌
皮膚・ 軟部組織	丹毒 蜂窩織炎	*Streptococcus* spp.（連鎖球菌属） *Staphylococcus aureus*（黄色ブドウ球菌）

感染臓器を絞り込むと、原因となる頻度の高い微生物もおのずと絞られてくるのです。これを応用すれば、ちょっとばかりテクニカルな臨床推論も可能です。ひとつ例題を考えてみましょう。

【症例】 60代女性
主訴：発熱、倦怠感
基礎疾患・既往歴：なし
現病歴：来院前日より38℃台の発熱と倦怠感があり受診した
身体所見（要約）：肋骨脊柱角叩打痛あり（右＞左）
検査所見（要約）：
　血液：白血球数 20,000/μL、CRP 4.45 mg/dL
　尿：潜血（3+）、白血球（3+）
　尿グラム染色：太く大型のグラム陰性桿菌（3+）、白血球（3+）
　尿培養：*Escherichia coli* 10^6 CFU/mL
　　　　 Staphylococcus aureus（MRSA） 10^3 CFU/mL
　血液培養：陰性

最終診断：急性腎盂腎炎

こんな症例があなたの目の前に現れたとします。

市中発症の急性腎盂腎炎と診断された60代女性です。尿培養からは *Escherichia coli*（大腸菌）とMRSAが検出されています。大腸菌は、前ページの表に示した事実を知っていれば、急性腎盂腎炎の原因微生物として妥当だと分かります。では、MRSAは…？

まず、MRSAの定量培養で10^3 CFU/mLと少ないですし、原因微生物として確からしい *Escherichia coli* と混合して感染しているというのも珍しく、いろいろな意味で"らしくなさ"が感じられます。実際、多くの人がこれだけの情報でMRSAを原因微生物から除外可能だと考えるでしょう。

ですが、そもそもMRSAを含む黄色ブドウ球菌は原則として急性腎盂腎炎の原因微生物にはなりません。この事実が最もクリティカルです。これを知っているだけで、バンコマイシンのような抗MRSA薬を脊髄反射的に投与することは回避できますから、非常に重要な知識です。

このような要領で、**「この臓器といえば、どの微生物か？」**の着眼点で知識武装しておくと、臨床判断はより早く、より適切に行うことができるようになります。

> **POINT**
> ● 感染臓器により原因微生物を限定せよ。

1.3 その② 感染臓器の診断
中枢神経感染症に注意する

薬剤の臓器移行性を考える

　経口や静注によって投与された抗微生物薬は、なんやかんやあって血流に乗り、どうのこうのして臓器へ移行します。感染症は臓器で起こるという前提がありますから、血液中でどれだけ高い薬物濃度を形成しようが、**臓器へ移行しなければ何の意味もない**のです。

　幸い、ほとんどの臓器は薬剤の移行性を気にする必要がありません。しかし、ある特定の臓器だけは臓器移行性に注意が必要です。それは**中枢神経**です。**髄膜炎**や**脳炎**、**脳膿瘍**などの治療にあたっては、それぞれの抗微生物薬に中枢神経への移行性があるかどうかを知識として知っておかねばなりません。中枢神経移行性がある代表的な抗微生物薬を表にまとめました。

			中枢神経移行性がある抗微生物薬	
β-ラクタム系抗菌薬	ペニシリン系		ペニシリンG アンピシリン	ピペラシリン クロキサシリン
	セファロスポリン系		セフトリアキソン セフォタキシム	セフタジジム セフェピム
	カルバペネム系		メロペネム イミペネム	
	モノバクタム系		アズトレオナム	
その他	フルオロキノロン系		レボフロキサシン	
	葉酸代謝阻害薬		ST合剤	
	イミダゾール系		メトロニダゾール	
抗MRSA薬	グリコペプチド系		バンコマイシン	
	オキサゾリジノン系		リネゾリド テジゾリド	
抗真菌薬	アゾール系		フルコナゾール ボリコナゾール	ポサコナゾール イサブコナゾール
	ポリエン系		アムホテリシンB	
	ピリミジン系		フルシトシン	
抗ウイルス薬			アシクロビル ガンシクロビル オセルタミビル	

表に示した抗微生物薬は、いずれも適切な投与設計の下で中枢神経感染症の治療が可能な薬剤です。

　反対に、この表に記載のない抗微生物薬はどうでしょうか。例えばセフメタゾールは ESBLs (extended-spectrum β-lactamases) 産生腸内細菌目細菌に対する重要な治療選択肢で、胆嚢炎や尿路感染症ではきわめて有用ですが、脳室−腹腔シャント留置時などで起こる同菌の急性髄膜炎や脳膿瘍には使用できないことになります。

投与設計を考える

　では、この場合の適切な投与設計とはどのようなものでしょうか？　分かりやすい例としてセフトリアキソンの場合はこうです。

　市中肺炎や急性胆嚢炎、あるいは感染性心内膜炎（腸球菌を除く）のような重篤な疾患においても、セフトリアキソンは 1〜2g/日（1〜2g/回、24 時間毎または 1g/回、12 時間毎）の投与が一般的です。しかし、ひとたび中枢神経感染症の治療となると、倍の 4g/日（2g/回、12 時間毎）の投与となります。

　他の薬剤についても同じような要領で増量しなければならない場合があります。それぞれの薬剤の中枢神経移行性については、第 3 章以降の各論に記載していますので参照してください。

POINT
- 中枢神経感染症は薬剤の選択と投与設計に大きな影響を与える。

　このように、臓器診断の如何により投与する薬剤や投与設計が変わることがあります。臓器診断をすっ飛ばして抗菌薬を選んだり、投与設計をしたりなんて絶対に不可能のはずなのです。

　薬剤−微生物の関係だけでなく、薬剤−臓器の関係も重要だということ、お分かりいただけたでしょうか？

1.4 その③ 原因微生物の推定

微生物学的診断は不要か？

　ここまで読み進めていただいて、賢い皆さんの中にはこう思っている方もいるかもしれません。

> 「〇〇という感染症には、ガイドラインや教科書に書いてある△△という抗菌薬を使う」← これだけ記憶すればいいんじゃないの？

　確かに、ここまでお話ししてきたように①患者背景、②感染臓器の情報があれば原因微生物はかなり絞り込まれます。したがって、これらの情報があれば教科書やガイドラインに照らして抗微生物薬を選択可能ではないか、という主張も分からなくはありません。いわば、"微生物学的診断不要論"です。

> なんだ、培養検査もグラム染色も実はいらないんじゃないか？
> 成書の記載に従って抗微生物薬を投与すれば事足りるのでは…？

　いえいえ、そんなことはありません。これはきわめて重大な誤りです。
　微生物学的診断は絶対に必要です。微生物学的診断なしに行う感染症治療ほど、不確実でいい加減で当てずっぽうなものはありません。

　この誤りを誤りとして認識するためには、感染症の治療のステップを知る必要があります。次項で詳しくお話ししましょう。

1.4 その③ 原因微生物の推定

治療薬は二度選ぶ

　ハリウッド名作映画みたいなタイトルですが、実際その通りなのです。感染症診療において皆さんが経験するほとんどのケースで、ひとつの症例に対し治療薬を選ぶ場面は二度訪れます。

Empiric therapy（初期治療）

　最初の治療薬選択は empiric therapy です。これは原因微生物やその薬剤感受性が同定されていない状態で開始する治療を指します。

　しばしば「経験的治療」と訳されますが、イマイチしっくりこないということで、私がトレーニングを受けた公立昭和病院感染症科では当時の部長だった小田智三先生の指導のもと「初期治療」と呼んでいました。何かにつけて根拠やリファレンスを求める私たちにとって、「経験的」というのはあまりにも焦点がボヤけて感じられたからです。まあ、どちらの用語を使っていただいても結構ですが、本書では empiric therapy ＝ 初期治療として話を進めていきます。

　ともあれ、empiric therapy では原因微生物を同定できない中で薬剤を選び出すことになります。したがって、原因となりうる微生物をある程度網羅的に叩くために広域スペクトラムの抗微生物薬を使わざるを得ない場合も少なからずあります。裏を返せば、原因微生物に対して最適な治療かどうかは分からないのです。

　そうですよね？　培養検査のように、時間が経過しないと結果が判明しない検査もあるわけですから。患者の治療（ときに救命）という大義名分を後ろ楯に、多少 over triage になってしまうのはこの段階では仕方ない、というのが現時点でのコンセンサスです。

　とは言うものの、最適かどうか分からない広域抗菌薬での治療は、どこかで軌道修正が必要です。Empiric therapy は、言ってしまえば"患者の病状悪化を回避するための時間稼ぎ"に過ぎません。それを最適な治療に切り替えるための判断材料が、グラム染色や培養検査に代表される微生物学的検査であり、その結果に基づく微生物学的診断なのです。これなくして患者に最適な治療を提供することはできません。

Definitive therapy（標的治療）

　微生物学的検査については後述することにして、その結果をもとに二度目の治療薬選択のタイミングが訪れます。いわば見直し、軌道修正です。この作業を de-escalation（デ・エスカレーション）と呼びます。これも適切な和訳がなく、そのまま de-escalation と言われることが多いですね。ちなみに抗菌スペクトラムが狭くなる場合は de-escalation、広くなる場合は escalation（エスカレーション）と言って区別します。

　そして、その結果定められた最適な治療を definitive therapy と呼びます。臓器診断および微生物学的診断に基づいた治療薬選択であり、「標的治療」と和訳されることが多いです。ターゲット（標的）となる微生物に最適化された治療ということですから、この訳語はしっくりきますね。

　まとめますと、微生物学的検査の結果、すなわち菌種同定・薬剤感受性検査の結果を参照することで、

- ➢ ピントのボヤけた empiric therapy を
- ➢ de-escalation（ときには escalation）によって
- ➢ 標的の定まった definitive therapy に

軌道修正することができるのです。この 2 段階のプロセスは感染症診療の基本的ムーブですから、体に叩き込んでおいてください。

POINT
- Empiric therapy と Definitive therapy の二段構え。
- 治療を最適化するために微生物学的検査は不可欠。

なぜ抗菌薬を変更する必要があるのか？

　ところで、感染症に興味がなく本当の意味で"経験的"に感染症診療をなさってきた医師の方の中にはこのようにおっしゃる方もいます。

> *Empiric therapy* がうまく行っているのに、なぜ抗菌薬を変更する必要があるの？

その気持ちは分かりますし、私自身も駆け出しの頃に同じ思いを抱いたこともあります。実際、empiric therapy で使われがちな広域抗菌薬の方が感覚的には"強い"感じがしますからね。

　ですが、これに対する答えの1つはもうすでに述べています。Empiric therapy はあくまで最悪の事態を防ぐための時間稼ぎに過ぎません。必ずしも最適ではない治療なのですから、適切なタイミングで definitive therapy へと軌道修正する必要があります。その材料が微生物学的検査だというワケです。担当医が安心感を得るために、患者にとっての最善の治療を放棄することなどあってはなりません。

　もう1つ答えがあります。Empiric therapy は「原因となりうる微生物を網羅的に叩く」という性質上、どうしても抗菌スペクトラムが広くなりがちです。抗菌スペクトラムが広くなればなるほど、病態に関係のない善良な微生物、すなわち正常細菌叢（例えば腸内に生息する嫌気性菌）や、たとえ病原性はあっても on-going に感染症を起こしていない微生物を多く巻き込んでしまいます。これを **collateral damage**（コラテラル・ダメージ）と言います。

　こんなダメージは小さい方が良いに決まっています。正常細菌叢を撹乱したその果てに待ち受けるのは抗菌薬関連下痢症（有名なのは *Clostridioides difficile* infection；CDI）だったり、薬剤耐性菌による厄介な感染症なのですから。

　広域抗菌薬を漫然と使うことに意味はありません。薬剤感受性が判明しているにも関わらず、empiric therapy でたまたま当たっていた広域抗菌薬を継続するなど愚のこっ……とまでは言いませんが、知識不足からくる甘えであり、医療の質を著しく下げかねない行為です。ぜひ適切な検体を用意して微生物学的検査をしっかり行い、治療の最適化ができないかを検討する癖をつけておきましょう。

POINT
- 広域抗菌薬は使わないに越したことはない。
- Collateral damage に配慮しよう。

　──前置きが長くなりました。次項からは、微生物学的検査の中で最もユーティリティの高い血液培養についてお話しします。

1.4 その③ 原因微生物の推定

なぜ血液培養を取るのか

血液培養が別格である理由

　大前提として、微生物学的検査はどれも重要です。喀痰であれ尿であれ、鑑別診断を前進させる材料たり得ます。

　その中でも、血液はちょっと別格です。なぜでしょう？

　それは<u>無菌検体</u>であるためです。喀痰や尿ははじめから微生物が定着・常在している場合がありますが、<u>血液は絶対に無菌なのです</u>。したがって、喀痰や尿の培養検体から微生物が発育したとしても感染症の原因微生物と断定できる場合とできない場合がありますが、<u>血液から微生物が発育したら（例外を除き）100％真の原因微生物だと断定することができます</u>。

　無菌検体として扱える検体は他にもあります。例えば髄液、これは検体採取の手順をご存知の方には容易に想像できると思います。胸水や腹水も、清潔操作かつ穿刺により採取された検体（ドレンの排液等ではない検体）であれば、無菌検体として扱える場合があります。ただし、髄液、胸水、腹水は検体採取にあたり、それぞれ特別な手技が必要となります。多くの施設では、手技に慣れるまでは指導医の監督のもとで実施されるのが一般的でしょう。

　それに対し、血液培養は通常の採血手技に清潔操作が追加になるくらいで、特別な手技は不要です。採血手技が習得できていれば、それを多少応用する程度の難易度で、他の検体よりも容易に採取できることが大きなメリットです。それでいて、<u>菌血症を診断できるツールは血液培養だけ</u>なのです。
　だから、菌血症の疑いが否定できないうちは**「とりあえず血培を取っておく」**くらいの認識が丁度いいと思ってください。飲み会の最初の「とりあえず生ビール」のように、何も考えずに動けるようになれば上出来です。

POINT
- 少しでも菌血症を疑ったら、迷わず血液培養を取る。

34

血液培養の重要性をさらによく知っていただくために、ある症例を紹介します。

> 【症例】 発熱と意識障害を主訴として救急搬送された80代女性。SpO$_2$ 94%（室内気下）で、0.5L/minの酸素投与中。それ以外のバイタルサインは安定している。身体診察・血液検査・尿検査・画像検査では特異的な所見に乏しく、喀痰・尿の塗抹と培養でも診断に結びつく所見なし。
> 　酸素投与を要していることから、暫定的に誤嚥性肺炎として治療することになった。血液培養2セットを提出したところ、両セットから *Escherichia coli*（大腸菌）が発育した。

非特異的な主訴で来院した高齢者を誤嚥性肺炎として治療していたら血液培養から大腸菌が生えてきました。血液から微生物が発育したら、（例外を除き）真の原因微生物と考えるのでしたね。この報告を聞いた瞬間、担当医の頭の中は2つの選択肢に絞られます。

① 大腸菌が肺炎を起こし、菌血症へと進展している。
② 大腸菌が肺炎以外の何らかの感染症を起こし、菌血症を呈している。

ここでは、微生物学的診断から臓器診断を見直す作業が必要になります。大腸菌がよく感染症を起こす臓器にはどのようなものがありましたか？ 肺炎の原因微生物として大腸菌は"それらしい"でしょうか？
　──答えは26ページの表に書いてあります。大腸菌が肺炎を起こすのはかなり稀な事象である一方、尿路感染症と胆道感染症で頻度の高い原因微生物です。したがって、①の大腸菌が肺炎を起こしていると考えるよりも、②の肺炎以外の感染症を優先して考えるべきで、尿路感染症や胆道感染症を疑い直すのが妥当でしょう。

このように、**血液培養は診断が間違っていた場合のセーフティネット**としても大いに有用です。私たち医療者が人間である以上、完璧はあり得ません。万が一診断が間違っていた場合のために、軌道修正ができるように周到に準備しておくべきです。また、菌血症は数ある感染症の中でも重篤な病態ですから、無いに越したことはありません。**血液培養は陰性で返ってくることを喜ぶ検査**なのです。「どうせ陰性なのに出す必要ないでしょ」というのはお門違いです。

POINT
- 血液培養はむしろ陰性だと思って提出する。
- 血液培養は診断の誤りに気づくセーフティネットとしても超重要。

1.4 その③ 原因微生物の推定

正しく取ろう血液培養

　血液培養は「とりあえず出しておく」検査である、ということが前項でご理解いただけたと思います。では、実際に血液培養の検体を採取・提出する手順を確認していきましょう。特別な手技は要しません。一般的な採血手技と清潔操作の基本を習得していれば、どなたでも実施できます。

　血液培養の手順は大きく次のようになります。

- 物品の準備
- 手指衛生、非滅菌手袋の装着
- 適切な消毒
- 清潔操作での採血
- 血液培養ボトルへ血液を接種（分注）

　各手順を詳しくみていきましょう。

物品の準備

　まずは周到に必要な物品を用意しましょう。ベッドサイドで「あれがない、これがない」とあたふたしてしまうと患者に不信感を与えてしまうことになりかねません。ただでさえ連続で2回も採血されることに慣れている患者はそう多くないのですから。病室へ向かう前に不足がないか必ず確認してください。

- 血液培養ボトル：好気ボトル・嫌気ボトル各1本を1セットとして、2セット（計4本）
- 単包アルコール含浸綿：十分数
- 1%クロルヘキシジングルコン酸塩エタノール（CHG）綿棒：2本 または10%ポビドンヨード綿球：2個
- 滅菌手袋：2組
- 20mLシリンジ：2本
- 注射針：2本
- その他、駆血帯や絆創膏など一般的な採血手技に必要な物品

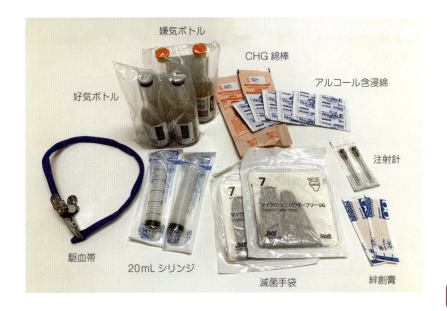

　血液培養ボトルは、通常**好気ボトル・嫌気ボトル各2本**の計4本を用意します。好気ボトル1本・嫌気ボトル1本を1セットとして扱うため、用意するのは2セットです。感染性心内膜炎を疑うなど特殊なケースでは3セット（以上）提出することがありますが、逆に1セットのみ提出するシチュエーションは、少なくとも成人においては事実上ないと考えてください。
　この他に消毒剤、20mLシリンジ、注射針、駆血帯、絆創膏などを用意します。消毒剤とシリンジ以外は一般採血と同じ物品が用意できれば結構です。

手指衛生、非滅菌手袋の装着

　物品が揃ったら病室まで行きましょう。血液培養に限らず、手技を始める前は手指衛生をお忘れなく。世界保健機関（WHO）は手指衛生が必要な5つのタイミングとして、

1. 患者に触れる前
2. 清潔・無菌操作の前
3. 体液に曝露された可能性がある場合
4. 患者に触れた後
5. 患者周囲の物品に触れた後

を提案しています。血液培養は紛れもなく清潔操作ですから、2に該当します。この5つのタイミングは病院内の手指衛生の基本ですから、よく覚えておきましょう。

手指衛生を完了したら**非滅菌手袋**を装着し手技にかかります。非滅菌手袋を装着したとしても手指衛生は省略できませんので、勘違いしないでくださいね。

消毒

　次に穿刺部の消毒を行います。一般採血と異なる手順で消毒を行いますので、よく確認しておいてください。施設により多少の違いはあるでしょうが、次のような手順が最も広く受け入れられていると思われます。

---
①スクラビング：単包アルコール含浸綿で穿刺部周囲をゴシゴシとこすり、機械的に汚れを落とす

②１回目の消毒：同品で穿刺部を中心とし内側から外側にかけ円を描くように消毒する

③２回目の消毒：1%CHG または 10% ポビドンヨードで同様に消毒

　まず「スクラビング＝ゴシゴシ擦る」の文字通り、単包アルコール含浸綿で穿刺部およびその周囲の皮脂や垢など粗大な汚れを機械的に除去します。

　次に消毒ですが、１回目は**単包アルコール含浸綿**を使って穿刺部が最も清潔となるよう消毒を行います。
　２回目の消毒で使用する消毒剤は **1%CHG** と **10%ポビドンヨード** のどちら

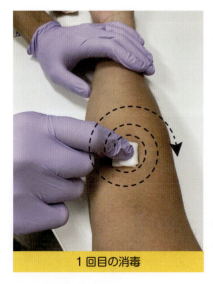
１回目の消毒

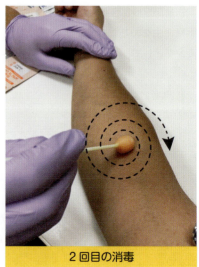
２回目の消毒

でも構いません。ただし米国疾病管理予防センター（CDC）が公開している血管内留置カテーテル挿入のガイドライン[1]では皮膚消毒薬の第一選択薬として濃度 0.5% 以上の CHG を推奨しており、必ずしも 1%CHG にこだわらなくて結構です。0.5%CHG と 10% ポビドンヨードとで小児患者における血液培養の**汚染率**（通称「**コンタミ**」、次項で詳しく述べます）を比較したところ、0.5%CHG で汚染が少なかったという報告[2]があり、入手可能ならば濃度 0.5% 以上の CHG 製剤を優先すべきかもしれません。

皮膚の消毒ついでに、血液培養ボトルのキャップを外してゴム栓の部分を単包アルコール含浸綿で消毒しておきましょう。

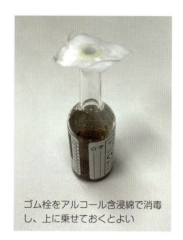

ゴム栓をアルコール含浸綿で消毒し、上に乗せておくとよい

清潔操作での採血

ここで非滅菌手袋から**滅菌手袋**へ付け替え、穿刺をします。

滅菌手袋の要不要についても議論の分かれるところですが、施設の方針に従ってください。個人的にはコストが許容できるのであれば滅菌手袋の装着を基本にした方がよいと考えています。

血液培養ボトルは複数の会社から発売されており、製品により最適な接種血液量は異なりますが、一般的には好気ボトル・嫌気ボトル各 1 本＝**1 セットあたり 20mL**（10mL/ ボトル）の血液が必要量の目安です。

ですから病室へ持っていくシリンジは必然的に容量 20mL 以上である必要があります。自施設で採用されているボトルの最適接種量をあらかじめ確認しておきましょう。

血液培養ボトルへ血液を接種（分注）

採血が完了したらボトルへ血液を接種（**分注**）します。

分注する際、穿刺に使用した注射針をそのまま分注に使用してよく、注射針を交換する必要はありません。また半ば慣例的なもので実際にはどちらが先でも構わないのですが、分注は嫌気ボトル→好気ボトルの順番に行うのが望ましいと考えられています。

分注が済んだらボトルを数回、**転倒混和**します。

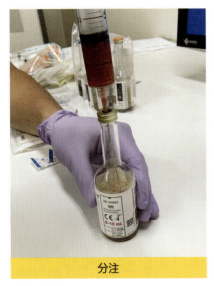
分注

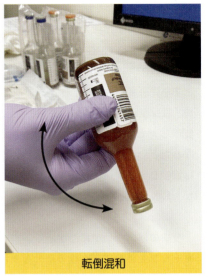
転倒混和

　血液培養ボトルに入っている液体は血液が入って初めて培地として完成するように出来ているため、十分量の血液を接種するのが重要です。血液の接種量は感度と直結しますので、最適量を採血するよう心がけましょう。

　ただし"過ぎたるは及ばざるが如し"とはよく言ったもので、最適量を超える接種は血液に含まれる微生物の発育を阻害する物質の影響でかえって感度が低下することもわかっています。

　ここまでで血液培養1セットの採取が完了です。上記の手順を必要なセット数反復すればOKです。

　必要セット数を確保できたら、遅くとも**2時間以内**に細菌検査室へ運搬しインキュベータに収納しましょう。やむを得ない理由で収納までに時間がかかる場合は**常温**で保存します。くれぐれも冷蔵庫に入れないようご注意ください。

---

1) O'Grady NP, Alexander M, Burns LA, *et al*. Guidelines for the prevention of intravascular catheter-related infections, 2011. *MMWR Recomm Rep*. 2011;60(RR-10):1-32.
2) Maeda N, Mori N, Shinjoh M, *et al*. Comparison of 0.5% chlorhexidine gluconate alcohol with 10% povidone-iodine for skin disinfection in children to prevent blood culture contamination. *J Infect Chemother*. 2021;27(7):1027-32.

1.4 その③ 原因微生物の推定
コンタミか否かの判断

なぜ2セット必要なのか

　血液から微生物が発育したら"例外"を除き100％真の原因微生物だと断定することができる、と言いましたね。この"例外"が **contamination**（コンタミネーション；汚染）、通称**コンタミ**です。

　特に複数セットの血液培養を提出し、1セットのみで「特定の菌種」が陽性であった場合にコンタミの可能性が高まります。

　裏を返せば、複数セット提出されていない場合はコンタミか否かの判断は少々難しくなります。検査の感度を担保する意味でも、**必ず2セット以上**、十分量の血液（成人用ボトル**1本あたり10mL**）を採血して提出しましょう。実際、1セットで事足りるケースはほとんどなく、表に示すように体重1kg未満の乳幼児くらいなものです。

小児の血液培養における推奨セット数・採血量

体重（kg）	血液培養セット数	採血量（mL）1セット目	採血量（mL）2セット目	使用するボトル
≦1	1	2	—	小児用ボトル1本
1.1〜2	2	2	2	小児用ボトル各1本
2.1〜12.7	2	4	2	小児用ボトル各1本
12.8〜36.3	2	10	10	成人用好気ボトル各1本
>36.3	2	20※	20※	成人用好気・嫌気ボトル各2本

※好気ボトル・嫌気ボトルに各10mLずつ分注する
Kellogg JA, et al. J Clin Microbiol. 2000 Jun; 38(6): 2181-85 をもとに筆者作成

血液培養の陽性率は採血量に比例する

採血量	陽性率の上昇幅
2mL → 20mL	30〜50％
10mL → 20mL	30％
10mL → 30mL	47％
30mL → 40mL	7％

Cumitech 血液培養検査ガイドライン（2007）p.13-14 をもとに筆者作成

コンタミの可能性が高い菌種

コンタミの可能性が高い「特定の菌種」として、次の4菌種があげられます。

コンタミの可能性が高い菌種

	微生物	コンタミ率
C	*Cutibacterium acnes*	100%
C	*Corynebacterium* spp.	96.2%
C	CNS（コアグラーゼ陰性ブドウ球菌）	81.9%
B	*Bacillus cereus*	91.7%

Weinstein MP, *et al. Clin Infect Dis.* 1997; 23(4): 584-602 をもとに筆者作成

他にもあるのですが、まずはこの4菌種を頭に叩き込んでください。これだけでもかなり違います。公立昭和病院感染症科ではこれらの頭文字を取って"CCCB"と記憶するように指導していました。往年のポップバンドを彷彿させ、なにやら Romantic が止まりませんが、知っておくととても便利ですよ。

POINT
- 血液培養2セット中1セットが"CCCB"なら、コンタミを疑う。

感染症診療の5つの要素のうち、①患者背景、②感染臓器、③原因微生物について検討してきました。実はここまで検討を進めると、最適な抗微生物薬は自ずと決まってきます。ということで、いよいよ本丸の ④抗微生物薬に進んでいきましょう。

1.5 その④ 抗微生物薬の選択

Empiric therapyにおける薬剤選択

　もしかすると皆さんはあーでもない、こーでもないと頭をひねったり、ときにエイヤ！と当てずっぽうをしたりで抗微生物薬を決めているかもしれませんが、ある"事実"とある"法則"を知っていれば、造作なく治療薬を選び出すことができます。それを体感してみましょう。

　抗微生物薬を選択するタイミングは二度ある、と言いました。何と何でしたっけ？　Empiric therapy（初期治療）とdefinitive therapy（標的治療）でしたね。まずはempiric therapyにおける抗微生物薬選択を考えてみましょう。
　先述の通り、①患者背景と②感染臓器から③原因微生物を絞り込み、それらの微生物をある程度もれなくカバーするための④抗微生物薬を選択する、というのがempiric therapyのコンセプトでした。基礎知識は必要ですが、教科書やガイドラインを参考にすればそれなりに薬剤選択は可能ですね。

　より細かな調整には、院内の**アンチバイオグラム**が参考になります。アンチバイオグラムとは、院内で分離・同定された微生物に対し、ある抗菌薬がどれくらいの割合で**感性**（効果が期待できる）か、というのを一覧表にしたものです。Empiric therapyでは、対象の微生物に対し最低でも80％の感性率が保たれている抗菌薬を選択するのが望ましいとされています。多くの病院では、アンチバイオグラムはカルテ端末などに格納されています。ありかが分からなければ、感染管理の担当者や細菌検査室のスタッフに聞いてみてください。
　一例として、院内発症のカテーテル関連尿路感染症のempiric therapyを考えてみましょう。この場合、腸内細菌目細菌のESBLs (extended-spectrum β-lactamases) 産生株やカルバペネマーゼ産生株の割合が、抗菌薬の選択に影響を与えます。選択しようとしている抗菌薬が推定される原因微生物に対して十分効果を期待できるかどうか、アンチバイオグラムを使って確認すべきでしょう。

POINT
- Empiric therapyにおける治療薬選択ではアンチバイオグラムが役立つ。

1.5 その④ 抗微生物薬の選択

Definitive therapyにおける薬剤選択

　次に、definitive therapyにおける抗微生物薬選択について考えてみましょう。血液培養をはじめとした培養検査を提出すると、陽性であれば数日のうちにこのような表が検査結果として返ってきます。

菌種名：*Staphylococcus aureus*

薬剤名	MIC (μg/mL)	判定
ペニシリン G	≦0.06	S
アンピシリン	≦0.25	S
クロキサシリン	2	S
セファゾリン	≦8	S
セフメタゾール	≦16	S
イミペネム	≦1	S
アンピシリン・スルバクタム	≦8	S
バンコマイシン	1	S
テイコプラニン	≦2	S
アルベカシン	≦1	S
ゲンタマイシン	≦2	S
エリスロマイシン	≦0.5	S
クリンダマイシン	≦0.5	S
ミノサイクリン	≦2	S
レボフロキサシン	>4	R
リネゾリド	2	S
ST合剤	≦1	S
ホスホマイシン	≦4	S

　この表は、検体から分離・同定された菌株（この例では *Staphylococcus aureus*；黄色ブドウ球菌の分離株）の**薬剤感受性**をまとめたものです。表の読み方を簡単に説明しましょう。

　左の列が薬剤名です。略号が書かれていることが多いので最初はちょっと苦戦するかもしれませんが、少しずつ慣れれば大丈夫です。

　真ん中の列が **MIC** (minimum inhibitory concentration) です。**最小発育阻止濃度**と訳され、微生物の発育を阻止できる最小の薬物濃度を指します。

　右の列が判定結果で、S、I、Rのいずれかが書かれています。それぞれの意味は次の通りです。

> S：susceptible　感性＝きちんとした投与設計を行えば効果が期待できる
> I：intermediate　中間耐性＝特定の場合を除いて効果が期待できない
> R：resistant　耐性＝どうあがいても効果が期待できない

　細かい事情はさておき、初学者の皆さんにとって治療選択肢となるのは"S"の薬剤のみと考えていただいて差し支えありません。ちなみに、"S"は"sensitive"ではなく"susceptible"の頭文字です。和訳も「感受性」ではなく「感性」と書くのが一般的です。

MIC同士を比較してはいけない

　さて、今は患者背景も感染臓器も何も分からない状態でこの表を見ているわけですが、この表からdefinitive therapyとして最適な抗菌薬を選び出すことはできるでしょうか？　普通はできませんよね。私もできませんし、皆さんもできなくて結構です。

　ところが世間は広いもので、この表だけで治療薬を絞れてしまう"凄腕"の医師が存在すると聞きます。話を聞くと、「MICの一番低い薬剤を選んでおけば良い」とのこと。

　ほう、なるほど。確かにMICが低ければ低いほど、薬剤が少し入っただけで細菌の増殖を抑制できそうですね。だから、MICの数字が一番小さい薬剤をdefinitive therapyとして選べば良い……。なるほど！　こいつは一本取られました！　では早速、この表からその薬剤を選んでみてください。

　――どうです？　選べましたか？

　ペニシリンGだと思った方、残念、不正解です。数字の左横を見てみてください。不等号がありますよね？　つまりセファゾリンのMICは1かもしれないし0.5かもしれないし0.25かもしれない、ひょっとすると0.0000000000001かもしれない。一方ペニシリンGのそれは0.0000000000001かもしれないし0.06の可能性もあるわけです。

　他の薬剤についても同じことが言えます。不等号のついた薬剤が複数あるわけですから、**MICの一番低い薬剤を選ぶことは不可能**なのです。

POINT
> ・薬剤感受性結果に記載されているMIC同士を比較することはできない。

また、この表を上から順に見ていって、"S"と書いてある薬剤のうち

- 抗菌スペクトラムが一番狭い薬剤を選ぶ
- 表を上から見ていって最初に"S"と書いてある薬剤を選ぶ

というやり方をする人を時々見かけますが、このような**縦読みは NG** です。

　表を上から見ていくと、最初の"S"はペニシリンGです。しかし、*Staphylococcus aureus* の感染症にペニシリンGを使用するためには zone edge test や *blaZ* 遺伝子の検索など追加の検査が必要であり、ほとんどの場合ペニシリンGを使用することはできません。

薬剤感受性結果だけで治療薬を選んではいけない

　ではどのようにして definitive therapy として適切な薬剤を選び出すのでしょうか？　どうして上のようなやり方で決めてはいけないのでしょうか？　それは

> 第一選択薬は歴史的に効果を裏付けられ、治療薬として確立されている

という**"事実"**があるためです。ここでようやく冒頭の伏線回収です。

　例えばこの症例が慢性腎臓病のある70代男性で *Staphylococcus aureus* が菌血症を起こしていた、すなわち *Staphylococcus aureus* bacteremia（SAB）だったと仮定しましょう。中枢神経感染症は否定されたとして、この場合の第一選択薬はもう何も悩むことはない、**セファゾリン一択**です。
　ペニシリンGやアンピシリンの方が狭域スペクトラムなのにセファゾリン？　と思った方、そこなのです。本邦において SAB に対し最もエビデンスの集積があり治療成績を評価されているのがセファゾリンである、という"事実"にもとづいて薬剤選択をしているのです。
　この場合、表のセファゾリンの横に"S"があることを確認するだけでよく、もはや他の薬剤の薬剤感受性結果に目を移す必要すらありません。適切に投与設計されたセファゾリンへ de-escalation を行い、definitive therapy とすればよいのです。

菌種名：*Staphylococcus aureus*

薬剤名	MIC (µg/mL)	判定
ペニシリンG	≦0.06	S
アンピシリン	≦0.25	S
クロキサシリン	2	S
セファゾリン	≦8	S
セフメタゾール	≦16	S
イミペネム	≦1	S
アンピシリン・スルバクタム	≦8	S

← ここだけ見ればよい

薬剤感受性結果は最適な治療薬を教えてくれるわけではありません。あくまで**自分が definitive therapy として使用したい薬剤を能動的に確認する**ためのツールです。表を縦読みして薬剤同士を比較することは意味がないばかりか、間違いのもとです。薬剤感受性結果の読み方を理解して、正しく活用しましょう。

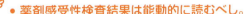

- 薬剤感受性検査結果は能動的に読むべし。

コラム　略号にご用心！

　私自身は抗菌薬の略号が大嫌いで、カルテに書くことを人に勧めていません。もし略号が正しくないと、他人に誤解を生じさせる可能性があるためです。例えばダプトマイシン (daptomycin) の略号は「DAP」ですが、しばしば見かける誤記が「DAPT」。これは dual antiplatelet therapy の略語で、脳梗塞などの時に行う抗血小板薬 2 剤による治療のことです。

「MRSA 菌血症に対し DAPT 8 mg/kg、24 時間毎で投与開始した」

と書かれたカルテを他の人、特にコメディカルが見た際に、「なんで MRSA 菌血症に抗血小板薬を使っているんだ？」と混乱させてしまうかもしれません。

　また、略号に詳しくないスタッフがカルテを見たら、「DAP ってなんだったかな…？」とスマホや教科書で調べる羽目になってしまいます。その時間はどう考えても無駄です。他人の時間を安易に奪ってはいけません。

　ですから、皆さんがカルテに抗菌薬の名称を記載するときは、少なくとも最初の一度は

セフトリアキソン
バンコマイシン

のように正式名称を書いてください。もし何度も書かなければならなくなったら、初出時に

セフトリアキソン (CTRX)
バンコマイシン (VCM)

と記載しておけば、以降は大手を振って略号を使えます。

　略号や略語は感染症領域以外にも数多ありますが、非専門医にとっては想像以上にストレスになるものです。ぜひ気をつけてください。

1.5 その④ 抗微生物薬の選択

抗微生物薬選択における"法則"

　最後に empiric therapy、definitive therapy の如何を問わず、選択可能な薬剤が複数あった場合にどのように考えるか？　についてお話ししたいと思います。この場合、下記のような"法則"で治療薬を絞り込んでいきます。

抗微生物薬選択のための3つの法則

- **最大の治療効果** ……… 患者の感染症を最大限治療可能であること
- **最小の有害事象** ……… 患者に与える副作用が最小であること
- **最小の耐性菌誘導** …… 選択圧を最小限に抑えること

　　＋コスト、投与の簡便さ、薬剤へのアクセスの良さなど

---

① 治療効果

　まず考えるのは治療効果です。患者の抱える感染症に対し最も効果が期待できる薬剤を選びます。これはまあ、言わずもがなでしょう。

② 有害事象

　それでも複数の薬剤が残ってしまったら、次に考えるのは有害事象です。副作用や薬物相互作用など、投与によって起こりうる不利益が最も小さいと考えられるものを選びます。

③ 耐性菌誘導

　そこまでしてもまだ複数の選択肢がある場合は、余計な抗菌スペクトラムを含まず、目の前の感染症に関係のない微生物を駆逐しない、つまり**無用な選択圧をかけない**抗菌薬を優先します。先述した collateral damage を小さくすることにも通じますね。

　微生物も生き物ですから、生存するために必死です。なかには緑膿菌や一部の腸内細菌目細菌のように、抗菌薬にさらされることで薬剤耐性が誘導されるようなイヤラシイ微生物もいます。こういった微生物はできるだけそっとしておいた方が良いので、**抗菌スペクトラムは基本、狭ければ狭いほど良い**のです。抗菌スペクトラムを無意味に広げたその先に待ち受けるのは、薬剤耐性菌の台頭なのですから。

ここまで検討してなお複数の選択肢が残るようならば、その中で最も薬価の安いもの、投与方法が簡便なもの（投与回数が少ない、経口投与が可能など）、あるいは院内の在庫状況などを勘案して入手のしやすいものを選択すればいいと思います。

POINT
- 治療薬は ①最大の効果、②最小の有害事象、③最小の耐性菌誘導の順に検討し絞り込む。

　抗微生物薬の選択について、イメージは掴めましたでしょうか？
　今すぐすべてを理解せよというのは酷だと思いますから、実臨床で経験を積みながら試行錯誤する中で体得していきましょう。

1.6 その⑤ 治療経過の予測と評価

治療期間を設定する

　感染症診療の5つの要素、最後は「治療経過の予測と評価」です。よくある誤解ですが、「感染症診療は投与する薬剤が決まったら終わり」ではありません。一般に抗微生物薬は始めることよりも終わることのほうがよっぽど難しいのです。では、どのように治療期間を設定するのか？　どのように治療経過をフォローアップするのか？　この2点をテーマに考えていきましょう。

　この多様性の時代、世の中にはいろいろな人がいます。抗微生物薬の投与は2週間と決めて譲らない人、CRPが正常範囲内になるまで投与を続ける人、症状が良くなった瞬間に投与を終了する人……いろいろな人を見てきました。なかには自身の経験にもとづき独自の治療期間を設定している方にもお目にかかったことがあります。「溶連菌咽頭炎の治療は4日間でよい（あえて治療薬の選択には言及しないところがミソ）」とか。

　こういう話を聞くのは興味深くて私は好きなのですが、個人の経験にしか裏打ちされていない、というのはやはり引っかかるところがあります。ですので、皆さんには治療期間の根拠をどこから持って来ればよいのかを知っておいていただきたいと思います。

適切なリファレンスにあたる

　もうお気づきかと思いますが、上で紹介した「2週間決め打ち法」、「CRPガイド法」、「症状消失即終了法」、「"私はこう治療している"法」はどれも基本的には間違いです。なぜなら、これらには治療の信頼性を担保する**エビデンス**（evidence；証拠、裏付け）が何ひとつ存在しないからです。

　「たまたまこう治療してみたらうまくいった」「次も多分大丈夫だと思うけど保証はできない」「治療した後に再発するなど不幸な転帰になったのかどうかは分からない」……こんな態度で診療される患者はたまったものではありません。こういうあやふやな治療は絶対に避けるべきです。

　本書を読んでいただいている皆さんは、治療期間の設定に際して必ず適切な**リファレンス**にあたるようにしてください。教科書や医学系のウェブコンテンツ（若干、玉石混淆の感は否めませんが）など、ある程度名の通ったものであれば気に入ったもので結構です。現在では多くの良質なリファレンスが手近に入手できます。特にウェブコンテンツはリアルタイムにアップデートされているものも少な

くありませんから、常に最新の情報を入手可能です。

　つまり何が言いたいかというと、自分の診療の妥当性をリファレンスという名の第三者に担保してもらう、という意識を持って欲しいのです。最も適切に治療を完了できる可能性の高い治療期間を自分だけで模索するのではなく、第三者によって検証されたエビデンスやデータを元にして欲しいのです。

　もっともこれは治療期間に限ったことでなく、治療薬の選択でもそうですし、なんなら感染症以外の領域でも同様なのですけどね。

POINT
- 自分の治療に可能な限り根拠・エビデンスを添える。
- そのための手近なリファレンスを備えておこう。

標準治療を知っていればイレギュラーに気づく

　適切なリファレンスにもとづくことで、自分の診療を「うまくいく可能性の高い診療」のレールに乗せることができます。するとイレギュラーな事態が起こった時に気づきやすくなります。こと治療期間に関しては、それを顕著に感じることができます。

　例えば、肺炎球菌肺炎の診断で入院中の中年女性がいたとしましょう。著患なし、免疫不全なし、血液培養陰性で肺炎のみ、喀痰培養からはペニシリンG感性の *Streptococcus pneumoniae* が検出されました。この患者に対してペニシリンG 1,200万単位/日を24時間持続点滴静注で5～7日間投与しました。リファレンス通りのきわめて適切な診療です。

　しかし、治療7日目になっても解熱しません。呼吸不全は解消しており、本人は比較的元気です。血液検査でも若干のCRPの上昇くらいで、臓器特異的な変化はありません。8日目になっても9日目になっても状況は変わりません。連日38℃の発熱と軽微なCRPの上昇が続きます。

　こういう経過をみたとき、治療はどうすればいいと思いますか？

　一番不適切なのが、「ペニシリンGを漫然と続ける」という選択肢です。これは肺炎球菌肺炎の標準的な治療期間が5～7日間であることを知らない場合によく起こります。「もう少し抗菌薬を継続していれば良くなるのではないか」、そんな甘い見通しによって、イレギュラーな事態に気づかないまま無用な抗菌薬の投与が行われます。

もし肺炎球菌肺炎の標準治療を知っていれば、7日目に解熱しないという事態がイレギュラーであると認識することができます。そうすれば、

- 肺化膿症のような合併症が起こっていないか？
- 初回の血液培養は陰性だったが、実は侵襲性感染症が潜在していないか？
- 薬剤熱や結晶性関節炎のような非感染性疾患が偶発的に起こっていないか？

など、あらゆる可能性を積極的に鑑別するチャンスを掴むことができます。身体診察を新しい目で丁寧にとり直したり、喀痰検査や血液培養などの微生物学的検査を再検したり、胸部CTを撮影したりと仕切り直すことができますから、治療上非常に有利です。

実はこれは私が初期研修医の時に実際に経験した症例です。8日目に喀痰塗抹および血液培養2セットを提出しつつ胸部CTを撮影しましたが特段の所見はなく、9日目からペニシリンGの投与を終了したところ11日目にはストンと解熱したことから、薬剤熱であった可能性が高いと結論づけました。ちなみに血液培養も陰性でした。

個々の疾患の治療期間をすべて記憶するのは難しいと思います。特に近年、治療期間は短くなる方向へどんどん変わっていますので、常に最新のエビデンスを追いかけなければならず、専門医でさえ苦労しているのが現状です。ですので、随時確認できるように自分の気に入ったリファレンスを何かひとつ手元に用意しておくのがリーズナブルなのではないかと思います。もちろん、有識者に聞くというのも良いでしょう。

抗菌薬の選択はうまくできても治療期間の設定は苦手、という医師は少なくないと思いますので、ぜひこのやり方を試してみてください。思った以上に臨床へのフィードバックが大きいですから、診療への貢献度は高いと思いますよ。

POINT
- 自分ひとりですべてを解決しようとしない。
- 然るべき時にリファレンスを頼ろう。

コラム　カルテ記載のマナー

次のようなカルテの記載を見て、皆さんはどう思いますか？

ABPC/SBT 12g/日　投与開始

感染症の臨床にある程度慣れた医療者ならば、「アンピシリン・スルバクタム 3g/回を生理食塩水 100mL に溶解して、1回あたり 1〜2 時間かけて1日4回点滴静注だろうな」と想像できますが、基礎知識のない方ですと、

「6g/回、1日2回でいいのかな？」
「点滴、それともワンショット？」
「溶解液は生食？　5% ブドウ糖液？」
「1日4回だから、3時間くらい空いていれば OK かな？」

といった疑問が出てきても全くおかしくありません。もしこれが原因でエラーが起こってしまったら、記載した医師に落ち度があるのは自明です。

薬剤の略号がしばしば他科のスタッフ（コメディカル含む）との共通言語として不適切であるのと同様に、投与設計についてもカルテ記載時の最低限のマナーがあります。カルテは様々な職種の人間が読む公的文書ですから、誰が読んでも意味が分かるように記載すべきです。上の例なら

アンピシリン・スルバクタム 3g/回 + 生食 100mL
各回 1 時間かけ 6 時間毎に点滴静注

と記載すれば誰が見ても間違うことはありません。

私自身、他科からのコンサルテーションを受けた場合などはもれなくこのような記載方法をとっています。これは私に感染症診療の手ほどきをして下さった小田智三先生のやり方を模倣しています。多少冗長にはなりますが、コンサルティの医師が投与時間や溶解液などを考える時間を減らせますし、エラーが起こる確率を限りなく低減できると思います。

感染症に限らずどんな領域でも同じですが、「自分以外の誰かが読む文章を書いている」という自覚を持ってカルテを記載するようにしたいものですね。専門家にしか分からない略語だらけのカルテよりも、誰にとっても読みやすい・分かりやすいカルテの方が良いに決まっています。

1.6 その⑤ 治療経過の予測と評価
フォローアップの方法

　感染症のフォローアップ、皆さんはどうしていますか？　**白血球数とCRP**を追っていけばOK、これらが正常化に向かえば治療は成功です。とっととこのページは閉じて、第2章に行っちゃいましょう。

　……というわけにはいきません。事態はそう甘くないのです。

白血球とCRPだけでは判断できない

　白血球数やCRPは感染症の治療中にもよく測定されます。血液検査で気軽に測定できますからね。「白血球数低下、CRP減少しており、治療は奏功している」この手のカルテ、皆さんも見たことはありませんか？

　治療がうまくいっている場合、経験的には確かに白血球数やCRPは正常化していくことが多いと思います。反対にうまくいっていない場合には、これらは増加したり高値のまま持続します。メカニズム的にも感染症による侵襲によって白血球（特に好中球）が動員されますし、CRPも大なり小なり増産されるのは間違いありません。

　したがって、白血球数やCRPの増加をきっかけに感染症を疑ったり、治療に反応してそれらの値が正常化することで治療の成功だと判断したりすることを、頭ごなしに否定することはできません。ただ、このやり方だけでは絶対にダメだと常々感じています。

　なぜだと思いますか？

　白血球数やCRPは、疾患に対しあまりにも特異的でなさ過ぎるためです。例えば**CRPは感染症以外の疾患でも容易に増加します**。関節リウマチや膠原病、大動脈解離、はては骨折などの外傷や手術侵襲、アレルギー（例えば薬剤熱）などです。疾患毎に細かくカットオフ値が決まっているわけでもありません。おまけに年齢や性別によっても増減の程度は異なるため、定量的な評価が困難です。

　「感染症は良くなっているが偽痛風を発症した」となれば白血球数もCRPも増加するのでしょうが、反対にこれを白血球数とCRPから予見することはきわめて困難です。つまりCRPの減少はともかくとして、上昇した場合にその原因を感染症だけに限定することは不可能なのです。

CRPの上昇を招く要因	
Malignancy（悪性腫瘍）	食道癌、大腸癌、肝細胞癌、膵癌、膀胱癌、腎癌、卵巣癌、子宮頸癌、血液腫瘍など
Inflammation（炎症；自己炎症性疾患・膠原病）	血管炎（高安動脈炎など）、結晶誘発性関節炎、多発性筋炎・皮膚筋炎、リウマチ性多発筋痛症、ベーチェット病、強直性脊椎炎など
Necrosis（組織壊死・組織障害）	膿瘍形成、臓器梗塞、急性膵炎、消化管穿孔、急性大動脈解離など
Trauma（外傷）	熱傷、骨折、手術侵襲
Infection（感染症）	どちらかといえば細菌感染症
Allergic reaction（アレルギー反応）	薬剤熱など

　本章ではここまで4つの要素を検討してきました。①患者背景、②感染臓器、③原因微生物、④抗微生物薬。これらはいずれも治療の**疾患特異性**を高めるための検討材料でした。ここまで疾患特異性に配慮した治療を行っているのに、その効果判定が白血球数やCRPのような疾患特異性の低い方法では、ちょっとばかりチグハグだと思いませんか？

疾患特異性の高い指標を使う

　ここまで読んでくださった皆さんはもうお分かりのことと思いますが、治療効果の判定は疾患特異性の高い情報・材料を使って行うように心がけましょう。

- 肺炎 ➡ 呼吸数やSpO₂の正常化、喀痰塗抹（グラム染色）の陰性化
- 尿路感染症 ➡ 尿一般検査の正常化、尿塗抹の陰性化
- 胆道感染症 ➡ 肝・胆道系酵素の正常化、黄疸の消失
- 菌血症 ➡ 血液培養の陰性化

というふうに臓器診断や微生物学的診断に対応した指標を用いるのがベストです。

　例えば*Staphylococcus aureus*（黄色ブドウ球菌）による菌血症の治療効果を判定する場合、再検した血液培養2セットが陰性であれば、血液中から細菌がクリアランスされている、すなわち治療が奏功していると判断できます。また、

化膿性脊椎炎や感染性心内膜炎のような合併症の存在が（どちらかというと）否定的であることの傍証ともなり、治療期間を規定するための心強い材料になります。

　上のような治療効果判定を、白血球数やCRPだけでセッティングするのはきわめて困難です。なにしろ治療中に白血球数やCRPの上昇が起こったとしても、転移性感染巣があるせいで治療がうまくいっていないのか、結晶性関節炎（偽痛風など）や薬剤アレルギーなどが原因なのか、それとも偶発的に尿路感染症でも起こしたか、熟練の医師でも判別不可能なのですから。

　白血球数やCRPといった手軽な指標のみを拠り所にするのは、医療者の甘えと言っていいでしょう。ぜひとも、疾患に、患者に、そして自分が検討した4つの要素に対して誠実に、フォローアップの方法を考えていただければと思います。

POINT
- 治療効果判定は臓器診断や微生物学的診断に特異的な方法で行う。

第2章
細菌のグルーピング

- **2.1** 7つのグループに分ける
- **2.2** グラム陽性ブドウ球菌
- **2.3** グラム陽性連鎖球菌
- **2.4** グラム陰性桿菌
- **2.5** グラム陽性桿菌
- **2.6** グラム陰性球菌
- **2.7** グラム染色で染まらない細菌
- **2.8** 真菌

タイトルに反して抗菌薬の話がなかなか出てこないことを初めにお詫びしておきます。それもそのはず、「抗菌薬」を「これだけ」に収めるために最低限知らなければいけない知識があります。それが第1章で紹介した感染症診療の5つの要素のうち「患者背景」と「臓器」、そして本章で扱う「微生物」についての知識です。

本章ではグラム染色と薬剤耐性機序にもとづいて細菌をいくつかのグループに分け、それぞれについて基本的な診断・治療のアプローチを解説していきます。このグルーピングを理解しておけば、抗菌薬選択のプロセスを効率的に進めることができるのです。

2.1 7つのグループに分ける
グラム染色による分類

　自然界には多種多様な細菌が存在しますが、これを簡便に分類する方法として**グラム染色**があります。施設によって"グラ染"、"鏡検"、"検鏡"など色々な呼び名がありますが、本書では"グラム染色"に統一します。

　グラム染色はまず、**陽性（青色に染まる）**か、**陰性（赤色に染まる）**かで区別します。詳しい原理は省きますが、細菌の細胞壁を構成するペプチドグリカン層の厚さによって染色性が変化し、青や赤に染まるのです。

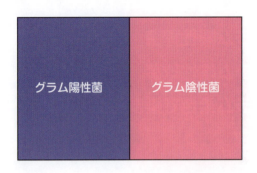

　染色性がわかったら、次は細菌の形態を見ます。これは**丸い（球菌）**か、**四角い（桿菌）**かで区別します。染色性には"弱陽性"はありませんが、形態には"球桿菌"や"らせん菌"といった例外があります。ただし頻繁に遭遇する細菌ではないのであまり気にしなくて良いです。

　染色性と形態、（青か赤か）×（丸か四角か）の組み合わせで、2×2＝4種類のグループに分かれます。

- グラム陽性球菌（Gram-positive cocci；GPC）
- グラム陽性桿菌（Gram-positive rod；GPR）
- グラム陰性球菌（Gram-negative cocci；GNC）
- グラム陰性桿菌（Gram-negative rod；GNR）

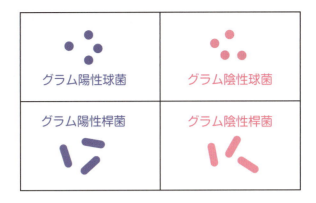

グラム陰性球菌とグラム陽性桿菌については、ここまでで OK です。グラム陽性球菌はさらに2つのグループに分かれます。

- グラム陽性ブドウ球菌（Gram-positive cocci in cluster；GPC cluster）
- グラム陽性連鎖球菌（Gram-positive cocci in chain；GPC chain）

ブドウ球菌はブドウの房のように見えることからその名がつきましたが、しばしば「田んぼの"田"の字が複数見えればブドウ球菌」と言われます。一方、**連鎖球菌**はその名の通り、球菌が一列に連なって見えることが多いです。したがって、グラム陽性球菌を見たら、まずは「田んぼの"田"」が複数あるかどうかを観察するのが良いでしょう。"田"がなければ連鎖球菌です。

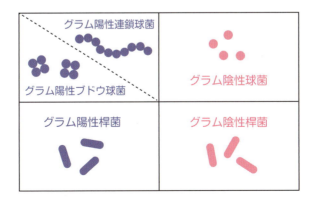

ということで、5つのグループに分かれました。グラム染色による細菌のグルーピングはここまでできればOKです。

2.1 7つのグループに分ける
薬剤耐性機序による分類

　グラム染色によるグルーピングができたら、次は細菌の持つ薬剤耐性機序にもとづいてグループをさらに細分化します。といっても、ここで行う細分化はグラム陰性桿菌のみです。ご安心ください。

　グラム陰性桿菌は種々の薬剤耐性を後天的に獲得することで知られています。なかでも *Escherichia coli*（大腸菌）や *Enterobacter cloacae* のような腸内細菌目細菌（「腸内細菌科細菌」とほぼ同義です）や *Pseudomonas aeruginosa*（緑膿菌）に代表されるブドウ糖非発酵菌は臨床においてもしばしば出会う微生物であり、適切なマネジメントを習得しておく必要があります。

　以下に紹介するグルーピングは、私の恩師のひとりである小田智三先生（元公立昭和病院感染症科部長）のアイディアによるものです。グラム陰性桿菌の分類法は他にも色々あり、院内感染で問題になるグループを"SPACE"としたり"non-PEK"と呼んだりしますが、いずれも治療を考える上ではあまり実用的でなく、即戦力になりにくいと感じています。本書で紹介するグルーピングはきわめて実用的かつ覚えやすく、私自身もこの教えを元に学びを深めることができましたので、皆さんとも共有したいと思います。

　グラム陰性桿菌は獲得しうる薬剤耐性機序にもとづき、次の3つにグルーピングします。

- **PEK**：Extended-spectrum β-lactamases（ESBLs）を産生する可能性がある腸内細菌目細菌のグループ
- **PMSECK**：AmpC型β-ラクタマーゼ（AmpCBL）を過剰産生する可能性がある腸内細菌目細菌のグループ
- **PAS**：多彩な薬剤耐性を獲得し得るブドウ糖非発酵菌のグループ

　PEKと**PMSECK**は腸内細菌目細菌（Enterobacterales）、**PAS**はブドウ糖非発酵菌のグループで、それぞれ菌名の頭文字をつなげたものです。グラム染色像が少々違って見えたり、後者は変則的な薬剤選択を要したりと若干毛色が違いますが、抗菌薬の選択を考える上ではこのグルーピングが最も合理的で受け入れられやすいと思います。

——ということで、グラム陰性桿菌をさらに 3 つのグループに分けた結果、こうなります。

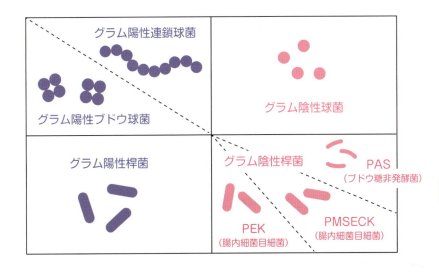

　ここまで整理できればしめたもの、たったの 7 グループです。このうちグラム陰性球菌とグラム陽性桿菌は薬剤耐性で悩むケースは多くなく若干重要度が下がりますから、実質 5 グループと言って良いでしょう。細菌の名前をひとつひとつ覚えることも大切ですが、こうして大枠で捉えておくと整理しやすいですよ。

　それでは以降のページで、各グループについて詳しく見ていきましょう。

2.2 グラム陽性ブドウ球菌

グラム陽性ブドウ球菌

　まずは最重要グループである**グラム陽性ブドウ球菌**（以下、ブドウ球菌）から始めましょう。Gram-positive cocci in cluster、略して GPC cluster と称されます。

　遭遇頻度が高いためか概してナメられがちなブドウ球菌ですが、診断と治療のマネジメントをちゃんと知っておかないと痛い目を見ます。本書を手に取った今が一番モチベーションが高い瞬間だと思いますから、ぜひこの機会を逃さず確実にモノにしてください。

　ブドウ球菌は、次の2種類を押さえましょう。

> - *Staphylococcus aureus*（黄色ブドウ球菌）
> - coagulase-negative staphylococci（CNS）：コアグラーゼ陰性ブドウ球菌

　最重要中の最重要が *Staphylococcus aureus*（黄色ブドウ球菌）です。「数多の微生物の中から最も重要なものを1つだけ選べ」と言われたら、私なら迷わずこれを選びます。そのくらい重要な細菌です。

　一方、coagulase-negative staphylococci（CNS）については次のように整理しておきましょう。

> - *Staphylococcus aureus*（黄色ブドウ球菌）
>
> coagulase-negative staphylococci（CNS）：コアグラーゼ陰性ブドウ球菌
>   - *Staphylococcus epidermidis*（表皮ブドウ球菌）
>   - *Staphylococcus lugdunensis*
>   - *Staphylococcus saprophyticus*（腐生ブドウ球菌）
>   - その他の CNS

　この5種類でブドウ球菌の仕分けは完了です。それでは各菌種について少し深掘りしていきましょう。

2.2 グラム陽性ブドウ球菌

Staphylococcus aureus（黄色ブドウ球菌）

重要事項

- ありふれた細菌だが、他の細菌とは異なるマネジメントを必要とする。臨床における最重要微生物の1つ。
- 治療は型通りが鉄則。感染性心内膜炎や化膿性脊椎炎などの転移性感染巣を見逃すな！
- 菌血症の場合、血液培養2セットの再検なしに治療期間は決まらない。絶対に再検すること。
- MSSAならセファゾリン、MRSAならバンコマイシン。それ以外での治療は可能な限り避ける。

感染臓器

- 血流感染症：カテーテル関連血流感染症（CRBSI）などデバイス関連
- 血管内感染症：感染性心内膜炎、感染性大動脈瘤
- 皮膚・軟部組織：蜂窩織炎、壊死性筋膜炎など
- 骨・関節：化膿性関節炎、骨髄炎
- 膿瘍：筋膿瘍、脳膿瘍など
- 中枢神経：髄膜炎
- 呼吸器：肺炎（比較的まれ）

※逆に、尿路感染症（急性腎盂腎炎、膀胱炎など）は原則起こすことはない。

標準治療薬

- MSSA：セファゾリン（静注）、セファレキシン（経口）
- MRSA：バンコマイシン（静注）

コメント

　黄色ブドウ球菌は、数ある微生物の中でも遭遇頻度の高さ、病態の多彩さ、マネジメントの特殊性から臨床における最重要の微生物の1つです。「ああ、黄色ブドウ球菌ね。効きそうな抗菌薬を何日か入れておけばいいでしょ」とか言っていると、忘れた頃に再発し逆襲される、そういう厄介な細菌です。他の微生物と一味違うという意識を持って、適切なマネジメントを心がけましょう。

2.2 グラム陽性ブドウ球菌
黄色ブドウ球菌感染症の治療

　黄色ブドウ球菌は全身どこにでも感染症を成立させることができる細菌です。ただし尿路だけは例外で、一般的な腎盂腎炎や膀胱炎は起こしません。したがって尿培養で黄色ブドウ球菌が陽性となった場合は

① 菌血症を反映している
② 腎膿瘍・前立腺膿瘍が存在する
③ ただ保菌（定着）している＝住み着いているだけ

のいずれかを考えるべきで、安易に尿路感染症の診断に飛びつくのは御法度です。例えば熱源の分からない発熱患者で、たまたま取った尿培養で黄色ブドウ球菌が発育してきたとしましょう。この場合、尿路感染症として治療を始めるのではなく、少なくとも詳細な身体所見を取り直すとともに、血液培養 2 セットの提出を検討するのがよいでしょう。

黄色ブドウ球菌菌血症（SAB）のマネジメント

　黄色ブドウ球菌感染症の中でも最も重要だと言えるのが菌血症です。黄色ブドウ球菌菌血症は *Staphylococcus aureus* bacteremia（SAB）という個別の疾患概念が確立されている点も特筆すべきです。ここでは SAB のマネジメントを中心に解説していきます。

SAB の確定診断

　SAB の診断は菌血症という性質上、血液培養によってしかなされません。黄色ブドウ球菌が 1 セットでも陽性になったら例外なく真の菌血症＝SAB の確定診断であり 100％治療対象です。コンタミネーションの可能性は考えません。観念して治療方針を立てましょう。

血液培養の再検

　SAB の確定診断が付いたら、まずは血液培養 2 セットの再検のスケジュールを立てましょう。再検は前回の血液培養の提出から 48〜96 時間後までに実施します。血液培養の再検は必須です。なぜでしょう？

血液培養陰性となったボトルの提出日が治療開始の起算日となるためです。血液培養の陰性化を確認しない限りSABの治療期間は規定し得ないのです。ですので、必ず血液培養を再検します。

では、再検した血液培養も陽性になってしまったら？ 陰性が確認できるまで同じスパンで反復してください。なぜそんな手間をかけるのかというと、後で再発して舞い戻って来ないように、初手で型通りキッチリ治療し切ることが何より重要だからです。

デバイスの抜去・交換

血液培養のスケジューリングに並行して、抜去可能な血管内留置デバイス（末梢/中心静脈内留置カテーテルなど）を可能な限り速やかに抜去あるいは交換しましょう。SABの成因として血管内留置デバイスはかなり大きい部分を占めますから、特にCRBSIを疑う場合は必須です。感染症診療の原理・原則からしても、細菌の供給源を断つこと＝source controlはきわめて重要なのです。

ペースメーカーのリードもsourceとなる可能性がありますが、こちらは担当医一人ではどうにもならないことが多いので、循環器内科の医師とも協議の上、可能なら抜去や交換を検討するようにしましょう。

転移性感染巣の検索

最後に転移性感染巣の検索をしましょう。具体的には

① 感染性心内膜炎
② 化膿性脊椎炎・椎間板炎
③ 脳膿瘍

などが重要です。これらを鑑別するために以下の検査を実施します。

① 心エコー（可能なら経食道心エコー、あるいは複数回の経胸壁心エコー）
② 脊椎MRIまたは体幹部造影CT
③ 頭部MRI

上記の中でも特に重要なのが感染性心内膜炎です。黄色ブドウ球菌は感染性心内膜炎の起炎菌のうち最多であり、かつ予後不良因子でもあります。

2.2 グラム陽性ブドウ球菌

感染性心内膜炎を侮るなかれ

　SAB において感染性心内膜炎の鑑別は特に重要です。それが分かる問題が国家試験にも出題されています（右ページ）。

　派手な脳出血の画像が添えられており、脳神経外科領域の出題かと思いきや、読み進めていくと血液培養で黄色ブドウ球菌が陽性になりました。さらに足には Janeway 斑とおぼしき皮疹がみられ、新規と思われる収縮期逆流性雑音も聴かれます。コントロール不良のアトピー性皮膚炎（解剖学的バリアの破綻）から侵入を許し発症した SAB、そこから進展した感染性心内膜炎、それによって形成された感染性脳動脈瘤の破裂によって脳出血に至った、と連想される症例です。

　感染性心内膜炎に対して、「どうせ治療期間が長引くだけでしょ」くらいの認識で済ませている駆け出し医師を見かけます。そのような甘い認識は今日をもって改めてください。この症例のように、感染性心内膜炎は命を脅かす恐れのある疾患です。患者や家族に病状を説明する際に「ちょっと長く治療するけど大丈夫」のような病状説明をしていると、万が一のことがあった場合に申し訳が立ちません。「きわめて危険な状態であるため細心の注意を払って治療を進める」旨の説明が必要です。

　したがって鑑別を進めるための検査もきわめて重要です。化膿性脊椎炎・椎間板炎や脳膿瘍についても同様ですが、漏れのないようにキッチリ型通り行うことが大切です。

　以上を踏まえ、問題の解答はどうなるでしょうか？
　b の心エコー検査は必須です。可能ならば経食道心エコーの実施を検討しましょう。叶わなければ間隔を開けて 2 回（以上）の経胸壁心エコーで代替します。
　e の血液培養再採取による陰性化の確認も必須です。陰性化が確認できるまで再検し続けてください。そうでなければ治療期間を規定することができません。

SAB の治療期間

　SAB の治療期間については地域差が大きくコンセンサスが確立されていない部分もありますが、個人的には「陰性だった血液培養ボトルの提出日から 4 週間の静注薬による治療」を基本にしておくことを薦めています。

第117回医師国家試験 C-66, 67, 68

次の文を読み、66～68の問いに答えよ。

52歳の女性。意識障害のため救急車で搬入された。

現病歴：5日前から38℃を超える発熱と悪寒戦慄を訴え、市販のアセトアミノフェンを内服していた。本日夕食中に急に頭痛とふらつき感を訴え、嘔吐した。その後いびきをかいて眠りだし、呼びかけに応答しなくなったため、家族が救急車を要請した。

既往歴：アトピー性皮膚炎で副腎皮質ステロイド外用薬を処方されている。健診で異常を指摘されたことはない。

生活歴：夫と2人の息子との4人暮らし。仕事は事務職。喫煙歴はない。飲酒はビール350 mL/日。

家族歴：両親とも胃癌で死亡。

現　症：意識レベルはJCS Ⅲ-200。身長158 cm、体重60 kg。体温37.8℃。心拍数120/分、整。血圧200/104 mmHg。呼吸数16/分。SpO₂ 100%（リザーバー付マスク10 L/分 酸素投与下）。救急隊により経鼻エアウェイが挿入されている。瞳孔径は右5.0 mm、左3.0 mm。対光反射は両側で消失している。心尖部を最強点とするLevine 3/6の収縮期逆流性雑音を聴取する。上気道にいびき音を聴取する。腹部は平坦、軟で、肝・脾を触知しない。下腿に浮腫を認めない。両側足趾先端に点状出血斑を合計3ヶ所認める。頸部周囲と両肘内側に鱗屑、紅斑および苔癬化を認め、一部浸出液がみられる。

検査所見：尿所見：淡黄褐色透明、蛋白（－）、糖（－）、潜血（－）。血液所見：赤血球450万、Hb 13.3 g/dL、Ht 42%、白血球11,200（桿状核好中球13%、分葉核好中球53%、好酸球8%、好塩基球1%、単球3%、リンパ球23%）、血小板32万、PT-INR 1.2（基準0.9～1.1）。血液生化学所見：総蛋白6.9 g/dL、アルブミン4.2 g/dL、総ビリルビン0.6 mg/dL、直接ビリルビン0.1 mg/dL、AST 30 U/L、ALT 13 U/L、LD 220 U/L（基準120～245）、ALP 83 U/L（基準38～113）、γ-GT 13 U/L（基準8～50）、尿素窒素13 mg/dL、クレアチニン0.47 mg/dL、血糖204 mg/dL、Na 142 mEq/L、K 3.5 mEq/L、Cl 105 mEq/L。CRP 10 mg/dL。心電図は洞性頻脈でST-T変化を認めない。胸部エックス線写真で心胸郭比57%（臥位で撮影）。搬入直後の頭部単純CTを示す。

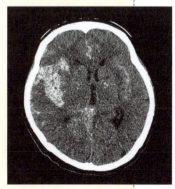

67　血液培養2セットを採取した後に集中治療室に入室し、抗菌薬投与を開始した。血液培養は2セットとも陽性となり、入室3日目に *Staphylococcus aureus* と同定された。この結果を受けて実施すべきなのはどれか。**2つ選べ**。

　a　尿培養
　b　心エコー検査
　c　末梢神経伝導検査
　d　血中エンドトキシン測定
　e　血液培養再採取による陰性化の確認

ただし、次のような条件をすべて満たす SAB については、**非複雑性**（uncomplicated SAB）として治療期間を短縮することが可能だと考えられています。

MRSA による uncomplicated SAB の定義

以下の 5 項目をすべて満たす

1. 感染性心内膜炎が除外されている
   - 経胸壁または経食道心エコーが必須
2. 人工骨頭やペースメーカーなど埋め込み型人工物がない
   - 抜去可能なものがあれば抜去する
3. 初回の血液培養から 48〜96 時間後に再検された血液培養で MRSA が分離されない
   - 血液培養の再検が必須
4. 適切な治療開始後 72 時間以内に解熱している
5. 転移性感染巣が証明されない
   - 頭部単純 MRI、体幹部造影 CT などを検討

Liu C, *et al.* Clinical practice guidelines by the Infectious Diseases Society of America for the treatment of methicillin-resistant *Staphylococcus aureus* infections in adults and children. *Clin Infect Dis.* 2011; 52: e18-55 より筆者作成

　上記は MRSA による SAB における検討ではあるのですが、MSSA のそれにも外挿可能な定義だと思われます。Uncomplicated SAB の場合の治療期間は「陰性だった血液培養ボトルの提出日から **2 週間** の静注薬による治療」と半分の期間に短縮可能です。無用な抗菌薬投与および入院期間の延長を避けるためにも、SAB を見たら上記の 5 項目を検討する癖をつけておきましょう。

　話は戻って、提示した国試問題の症例は黄色ブドウ球菌の感染性心内膜炎であるため、治療期間は「陰性だった血液培養ボトルの提出日から **6 週間（以上）** の静注薬による治療」とより長い治療期間の設定が必要になります。しばしば心臓弁置換術が必要になりますから、心臓外科とも連携をとっておきましょう。

　SAB のマネジメントについてはここまでです。大枠を掴むことはできましたか？　次ページに SAB 診療のチェックリストを掲載しました。各施設の環境に合わせて適宜修正してご活用ください。

黄色ブドウ球菌（MSSA, MRSA）菌血症診療チェックリスト

◎ 黄色ブドウ球菌が血液培養から検出された患者につき、次の4項目を必ず実施・検討する

- ☐ **血液液培養2セットの再検、陰性化の確認**：陽性となった血液培養の提出日から2〜4日の間に再提出。再検したボトルも陽性となった場合は、同じ間隔で陰性化を確認するまで反復する
- ☐ **血管内留置カテーテルの抜去・交換**：特にカテーテル関連血流感染症を疑う場合
- ☐ **感染性心内膜炎の鑑別・除外**
  1. 循環器内科へのコンサルテーション
  2. 経食道心エコー　または　複数回の経胸壁心エコー
- ☐ **血行性転移病変の検索**
  1. 化膿性脊椎炎：脊椎単純MRI（実施困難な場合は体幹部造影CTで代替）
  2. 筋膿瘍などの深部膿瘍：体幹部造影CT
  3. 脳膿瘍：頭部単純MRI

◎ 上記4項目の検討の結果、感染性心内膜炎や血行性転移病変の存在を、

- ☐ **疑う場合**：
  - 各疾患に対し最適な抗菌薬選択・投与設計・治療期間を設定し治療する
    （例）感染性心内膜炎：6週間以上、化膿性脊椎炎：6週間以上
  - 各疾患・臓器を専門とする診療科へコンサルテーションを行う
- ☐ **疑わない場合**：治療効果が期待される静注用抗菌薬を、陰性であった血液培養の提出日から起算し **28日間** 投与することを原則とする

次の5つをすべて満たす場合に限り、陰性であった血液培養の提出日から起算し **14日間** に短縮可能

1. 感染性心内膜炎・感染性動脈瘤など血管内感染症が証明されない
2. 埋め込み型の人工物がない
3. 初回の血液培養が採取されてから2〜4日の間に再検された血液培養で黄色ブドウ球菌が分離されない
4. 適切な治療開始ののち72時間以内に解熱している
5. 血行性転移病変〔化膿性脊椎炎・椎間板炎、脳膿瘍、深部膿瘍（筋膿瘍など）〕が証明されない

公立昭和病院『黄色ブドウ球菌（MSSA、MRSA）診療マニュアル』をもとに作成

2.2 グラム陽性ブドウ球菌

黄色ブドウ球菌の治療薬

最後に治療薬の話をして黄色ブドウ球菌の項を終わります。

覚えることはわずかです。MSSA感染症の第一選択薬は**セファゾリン（静注）**(p.156) または**セファレキシン（経口）**(p.173)、MRSA感染症の第一選択薬は**バンコマイシン（静注）**(p.219)、最低限これだけは覚えておいてください。

上記を知っておけば臨床で困ることはあまりないと思いますが、もう少し詳しく解説しましょう。

SABを含むMSSA感染症に対する基本の治療薬は静注薬の**セファゾリン**です。外来加療が可能な皮膚軟部組織感染症などでは経口薬の**セファレキシン**を使用可能です。

ただし中枢神経感染症に限っては**セフェピム**、（抗菌薬適正使用の観点から異を唱える専門家もいますが）メロペネムなどのカルバペネム系抗菌薬を選択します。これは現時点では中枢神経感染症に対するセファゾリンの治療実績が十分でないためです（p.158 コラム参照）。

また本邦では抗黄色ブドウ球菌用ペニシリンである**クロキサシリン**が入手可能ではあるのですが、色々な理由で使いにくいのが現状です（p.150 コラム参照）。

MRSA感染症に対しては**バンコマイシン**が標準治療薬となります。同系統の**テイコプラニン**も使用可能ですし、肺炎でなければ**ダプトマイシン**、骨髄抑制などの副作用が許容できれば**リネゾリド**およびテジゾリドも選択できます。これらの中でバンコマイシンが優先されるのは、感染臓器を選ばない（移行性に問題がない）、治療実績が蓄積している、後発品の薬価が安い、採用している施設が多いなどの理由によります。

バンコマイシンとテイコプラニンは**TDM**（therapeutic drug monitoring）が必要です。病棟薬剤師に相談し投与設計を行いましょう。バンコマイシンはAUC_{24}*/MIC 400〜600 あるいは目標トラフ値 15〜20μg/mL、テイコプラニンは目標トラフ値 20〜30μg/mL となるよう投与設計を行うのが一般的です。

*AUC_{24}：24時間あたりの血中濃度-時間曲線下面積

上記以外の薬剤、例えばクリンダマイシン、レボフロキサシン、ST合剤、アジスロマイシン、ミノサイクリンなどは治療失敗と関連する可能性があり、限られたシチュエーションを除きMRSA治療薬として使用することはありません。

2.2 グラム陽性ブドウ球菌

コアグラーゼ陰性ブドウ球菌

重要事項

- CNSの中で*Staphylococcus lugdunensis*だけは特別と心得るべし。
- コンタミネーションとしてお目にかかることが多いが、**デバイス感染を見落とすな！**
- 治療薬は*Staphylococcus aureus*と同様。**MSCNS**ならセファゾリン、**MRCNS**ならバンコマイシン。

感染臓器

Staphylococcus epidermidis（表皮ブドウ球菌）およびその他のCNS

- 血流感染症：**カテーテル関連血流感染症**（CRBSI）などデバイス関連
- 骨・関節：化膿性関節炎
- 中枢神経：髄膜炎（特に脳神経外科手術関連感染症として）
- 皮膚・軟部組織：特に術後の創部感染。市中発症では原因菌になりにくい。

Staphylococcus lugdunensis

- 血流感染症：**カテーテル関連血流感染症**（CRBSI）などデバイス関連
- 血管内感染症：**感染性心内膜炎、感染性大動脈瘤**

Staphylococcus saprophyticus（腐生ブドウ球菌）

- 妊娠可能な年齢の女性における尿路感染症

標準治療薬

- MSCNS：セファゾリン（静注）、セファレキシン（経口）
- MRCNS：バンコマイシン（静注）

コメント

　コアグラーゼ陰性ブドウ球菌（CNS）は、同じグラム陽性ブドウ球菌である黄色ブドウ球菌よりも侵襲性が低いと考えられています。黄色ブドウ球菌のように全身どこでも感染を成立させるほどの器用さもなく、どちらかというと穏やかな細菌群と言えるかもしれません。ただし、*Staphylococcus lugdunensis*だけは例外です。

Staphylococcus lugdunensis

　本菌は黄色ブドウ球菌同等の侵襲性を誇り、感染性心内膜炎となればあっという間に患者を死に至らしめる可能性がある、いわば"CNS界の黄色ブドウ球菌"です。診断・治療のアプローチも黄色ブドウ球菌と同様に考えるべきで、CNSだからといって油断は禁物です。血液培養2セットを再検し、心エコーなどで合併症を検索し、適切な抗菌薬を適切に投与設計しましょう。

Staphylococcus saprophyticus（腐生ブドウ球菌）

　本菌はブドウ球菌属にしては珍しく尿路感染症の原因微生物となります。特に妊娠可能な年齢の女性における単純性尿路感染症の原因微生物として、Escherichia coli（大腸菌）など腸内細菌目細菌に次いで頻度の高い微生物です。薬剤耐性が問題になることは珍しく、多くはセファレキシンやST合剤に感性であるためこれらが使用可能です。

Staphylococcus epidermidis（表皮ブドウ球菌）

　本菌は第1章（p.42）で紹介した通り血液培養のコンタミネーションとして出会うことが圧倒的に多いと思われますが、しばしばカテーテル関連血流感染症の原因微生物として問題になることがあります。入院ウン日目、末梢静脈カテーテル挿入ウン日目、発熱し血液培養2セットを提出したら1セットだけStaphylococcus epidermidisが陽性…といったケースではコンタミネーションとして即断せず、カテーテル挿入部とその周辺の診察を行い、必要ならば血液培養2セットを再検しましょう。
　その他のCNSについても概して本菌と同じアプローチでOKです。

　CNSの治療薬選択は黄色ブドウ球菌と同じアプローチで、MSCNSならばセファゾリン、MRCNSならばバンコマイシンが基本です。バンコマイシンの代わりにテイコプラニン、いずれも使用できない理由があればダプトマイシン、リネゾリドも選択可能です。
　バンコマイシンとテイコプラニンは例によってTDMが必要です。目標トラフ値をバンコマイシンは10〜15μg/mL、テイコプラニンは15〜30μg/mLとなるよう投与設計します。黄色ブドウ球菌よりも緩めの設定ですが、ここでもStaphylococcus lugdunensisだけはバンコマイシン15〜20μg/mL、テイコプラニン20〜30μg/mLと黄色ブドウ球菌と同等の設定になることを覚えておいてください。

2.3 グラム陽性連鎖球菌

グラム陽性連鎖球菌

ブドウ球菌の次は、同じグラム陽性菌の中の「連鎖球菌」についてお話しします。連鎖球菌の中にも臨床的に重要な菌種がいくつかありますから、それに絞って解説していきます。連鎖球菌で重要度の高いものは次の通りです。

- *Streptococcus pneumoniae*（肺炎球菌）
- *Streptococcus pyogenes*（Group A *Streptococcus*；GAS）（A群β溶血性連鎖球菌）
- *Streptococcus agalactiae*（Group B *Streptococcus*；GBS）（B群β溶血性連鎖球菌）
- *Streptococcus dysgalactiae* subsp. *equisimilis*（Group C/G *Streptococcus*；GCS/GGS）（C/G群β溶血性連鎖球菌）
- その他の *Streptococcus* spp.（α溶血性連鎖球菌など）
- *Enterococcus* spp.（腸球菌）

このうち A, B, C/G 群溶血性連鎖球菌（溶連菌）は、侵襲性や感染臓器に差異はあるものの治療のアプローチは類似するので**β溶血性連鎖球菌**としてまとめ、以下の4つのグループに整理して話を進めていきます。

- *Streptococcus pneumoniae*（肺炎球菌）
- β溶血性連鎖球菌（GAS, GBS, GCS/GGS）
- その他の *Streptococcus* spp.（α溶血性連鎖球菌など）
- *Enterococcus* spp.（腸球菌）

ちなみに「A群」とか「B群」というのは Lancefield 分類に基づく血清型のことです。Lancefield 分類は溶血性を示す連鎖球菌を細分類する方法ですが、今は具体的な内容まで知る必要はありません。とりあえず名称を知っているだけで結構です。

2.3 グラム陽性連鎖球菌

Streptococcus pneumoniae（肺炎球菌）

重要事項

- 言わずと知れた有名細菌。肺炎や中耳炎、ときに腹膜炎でも問題になる。
- 液性免疫不全がある場合の **OPSI** に注意！
- 薬剤選択はシンプルだが、髄膜炎か髄膜炎以外か、静注薬を使うか経口薬を使うかで判定基準が異なるため注意。
- ペニシリン耐性肺炎球菌は思ったよりもずっと少ない。ペニシリンGでの治療を基本にする。

感染臓器

- 呼吸器：市中肺炎
- 中枢神経：髄膜炎
- 腹腔内：特発性細菌性腹膜炎（spontaneous bacterial peritonitis；SBP）
- 菌血症
  ※血液・髄液など無菌検体から本菌が分離された場合は **5類感染症「侵襲性肺炎球菌感染症」** となり、診断7日以内に届出が必要

標準治療薬

- ペニシリンG（静注）
- アンピシリン（静注）
- セフトリアキソン（静注）または セフォタキシム（静注）
- バンコマイシン（静注）
- アモキシシリン（経口）

コメント

　肺炎球菌はα溶血性を示す連鎖球菌の一種です。グラム染色像では特徴的なソラマメ型の2連鎖（Gram-positive diplococcus；**グラム陽性双球菌**）〜短連鎖を形成する上、**莢膜（capsule）** を持ち菌体の周囲が白く抜けて見えることがあるため、他のグラム陽性菌とも比較的区別しやすいと思います。

　さて、この莢膜を持つ細菌が台頭することのある免疫不全は4つの免疫不全のうちどの免疫不全でしょうか？

——そう、**液性免疫不全**でしたね。脾摘後重症感染症（OPSI）の原因微生物の1つとしても有名でした（p.19参照）。

その名の通り**市中肺炎**の主要な原因微生物として君臨します。基礎疾患のない成人における**市中発症の髄膜炎**の原因微生物としても重要です。その他、中耳炎や副鼻腔炎など顔面の周りで起こる感染症で原因菌となることがあります。

肺炎球菌はデリケートな菌種で、病院内に細菌検査室がない（外注している）、あるいは当直帯に採取した検体だったため検体採取から孵卵器に入れるまでに時間がかかった、などの理由で適切に検体処理ができないと自己融解してしまい、うまく培養できないことがあります。こういった環境では**肺炎球菌尿中抗原検査キット**が診断に役立つことがありますが、以下の点に注意が必要です。

① 肺炎球菌ワクチンの接種によって偽陽性が生じる可能性がある（つまりワクチン接種歴の聴取は必須）。
② 一部の連鎖球菌（*Streptococcus mitis* など）の存在によって偽陽性が生じる可能性がある。
③ 抗原検査キットは肺炎球菌の薬剤感受性まで教えてくれない。

これら3つの理由により抗原検査キットのみでの診断確定はお勧めしません。あくまで補助診断として使用し、塗抹・培養検査がゴールドスタンダードと認識しておきましょう。

治療薬の選択そのものは至ってシンプルです。髄膜炎以外では**ペニシリンG**あるいは**アンピシリン**を選択すれば大ハズレが起こる可能性はきわめて低いと言えます。

世間では**ペニシリン耐性肺炎球菌（penicillin-resistant *Streptococcus pneumoniae*；PRSP）**の存在が恐れられている中、そんなことを言い切って大丈夫なのでしょうか？

厚生労働省の報告（院内感染対策サーベイランス；2022年1月～12月）によると、2022年度の入院検体で髄液検体以外における**PRSPの割合は0.9%**、中間耐性（penicillin intermediate-resistant *Streptococcus pneumoniae*；**PISP**）の割合は**2.9%**で、合計しても4%に届きません。同年の外来検体の報告もありますが、こちらもPISP・PRSPの合計で**1.5%**です。

この結果から「PRSPの懸念があるのでペニシリンは治療薬として不適切」と結論づけるのは無理筋でしょう。今後のサーベイランスの結果次第で変わる可能性はありますが、現状では皆さんが出会う肺炎球菌のほとんどすべてはペニシリンGやアンピシリンで問題なく治療ができるはずです。

2.3 グラム陽性連鎖球菌
肺炎球菌感染症の治療

肺炎球菌の治療は**「髄膜炎か非髄膜炎か」**で区別されます。その理由は、髄膜炎とそれ以外で肺炎球菌の薬剤感受性検査結果の判定基準（<u>ブレイクポイント</u>）が異なるためです。文章では今ひとつ伝わりにくいので、表を見てみましょう。

薬剤	適応	MIC (μg/mL) 感性 (S)	中等度耐性 (I)	耐性 (R)
ペニシリンG（静注）	髄膜炎	≦0.06	−	≧0.12
	非髄膜炎	≦2	4	≧8

このように "S" と判定される MIC の数値が、髄膜炎と髄膜炎以外で異なるのです。目の前の患者が髄膜炎なのか、そうでないのかは、絶対にはっきりさせておかなければなりません。

さらに肺炎球菌は**「静注抗菌薬を使うか、経口抗菌薬を使うか」**でも判定基準が異なります。ややこしくなってまいりました。表を見てみましょう。

薬剤	適応	MIC (μg/mL) 感性 (S)	中等度耐性 (I)	耐性 (R)
ペニシリンG（静注）	髄膜炎	≦0.06	−	≧0.12
	非髄膜炎	≦2	4	≧8
ペニシリンG（経口）	疾患による区別なし	≦0.06	0.125〜1	≧2

このように同じ<u>ペニシリンG</u>でも感染臓器や抗菌薬の投与経路によりブレイクポイントが異なるのです。

なお、ここでは少々トリッキーな解釈が必要となります。肺炎球菌の治療薬を考える場合、ペニシリンGが感性（MIC≦0.06）であれば他の多くの<u>β-ラクタム系抗菌薬</u>について感性と判断して良いというルールになっています。例えば肺炎球菌肺炎を経口抗菌薬で治療する場合**アモキシシリン**が第一選択薬となりますが、アモキシシリンが使えるかどうかを確認するのに薬剤感受性検査結果の表で目をやるのはペニシリンGの欄なのです。

――付いてこられていますか？　具体例を出しながらおさらいしましょう。

菌種名：*Streptococcus pneumoniae*			
薬剤名	MIC (μg/mL)	判定
ペニシリンG	≦0.06	S

このような結果が返ってきたら？　この場合は簡単です。

- 患者が髄膜炎 ➡ MIC ≦ 0.06であるため"S"を"S"とそのまま読んで良い。
- 患者が髄膜炎以外 ➡ MIC ≦ 0.06ならば必然的にMIC ≦ 2を満たすため"S"を"S"と読んで良い。
- 患者が髄膜炎以外で経口抗菌薬（アモキシシリン）を使いたい ➡ MIC ≦ 0.06でありアモキシシリンで治療可能。

と、いずれのケースにおいても適切な投与設計を行えばペニシリンで治療可能と判断できます。それでは、次のようだったらいかがでしょう？

菌種名：*Streptococcus pneumoniae*			
薬剤名	MIC (μg/mL)	判定
ペニシリンG	1	R

左の表に照らして同じように考えてみましょう。

- 患者が髄膜炎 ➡ MIC > 0.06であるため"R"。
- 患者が髄膜炎以外 ➡ MIC ≦ 2であるため表記は"R"だが"S"と読み替えて良い。
- 患者が髄膜炎以外で経口抗菌薬（アモキシシリン）を使いたい ➡ MIC > 0.06であり経口抗菌薬では治療できない。

このように肺炎球菌の薬剤感受性結果を読む際はペニシリンGのMICの数値に目をやる必要があることを覚えておいてください。ペニシリンが使用できない場合に代替薬として使用するセフトリアキソンやセフォタキシムについても同様にMICの数値で判定基準を読み替えるケースがあります。細かな数値を覚える必要はありません。肺炎球菌感染症に出会ったら「そういえばMICを見る必要があったな」と本書を見直していただければ大丈夫です。

最後に肺炎球菌の標準治療をまとめておきます。

> **一般的な投与設計**

> **髄膜炎以外**

> ペニシリンGのMIC≦2の場合
> - ペニシリンG 1,200万単位/日を持続点滴静注 または 200万単位/回を4時間毎に点滴静注 または
> - アンピシリン 2g/回を6時間毎に点滴静注
> - アモキシシリン 500mg/回 1日3回（朝昼夕食後）内服（ただしペニシリンGのMIC≦0.06の場合に限る）

> ペニシリンGのMIC≧4かつセフトリアキソンのMIC≦1の場合
> - セフトリアキソン 2g/回を24時間毎に点滴静注

> ペニシリンGのMIC≧4かつセフトリアキソンのMIC≧2の場合
> - バンコマイシン　目標トラフ値15〜20μg/mLとして各回2時間以上かけて点滴静注

※セフトリアキソンに代わり、セフォタキシム 1g/回を6時間毎に点滴静注としてもよい。

> **髄膜炎**

> ペニシリンGのMIC≦0.06の場合
> - ペニシリンG 2,400万単位/日を持続点滴静注 または 400万単位/回を4時間毎に点滴静注 または
> - アンピシリン 2g/回を4時間毎に点滴静注

> ペニシリンGのMIC≧0.12かつセフトリアキソンのMIC≦0.5の場合
> - セフトリアキソン 2g/回を12時間毎に点滴静注

> ペニシリンGのMIC≧0.12かつセフトリアキソンのMIC≧1の場合
> - セフトリアキソン 2g/回 12時間毎に点滴静注 ＋ バンコマイシン 目標トラフ値15〜20μg/mLとして各回2時間以上かけて点滴静注
> （リファンピシンを併用する場合がある。必ず感染症専門医に相談すること）

※髄膜炎の場合、上記すべてにデキサメタゾン 0.15mg/kg、6時間毎・4日間の投与を併用する。初回は抗菌薬投与15分前に投与する。
※セフトリアキソンに代わり、セフォタキシム 2g/回を4時間毎に点滴静注としてもよい。

2.3 グラム陽性連鎖球菌

β溶血性連鎖球菌

重要事項

- 連鎖球菌の中でも病原性が高いグループに属する。A群は特に激烈な経過をたどることがある。
- 軽症の皮膚軟部組織感染症や咽頭炎などの common diseases から、壊死性軟部組織感染症や感染性心内膜炎など侵襲性の高いものまで疾患の幅が広い。
- GBS や GCS/GGS は高齢者や糖尿病、担癌状態など基礎疾患のある患者で見つかりやすい。
- 治療は**ペニシリン G** が第一選択薬。GAS の特定の病態に限り**クリンダマイシン**を併用することがある。

感染臓器

- 咽頭炎
- 皮膚・軟部組織：蜂窩織炎、丹毒、リンパ節炎、壊死性軟部組織感染症など
- 骨・関節：化膿性関節炎、化膿性脊椎炎・椎間板炎
- 血管内感染症：感染性心内膜炎、感染性動脈瘤など
- 菌血症
  ※ β溶血性連鎖球菌感染症によりショックかつ臓器障害（肝障害・腎障害など）に陥った場合は **5類感染症**の「**劇症型溶連菌感染症**」となり診断7日以内に届出が必要

標準治療薬

- ペニシリン G（静注）
- アンピシリン（静注）
- セフトリアキソン（静注）または セフォタキシム（静注）
- バンコマイシン（静注）
- クリンダマイシン（経口・静注）
- アモキシシリン（経口）

コメント

β溶血性連鎖球菌（β-haemolytic streptococci）はその名の通り**β溶血**＝完全溶血を示す連鎖球菌群です。血液寒天培地に接種すると溶血のため接種した部

分が透明に見えたり、血液培養から発育した場合は溶血によりボトル内の液体（菌液）がドス黒く変色するため気付かれることがあります。細菌検査室から「血液培養で連鎖球菌が陽性です」と連絡があった際に「溶血していますか？」と訊ねると、溶血しているかどうか教えてもらえるかもしれません。溶血していれば本グループの細菌の関与を疑うことができます。ただし、本来β溶血性を示さないはずの腸球菌が一部β溶血性を示すことがあり、最終的にはグラム染色像や菌種同定結果と併せて判断する必要があります。

β溶血性連鎖球菌のうち臨床的に重要なものは次の3種類です。

A群β溶血性連鎖球菌（Group A *Streptococcus*；GAS）

Streptococcus pyogenes

小児・成人における急性咽頭炎や皮膚軟部組織感染症の原因菌として有名です。より重症なものでは**壊死性軟部組織感染症（necrotizing soft tissue infection；NSTI）**のほか、本菌が産生する外毒素による**毒素性ショック症候群（toxic shock syndrome；TSS）**も非常に重要な病態です。軽症で済むか重症化するかは患者の免疫とGASの病原性因子との関係性で決まるとされていますが、その全容はまだ解明されていません。

GASはβ溶血性連鎖球菌の中でも特に病原性の高い菌種と考えられており、病状はしばしば激烈な経過をたどります。特にNSTIやTSSは時間の単位で病状が進行し、あっという間に致命的な状態に陥るため、早期の発見と治療開始が肝要です。前者は軟部組織の深いところで炎症が起こるため、皮膚に病変を視認できる頃にはかなり進行している可能性があります。個人的には「皮膚に所見がないからNSTIではない」ではなく、「皮膚に所見がなくても、強い疼痛などがあればNSTIを疑う」のが正しい姿勢だと確信しています。いずれにしても皮膚軟部組織感染症（疑いに留まる状態でもよい）＋ショックの病態を発見したら応援を呼び、急いで試験切開をするか、できなければCTを撮影し、血液培養2セットを取りつつ抗菌薬の投与を開始し、必要ならデブリドマンを検討しましょう。スピード感がきわめて重要な疾患です。

治療に用いる抗菌薬は**ペニシリンG**（腎機能やカリウムなどの事情で使いにくければ**アンピシリン**）、経口薬では**アモキシシリン**が第一選択薬です。2024年現在ペニシリン耐性のGASは世界でも報告がないため、耐性を気にする必要はありません。むしろ本菌を狙って処方されるマクロライド（クラリスロマイシン、アジスロマイシン）などのほうがよっぽど薬剤耐性の懸念が大きいです。

代替薬として**セフトリアキソン、セフォタキシム**や**バンコマイシン**が選択可能ですが、ペニシリンへの耐性が問題にならない以上、アレルギーなどの禁忌該当を除きこれらの薬剤を積極的に使用すべき理由はありません。

菌血症や NSTI、TSS に対してペニシリン G に**クリンダマイシン**を併用する場合があります。これは GAS が産生する外毒素や細菌を貪食から保護する M proteins の合成を阻害したり、NSTI のように大量の菌がいるところに大量のペニシリンを投与するとかえって治療効果が落ちること (inoculum effect といいます。覚えなくて良いです) を避ける目的で治療開始後の数日に限って使用します。クリンダマイシンの重要な使いどころですので記憶しておいてください。何らかの理由でクリンダマイシンが使用できない場合は、同じ目的でリネゾリドやテジゾリドを使うこともあります。

B 群 β 溶血性連鎖球菌（Group B *Streptococcus*；GBS）
Streptococcus agalactiae

C, G 群 β 溶血性連鎖球菌（Group C/G *Streptococcus*；GCS/GGS）
Streptococcus dysgalactiae subsp. *equisimilis*

この 2 菌種はいずれも高齢者や糖尿病、担癌など基礎疾患を背景に感染症を発症するケースが散見されます。GBS は新生児〜2 歳ごろまでに起こる細菌性髄膜炎の原因微生物としても重要ですね。**"おばあさんの B、おじいさんの G"** と覚えておくと良いと思います。

ちなみに Group B、Group C/G とはいうものの、それぞれ *Streptococcus agalactiae*、*Streptococcus dysgalactiae* subsp. *equisimilis* の単一菌種と考えられています。したがって、

GBS ＝ *Streptococcus agalactiae*
GCS, GGS ＝ *Streptococcus dysgalactiae* subsp. *equisimilis*

と理解していただいて問題ありません。ややこしいですね。

余談ですが *Streptococcus dysgalactiae* subsp. *equisimilis* は "**SDSE**" と略されます。本菌について同僚などと話をする際に「あぁ、あの SDSE ね…」とか言うと時短になり、かつ絶妙な哀愁が漂うことで "その道の人" 感も醸し出せます。

治療は、GAS同様**ペニシリンG**（ないし**アンピシリン**）、経口薬では**アモキシシリン**が基本になります。**セフトリアキソン**や**セフォタキシム**、**バンコマイシン**は代替薬の位置づけです。意外かもしれませんが、クリンダマイシンはGASのように毒素産生抑制などの目的で使用することはなく代替薬の扱いに留まります。

一般的な投与設計

髄膜炎

- ペニシリンG 2,400万単位/日を持続点滴静注 または 400万単位/回を4時間毎に点滴静注
- アンピシリン 2g/回を4時間毎に点滴静注
- セフトリアキソン 2g/回を12時間毎に点滴静注
- セフォタキシム 2g/回を4時間毎に点滴静注
- バンコマイシン 目標トラフ値15〜20μg/mLとして各回2時間かけ点滴静注

髄膜炎以外

- ペニシリンG 1,800万単位/日を持続点滴静注 または 300万単位/回を4時間毎に点滴静注
- アンピシリン 2g/回を6時間毎に点滴静注
- セフトリアキソン 2g/回を24時間毎に点滴静注
- セフォタキシム 1g/回を6時間毎に点滴静注
- バンコマイシン 目標トラフ値15〜20μg/mLとして各回2時間かけ点滴静注
- アモキシシリン 500mg/回 1日3回（朝昼夕食後）内服

※ GASによる菌血症など侵襲性感染症でクリンダマイシンを併用する場合は900mg/回を8時間毎に点滴静注
これより少ない量の投与はかえって毒素産生を助長するとの報告がある。
クリンダマイシンの投与は治療開始から48時間で終了する。

GAS咽頭炎

- アモキシシリン 500mg/回 1日2回（朝夕食後）内服・10日間
- クリンダマイシン 300mg/回 1日3回（朝昼夕食後）内服・10日間：ペニシリンでの治療が困難な場合

2.3 グラム陽性連鎖球菌

その他の連鎖球菌

重要事項

- **viridans streptococci（緑色連鎖球菌）** ＝ α溶血性連鎖球菌のグループ。
- 病原性は比較的低いが、その分免疫不全者における難治性感染症で問題になることがある。
- *Streptococcus gallolyticus* subsp. *gallolyticus* により大腸癌の存在に気付くことがある。

感染臓器

- 咽頭炎
- 皮膚・軟部組織：蜂窩織炎、丹毒、リンパ節炎、壊死性軟部組織感染症など
- 深部膿瘍：皮下、腹腔内、筋内など
- 骨・関節：化膿性関節炎、化膿性脊椎炎・椎間板炎
- 血管内感染症：感染性心内膜炎、感染性動脈瘤など
- 菌血症

標準治療薬

- ペニシリンG（静注）
- アンピシリン（静注）
- セフトリアキソン（静注）または セフォタキシム（静注）
- バンコマイシン（静注）
- アモキシシリン（経口）

コメント

　α溶血＝不完全溶血を示す連鎖球菌のグループは **viridans streptococci（緑色連鎖球菌）** と総称されます。病原性は概して低いと考えられていますが、連鎖球菌らしからずペニシリン低感受性であったり、免疫不全者において難治性を示したりと、しばしば厄介な感染症を起こします。

　ときに血液培養からもこのグループの連鎖球菌が陽性となる場合があります。β溶血性連鎖球菌の場合はたとえ1セットのみの陽性でも真の菌血症として治療介入しますが、α溶血性連鎖球菌が1セットのみの陽性の場合その70％程度がコンタミネーションだとする報告があります。個人的にはそこまで高い割合で

はないと考えていますが、真の菌血症として治療を開始するかどうか迷うならば抗菌薬投与を始める前に血液培養2セットを再検しておくとよいでしょう。

以下、臨床的に重要な菌種に絞って解説します。

Streptococcus anginosus group

Streptococcus anginosus、*S. intermedius*、*S. constellatus* の3菌種からなるグループです。このグループの連鎖球菌が何らかの検体から陽性となった場合は膿瘍の存在が示唆されます。血液培養から陽性となることがしばしば経験されますが、フォーカスとなる臓器が定まっていなければ、「どこかに膿瘍が存在するのではないか」と予測して体幹部の造影CTや脊椎のMRI撮影を検討しましょう。

このグループを治療対象に含める場合、治療期間を延長した方が良いという意見があります。エビデンスに基づく設定ではないので症例のステータスや施設の方針によりますが、個人的には教科書的な治療期間＋1週間の延長を提案することがあります（合併症のない菌血症なら2週間＋1週間、など）。

Streptococcus gallolyticus group

このグループはLancefield分類のD群α（またはγ）溶血性連鎖球菌に分類されます。その中で重要な菌種は *Streptococcus gallolyticus* subsp. *gallolyticus* です。この菌種の感染症は大腸癌、特に結腸癌と関連するという報告が複数あります。血液培養などで本菌が捕捉された場合は腫瘍の検索を検討しましょう。

なお *Streptococcus gallolyticus* には他の亜種が存在しますが、大腸癌と関連するのはsubsp. *gallolyticus* のみと考えられています。

一般的な投与設計

髄膜炎

- ペニシリンG 2,400万単位/日を持続点滴静注 または 400万単位/回を4時間毎に点滴静注
- アンピシリン 2g/回を4時間毎に点滴静注
- セフトリアキソン 2g/回を12時間毎に点滴静注
- セフォタキシム 2g/回を4時間毎に点滴静注
- バンコマイシン 目標トラフ値 15～20μg/mL として各回2時間かけ点滴静注

髄膜炎以外

- ペニシリン G 1,800万単位/日を持続点滴静注 または 300万単位/回を4時間毎に点滴静注
- アンピシリン 2g/回を6時間毎に点滴静注
- セフトリアキソン 2g/回を24時間毎に点滴静注
- セフォタキシム 1g/回を6時間毎に点滴静注
- バンコマイシン 目標トラフ値15〜20μg/mLとして各回2時間かけ点滴静注
- アモキシシリン 500mg/回 1日3回（朝昼夕食後）内服

2.3 グラム陽性連鎖球菌

腸球菌（*Enterococcus* 属）

重要事項

- どちらかというと無害だが、ひとたび感染症を起こすと頑丈ゆえ厄介。
- 市中感染症ではそうお目にかからない。血管内デバイス（カテーテル含む）はリスク。
- **セフェム系抗菌薬は無効**。治療選択肢が少ない。効果が期待できる薬剤に絞って記憶しておくべし。

感染臓器

- 血管内感染症：感染性心内膜炎、感染性動脈瘤など
- 骨・関節：化膿性関節炎、化膿性脊椎炎・椎間板炎
- 菌血症
- 胆道感染症
- 尿路感染症

標準治療薬

- **アンピシリン**（静注）
- **バンコマイシン**（静注）：テイコプラニン、ダプトマイシン、リネゾリドなど他の抗 MRSA 薬も感性であれば可
- セフトリアキソン（静注）：血管内感染症などの侵襲性腸球菌感染症に対してアンピシリンと併用
- ゲンタマイシン（静注）：血管内感染症などの侵襲性腸球菌感染症に対してアンピシリンと併用
- アモキシシリン（経口）

コメント

　かつては *Streptococcus* 属で Lancefield 分類の D 群連鎖球菌に分類されていましたが、1984 年に再分類が行われ ***Enterococcus* spp.（腸球菌属）** として独立しました。つまり *Enterococcus faecalis* は昔 "*Streptococcus faecalis*" という名称だったということですね（ビオフェルミン R 錠の添付文書に旧学名の "*Streptococcus faecalis*" を見出すことができます）。再分類は多くの場合、事をややこしくするのですが、*Enterococcus* 属に限っては治療の点で *Streptococcus* 属

と一線を画すため、再分類の成功例だと思います。

　腸球菌は非常に頑丈な細菌で、他の細菌にとって過酷な環境でも生育できます。しばしば院内感染症の原因になるのもこの特徴が寄与しているかもしれません。
　治療薬の選択でも大きな特徴があります。それは**腸球菌にはセフェム系抗菌薬が無効**である点です。特殊な例外（後述）はあるものの、セファゾリンもセフメタゾールもセフェピムも、どれも腸球菌には効きません。これは他の連鎖球菌との明らかな差異ですので覚えておきましょう。

　ですが、腸球菌の治療薬選択はある程度ルーティンで決定することができます。

---
①菌種によらずアンピシリン感性であれば**アンピシリン（アモキシシリン）**
②菌種によらずアンピシリン耐性・バンコマイシン感性であれば**バンコマイシン**
③菌種によらずアンピシリン耐性・バンコマイシン耐性であれば専門家に相談

　繰り返しますがこのルーティンは基本、菌種によりません。アレルギーの問題がなく、また抗菌薬の併用が必要なければ、この順番通りに治療薬を決定することが可能です。後ほど例題を載せておきますから、それを使って脳トレをしましょう。

　さて、とりあえず知っておくべき腸球菌は *Enterococcus faecalis* と *Enterococcus faecium* の2菌種です。

Enterococcus faecalis

　腸球菌の中で最もメジャーな菌種です。**ほぼ100%がアンピシリン感性**であり、治療薬で悩むことは多くないでしょう。
　市中感染症としては胆道感染症や尿路感染症を起こすことが知られていますが、病原性は比較的低いと考えられています。しかし、ときに感染性心内膜炎や感染性動脈瘤のような血管内感染症や化膿性脊椎炎など厄介な感染症を起こすことがあり、注意が必要です。
　特に血管内感染症をはじめとした侵襲性感染症の場合、意外な抗菌薬の組み合わせで治療を行うことがあります。先ほど「腸球菌にはセフェム系抗菌薬は無効」と言いましたが、この場合に限り**アンピシリンとセフトリアキソンを併用**します。「無効」と言いつつセフェム系を併用する違和感を禁じ得ませんが、従来用いられてきたアンピシリンとゲンタマイシンの併用よりも副作用（腎障害など）

2.3 グラム陽性連鎖球菌

87

のリスクが低く治療成績も非劣性であった*ことから地位が逆転しました。現在では多くの教科書でアンピシリンとゲンタマイシンの併用は、アンピシリンとセフトリアキソンの併用が何らかの事由で不可能だった場合の代替選択肢の扱いとなっています。

> * Danneels P, *et al.* Impact of *Enterococcus faecalis* endocarditis treatment on risk of relapse. *Clin Infect Dis.* 2023;76(2):281-90.

ちなみにゲンタマイシンを使用する場合は"**高度耐性**"の有無を確認する必要があります。薬剤感受性検査の表で、ゲンタマイシンの欄に"S"がついていれば問題ありませんが、"R"がついていた場合は細菌検査室に「高度耐性の有無の確認をお願いします」と伝えて検査してもらいましょう。

Enterococcus faecalis による感染性心内膜炎については **DENOVA score** という質の良いスコアリングシステムがあります。

基準		点数
Duration of symptoms ≧ 7 days	症状の持続期間が 7 日以上	1
Embolization	塞栓症状がある	1
Number of positive cultures ≧ 2	血液培養が 2 セット以上で陽性	1
Origin of infection unknown	感染源（フォーカスとなる臓器）が不明	1
Valve disease	既存の弁膜症がある	1
Auscultation of murmur	心雑音が聴取される	1

0〜2 点：低リスク。感染性心内膜炎の可能性は低い
3 点以上：高リスク。経食道心エコー検査が推奨される

DENOVA score は、原著論文では「侵襲性の高い検査である経食道心エコーを実施する必要のない患者群を割り出すツール」と結論づけられていますが、個人的には *Enterococcus faecalis* 菌血症の症例で感染性心内膜炎を疑い始めるためのツールとしても十分機能すると思います。*Enterococcus faecalis* の菌血症を見たら、とりあえず DENOVA score を付けて感染性心内膜炎の可能性を見積もる、くらいのことはしても罰は当たらないでしょう。

そもそも経食道心エコーは感染性心内膜炎の診断ツールとして名高い **Duke criteria** の中でも重要なポジションを占めていますから、実施するかどうかで悩むくらいならひと思いに実施した方が良いです。実際に経食道心エコーを担当する医師とコミュニケーションをとる際に「DENOVA score に照らしても経食道心エコーを実施すべき状況である」と言うことができますし、覚えておいて損はないと思います。

なお DENOVA score はあくまで *Enterococcus faecalis* の感染性心内膜炎の場合に限ったスコアリングシステムであり、他の *Enterococcus* spp. には今のところ適用できないことは申し添えておきます。

Enterococcus faecium

Enterococcus faecalis に次いで名前をよく聞く腸球菌の１つです。

Enterococcus faecalis と異なり<u>アンピシリンに耐性である可能性が高く</u>、全国平均で 70〜80% ほどが耐性です（2024 年現在）。アンピシリンに耐性の場合、第一選択薬は**バンコマイシン**となります。

また *Enterococcus faecalis* と異なり<u>感染性心内膜炎を起こす可能性はきわめて低い</u>と考えられています。前述の DENOVA score は有用なスコアリングシステムですが、微生物学的診断が *Enterococcus faecalis* の場合に限る点に改めて注意しましょう。

抗菌薬の選択

ここまで理解できたら、脳トレと洒落込みましょう。菌名と薬剤感受性を提示しますので、（侵襲性感染症でないという前提で）第一選択薬を選んでください。

Enterococcus faecalis	
アンピシリン	S
バンコマイシン	S

これはもうお分かりになるでしょう。**アンピシリン**を選択すれば OK です。では、

Enterococcus faecium	
アンピシリン	R
バンコマイシン	S

これもシンプルですね。*Enterococcus faecium* はアンピシリン耐性の株が多いため、バンコマイシンが第一選択薬になることが多いのでした。したがって**バンコマイシン**が正解です。次は少々難しいですよ。

Enterococcus casseliflavus	
アンピシリン	S
バンコマイシン	R

覚えておけといった菌種じゃないのが出てきてしまいましたが、ルーティン通りの考え方で構いません。アンピシリンが感性ですので、**アンピシリン**が第一選択薬になります。

　Enterococcus casseliflavus はグラム陽性菌にも関わらずバンコマイシンに対して自然耐性を示すという、ちょっと変わった菌種です。同様にバンコマイシンに自然耐性を示すものとして *Enterococcus gallinarum* というのもいますが、治療薬選択のルーティンは変わりません。次が最後の設問です。

Enterococcus faecium	
アンピシリン	S
バンコマイシン	S

　アンピシリン耐性の株が多いはずの *Enterococcus faecium* ですが、アンピシリン感性で結果が返ってきました。「何かの罠？　もしかしてバンコマイシンを選ばないといけないパターンか？」と勘繰ってしまうかもしれませんが、これもルーティン通り**アンピシリン**が治療薬として十分期待できます。アンピシリン感性の *Enterococcus faecium* も全国に2〜3割存在しますので、年に1, 2回はもしかすると遭遇するかもしれません。

一般的な投与設計

アンピシリン感性の場合

- アンピシリン 2g/回を6時間毎に点滴静注
- アモキシシリン 500mg/回 1日3回（朝昼夕食後）内服

血管内感染症など侵襲性感染症の場合
- アンピシリン 2g/回を4時間毎に点滴静注 ＋ セフトリアキソン 2g/回を12時間毎に点滴静注・最低6週間
- アンピシリン 2g/回を4時間毎に点滴静注 ＋ ゲンタマイシン 1mg/kgを8時間毎に点滴静注・最低6週間

アンピシリン耐性・バンコマイシン感性の場合

- バンコマイシン 目標トラフ値 10〜15μg/mL として各回2時間かけ点滴静注

血管内感染症など侵襲性感染症の場合
- バンコマイシン 目標トラフ値 10〜15μg/mL として各回2時間かけ点滴静注 ＋ ゲンタマイシン 1mg/kgを8時間毎に点滴静注・最低6週間

2.4 グラム陰性桿菌

グラム陰性桿菌

　グラム陰性桿菌は主に薬剤耐性機序にもとづいて次のようにグルーピングします。

- **PEK**：Extended-spectrum β-lactamases (ESBLs) を産生する可能性がある腸内細菌目細菌のグループ
- **PMSECK**：AmpC 型 β-ラクタマーゼ（AmpCBL）を過剰産生する可能性がある腸内細菌目細菌のグループ
- **PAS**：多彩な薬剤耐性を獲得し得るブドウ糖非発酵菌のグループ
- その他のグラム陰性桿菌（*Haemophilus influenzae*, *Salmonella* spp.）

　このうち、"PEK" と "PMSECK" は**腸内細菌目細菌**（Enterobacterales）のグループで、ヒトの腸内で片利共生しています。この「腸内細菌目細菌」という用語は、かつて頻用された「腸内細菌科細菌（Enterobacteriaceae）」とほとんど同義に使われますので、適宜読み替えてください。本書では「腸内細菌目細菌」に統一します。

　"PAS" は**ブドウ糖非発酵菌**のグループで、主に水回りなど環境中に存在しています。

　それぞれのグループに属する細菌はまさに大同小異であり、個々の細菌の特性を細かく記憶しておくよりも、グループで大きく捉えておいた方が臨床においては圧倒的に役に立ちます。具体的には**耐性機序を予測し、治療薬を限定する**上でこのグルーピングが大いに役立ちます。

　それでは各グループについて解説を始めましょう。

2.4 グラム陰性桿菌

PEK グループ

このグループに属する細菌は次の通りです。

- *Proteus mirabilis*（プロテウス・ミラビリス）
- *Escherichia coli*（大腸菌）
- *Klebsiella pneumoniae, Klebsiella oxytoca*

重要事項

- 尿路感染症、胆道感染症などでよく出会う腸内細菌目細菌のグループ。
- 最も狭域の β-ラクタム系抗菌薬が第一選択薬（アンピシリン、セファゾリンが筆頭）。
- **ESBLs** による薬剤耐性がしばしば問題となる。
- ESBLs 産生株では**セフメタゾール**または**メロペネム**が選択肢となる。

感染臓器

- 尿路感染症
- 胆道感染症（胆管炎、胆嚢炎）
- 深部膿瘍：腹腔内など
- 骨・関節（やや稀）：化膿性関節炎、化膿性脊椎炎・椎間板炎
- 菌血症
- 新生児や脳神経外科手術後の髄膜炎：特に *Escherichia coli* は有名

標準治療薬

- **アンピシリン（静注）、セファゾリン（静注）**、セフトリアキソン（静注）、アモキシシリン（経口）、セファレキシンなど感性の β-ラクタム系抗菌薬
- 限定的な状況においては ST 合剤（経口・静注）、レボフロキサシン（経口・静注）、ホスホマイシン（静注）など
- ESBLs 産生株に対しては**セフメタゾール（静注）、メロペネム（静注）**

> **コメント**

"PEK" グループに含まれる 4 菌種はいずれも腸内細菌目細菌で、市中・院内発症を問わず尿路感染症や胆道感染症の原因微生物として有名です。特に大腸菌は市中発症の尿路感染症の原因微生物として大きな部分を占めますので、遭遇することも多いでしょう。

グラム陰性桿菌は多彩な獲得耐性（後天的に獲得する薬剤耐性）を持ちうるため、グラム陽性菌ほど治療薬選択をパターン化できないところがあります。しかし、"PEK" グループに関しては多くの場合、選択可能な β-ラクタム系抗菌薬の中で最も狭域スペクトラムの薬剤が第一選択薬になる可能性が高いと言って良いと思います。

具体的には、感性であれば最も狭域な抗菌薬の 1 つであるアンピシリンも十分効果が期待できます。注意が必要なのは *Klebsiella pneumoniae* と *Klebsiella oxytoca*、すなわち "PEK" の "K" で、これらは染色体性にペニシリナーゼを産生するため、アンピシリンには自然耐性（先天的な薬剤耐性）です。したがって "K" に対する治療薬として最も狭域なのはセファゾリンということになります。"K" だけはちょっと異質ですので注意してください。

> **ESBLs 産生菌に対する薬剤選択**

"PEK" グループとして扱う意味は、この 4 菌種が持ち得る獲得耐性にあります。それがかの有名な ESBLs(extended-spectrum β-lactamases) です。ESBLs は β-ラクタマーゼの一種（一群）なのですが、より多くの種類の β-ラクタム系抗菌薬を分解することのできる酵素です。

ESBLs を産生する "PEK" はアンピシリンやセファゾリン、ひいてはセフトリアキソンやピペラシリン・タゾバクタムのような広域抗菌スペクトラムの抗菌薬をも無効化してしまいます。2024 年現在最も信頼できる抗菌薬はメロペネムのようなカルバペネム系抗菌薬です。ESBLs 産生菌の保菌が分かっている症例でバイタルサインが不安定な場合などでは、初期治療として（やむを得ず）メロペネムを選択することになります。

ただ近年ではカルバペネムの濫用によりカルバペネム耐性腸内細菌目細菌 (carbapenem-resistant Enterobacterales；CRE) の台頭を許した経緯がありますし、カルバペネムを最終兵器としてとっておきたい事情もあるため、可能な限りカルバペネムは温存したいところです。

そのための選択肢としてセフメタゾールがあります。セフメタゾールは本邦においてメジャーなタイプの ESBLs (CTX-M type) による分解を受けにくいこ

とが知られており、治療成績も着実に蓄積されてきています。まだ不完全なデータではあるものの、臨床的に安定した症例においては<u>カルバペネムからセフメタゾールへの de-escalation</u> を検討しても良いかもしれません。

　ちなみにセファゾリン、セフトリアキソンなどのセファロスポリン系にはカルバペネムの代替薬としてのポジションはないわけですから、セフメタゾール（セファマイシン系）はかなり特殊なポジションの薬剤だと言えます。詳しくは第3章でお話ししますが、セフメタゾール（セファマイシン系）はセファロスポリン系とは切り離して考えるのが合理的です。

ESBLs 産生株かどうかを判別する方法

　薬剤感受性検査結果で下記の3つを満たせば ESBLs 産生株であるとおおまかに判別することができます。

① 第3世代セファロスポリン（セフトリアキソン、セフォタキシム）が "R"
② カルバペネム（メロペネム、イミペネム）が "S"
③ セフメタゾールが "S"

　近年では広く認知されてきたこともあり、細菌検査室から「ESBL が検出されました」と報告を受けることも少なくありませんが、念のため知っておきましょう。

一般的な投与設計

　薬剤感受性検査結果を確認し、臓器診断と併せて選択します。

- アンピシリン 2g/回を6時間毎に点滴静注
- セファゾリン 2g/回を8時間毎に点滴静注

ESBLs 産生株の場合
- セフメタゾール 1g/回を6時間毎に点滴静注
- メロペネム 0.5g/回を6時間毎に点滴静注

2.4 グラム陰性桿菌

PMSECK グループ

このグループに属する細菌は次の通りです。

- *P*rovidencia rettgeri
- *M*organella morganii
- *S*erratia marcescens
- *E*nterobacter cloacae
- *C*itrobacter freundii
- *K*lebsiella aerogenes

重要事項

- 院内発症の尿路感染症などでよく出会う腸内細菌目細菌のグループ。
- AmpC 型 β-ラクタマーゼ（AmpCBL）を産生し、アンピシリンやセファゾリンに自然耐性。
- 抗菌薬の曝露により AmpCBL の過剰産生が起こり、多剤耐性化する。
- AmpCBL 過剰産生の有無に関わらず、第一選択薬は**セフェピム**と考えて良い。

感染臓器

- 尿路感染症
- 胆道感染症（胆管炎、胆嚢炎）
- 深部膿瘍：腹腔内膿瘍など
- 骨・関節（やや稀）：化膿性関節炎、化膿性脊椎炎・椎間板炎
- 菌血症

標準治療薬

- **セフェピム（静注）**
- メロペネム（静注）：セフェピムが使えない場合の代替薬的位置付け
- セフトリアキソン（静注）："PMSECK" のうち "PMS" には使用可能（後述）
- 限定的な状況においては ST 合剤（経口・静注）、レボフロキサシン（経口・静注）、ホスホマイシン（静注）など

> **コメント**

　"PMSECK" グループに含まれる6菌種はいずれも院内発症の感染症で問題になる細菌であり、市中感染症が主戦場であった "PEK" グループと異なります。

　ところで、"PMSECK" の "K"、*Klebsiella aerogenes* はかつて *Enterobacter aerogenes* と呼ばれていました。今でもその名残で検査結果に *Enterobacter aerogenes* と記載されていることがありますので注意してください。同じ菌種です。

　また、"PEK" の "K" も *Klebsiella* であるため、混同しやすいです。"PEK" に入る *Klebsiella* は何でしたっけ？

　――*Klebsiella pneumoniae* と *Klebsiella oxytoca*、でしたね。"PMSECK" の "K" は *Klebsiella aerogenes* ですから、どうぞお間違いのないように。別の菌種です。

　このグループの細菌は、生まれながらにして AmpC 型 β-ラクタマーゼ（AmpCBL）を産生するため、アンピシリンやセファゾリンには自然耐性です。それだけならまだ良かったのですが、獲得耐性としてセフトリアキソンなどの β-ラクタム系抗菌薬の曝露により AmpCBL を過剰に産生するようになります。この現象を脱抑制といい、一部を除く β-ラクタム系抗菌薬に対して広く耐性となります。

　この獲得耐性から免れる抗菌薬の筆頭がセフェピムです。AmpCBL 過剰産生となった "PMSECK" に対しては、基本的にセフェピムが第一選択薬となるという事実は確実に覚えておきましょう。ただし、別の機序によってセフェピムが耐性化しているケースもしばしば経験されるため、薬剤感受性検査結果はもれなく確認してください。

　メロペネムなどのカルバペネム系抗菌薬も選択可能ですが、抗菌薬適正使用の観点からはあくまで代替薬的位置付けです。セフェピムが使用できる状況においては de-escalation を検討すると良いでしょう。

　少し細かい話になりますが、"PMSECK" の中でも AmpCBL の過剰産生が起こりにくいグループと起こりやすいグループに分かれます。

AmpCBL 過剰産生が起こりにくい（＜5%）	"PMS"	*Providencia rettgeri* *Morganella morganii* *Serratia marcescens*
AmpCBL 過剰産生が起こりやすい（20%）	"ECK"	*Enterobacter cloacae* *Citrobacter freundii* *Klebsiella aerogenes*

つまり "PMSECK" の前3菌種と後ろ3菌種で分かれます。Expression（発現）の "E" がある方、すなわち "ECK" が AmpCBL の過剰産生が起こりやすいとでもこじつけて覚えておくと良いかもしれません。

この "ECK" に対しては、AmpCBL の過剰産生の如何に関わらず、第一選択薬は**セフェピム**とするべきです。前述の通り、このグループはβ-ラクタム系抗菌薬の曝露により脱抑制が起こり、20%ほどが AmpCBL を過剰に産生するようになります。ここで薬剤感受性検査結果通りにセフトリアキソンなど AmpCBL 過剰産生で不活化される抗菌薬を使ってしまうと、標的治療開始時点で20%程度の治療失敗リスクを抱えることになるため、回避するのが賢明でしょう。きわめて広域スペクトラムのセフェピムを使うことにためらいがあるかもしれませんが、どんな場合も抗菌薬選択の原則は、①最大の効果、②最小の副作用、③最小の耐性菌誘導、の順番なのです（p.48 参照）。

AmpCBL の過剰産生が起こりにくい3菌種（"**PMS**"）に関しては、感性であれば、あえてセフェピムでなく**セフトリアキソン**や**セフォタキシム**でも治療可能です。ただ覚える事項が増えますし、これらをセフェピムで治療したからと言って後ろ指を差されるようなことはないと思いますので、エラーが生じるくらいならいっそ "**PMSECK は一律でセフェピム**"、と記憶していただいても良いと個人的には考えています。

一般的な投与設計

薬剤感受性検査結果を確認し、臓器診断と併せて選択します。

- セフェピム 1g/回を8時間毎に点滴静注
- メロペネム 0.5g/回を6時間毎に点滴静注

このグループのうち "PMS" に限り

- セフトリアキソン 2g/回を24時間毎に点滴静注

2.4 グラム陰性桿菌
PASグループ

このグループに属する細菌は次の通りです。

- *Pseudomonas aeruginosa*
- *Acinetobacter baumannii*
- *Stenotrophomonas maltophilia*

重要事項

- 院内発症の感染症でしばしば問題になる**ブドウ糖非発酵菌**のグループ。
- 同じブドウ糖非発酵菌ながら、選択すべき治療薬は菌種により異なる。
- 薬剤耐性はパターン化しがたく、ときに治療に難渋する。
- 緑膿菌に抗菌活性のある抗菌薬は可能な限り使用を控えること！　巡り巡って自分の首が締まる。

感染臓器

- 菌血症：カテーテル関連血流感染症を含む
- 血管内感染症：感染性動脈瘤、感染性心内膜炎
- 尿路感染症
- 肺炎：特に *Stenotrophomonas maltophilia* の出血性肺炎は重症化することで有名
- 中枢神経：特に脳神経外科手術後の髄膜炎

標準治療薬

Pseudomonas aeruginosa

- 標的治療薬：**セフタジジム**、ピペラシリンなど
- 初期治療薬：セフェピム、ピペラシリン・タゾバクタム、メロペネムなど

※多様な薬剤耐性を獲得し得るため治療薬は上記の限りではない。迷ったら早めに専門家へ相談すること！

Acinetobacter baumannii

- 標的治療薬：**アンピシリン・スルバクタム**（スルバクタムが抗菌活性を示す）、セフェピム、メロペネムなど
- 初期治療薬：メロペネム、セフェピムなど

※特殊な薬剤選択を要する場合がある。迷ったら早めに専門家へ相談すること！

Stenotrophomonas maltophilia

- ST合剤、レボフロキサシン、ミノサイクリンから2剤を選択し併用

コメント

"PEK"と"PMSECK"は腸内細菌目細菌のグループでしたが、"**PAS**"はブドウ糖非発酵菌のグループです。ブドウ糖非発酵菌はいわゆる「**弱毒菌**」であり、広域抗菌薬の使用によって台頭してきたり、免疫不全のある患者に忍び寄ってきたりする厄介な連中です。薬剤耐性機序もきわめて複雑であり、パターン認識で治療薬を選ぶのは困難です。そのため"PEK"や"PMSECK"とは異なるアプローチを強いられます。

同じブドウ糖非発酵菌ながら、"PAS"の3菌種はそれぞれ個別の思考回路が必要です。あらかじめ断っておきますが、すべてを暗記する必要はありません。慣れないうちは成書を参照したり、専門家に聞いたりしながら、治療を組み立てるとよいでしょう。以下に、3菌種のそれぞれについて要点をまとめておきます。

Pseudomonas aeruginosa

言わずと知れた**緑膿菌**です。名前だけは耳にしたことがあるでしょう。

とにかく器用な細菌で、非常に複雑で推測の難しい薬剤耐性を獲得することが知られており、耐性機序がある程度パターン化できた"PEK"や"PMSECK"とは一線を画します。なかには"PEK"のようにESBLsを産生する緑膿菌がいたり、"PMSECK"のようにAmpCBLの過剰産生をする緑膿菌がいたりもしますが、当然それ以外の獲得耐性も起こり得ます。それでいて概ね全身どこの臓器にも感染症を成立させます。まさに**ラスボス**的な細菌です。

しかも、そもそも緑膿菌に活性を持つ抗菌薬は少ない現状があります。実際に使用する可能性がある薬剤を次ページの表にまとめました。

緑膿菌に抗菌活性を持つ薬剤

[ペニシリン系]
　ピペラシリン
　ピペラシリン・タゾバクタム

[セファロスポリン系]
　セフタジジム
　セフタジジム・アビバクタム *
　セフェピム
　セフトロザン・タゾバクタム *
　セフィデロコル *

[モノバクタム系]
　アズトレオナム

[カルバペネム系]
　イミペネム・シラスタチン
　イミペネム・シラスタチン・レレバクタム *
　メロペネム
　ドリペネム *

[アミノグリコシド系]
　トブラマイシン
　アミカシン

[フルオロキノロン系]
　レボフロキサシン
　シプロフロキサシン *

* 本書では扱いません

　列挙するとなんとなく多いように見えますが、大腸菌やクレブシエラに比べるとグッと少ないです。そして勘のいい方はお気づきかもしれませんが、軒並み「広域抗菌薬」に括られるような薬剤ばかりです。緑膿菌感染症を治療しようと思って持ち出す抗菌薬は、悪さをしていない他の微生物もまとめて駆逐してしまう（collateral damage が大きい）ことを認識しておかなければなりません。
　また、緑膿菌自身もこれらの広域抗菌薬に曝露されるとそれが刺激となり、生存のため新たに耐性を獲得しようとします。つまり、抗緑膿菌用抗菌薬の投与は緑膿菌の耐性化を誘導、あるいは耐性化した緑膿菌を選択する（選択圧をかける）可能性があるということです。緑膿菌が原因微生物として想定し難い場合は、抗緑膿菌用抗菌薬を使用するのは厳に慎み、可能な限り早期に de-escalation あるいは投与終了を試みましょう。

　治療薬については 98 ページに記した初期治療薬、標的治療薬を記憶しておけば OK です。標的治療薬のうちピペラシリンは施設で採用がないケースも散見されますので、その場合にはセフタジジムを使用すると良いです。くれぐれも原因微生物が分かった後もピペラシリン・タゾバクタムやセフェピム、はてはカルバペネムのような広域抗菌薬をダラダラと使い続けないように注意してください。その先に待ち受けるのは高度に耐性化した緑膿菌による感染症です。
　治療に悩んだら、こじれる前に専門家に相談するのが吉です。専門家の中にはこじれた後に相談されるとムッとする人がいるかもしれませんが、こじれる前の相談で機嫌を損ねる人はいません。安心してご相談ください。

Acinetobacter baumannii

Acinetobacter baumannii、通称「**アシネト**」です。本菌も緑膿菌と同様に医療関連感染症および免疫不全者における日和見感染症の原因微生物となります。人工呼吸器関連肺炎やCRBSIのようなデバイスに関連した感染症が時々経験されます。

緑膿菌と同様に多彩な薬剤耐性を獲得する可能性がありますが、治療上の大きな違いは**アンピシリン・スルバクタム**が第一選択薬の選択肢として食い込んでくることでしょう。それもアンピシリンではなく<u>スルバクタムが抗菌効果を示す</u>ところが変則的です。ちなみに同じβ-ラクタマーゼ阻害薬のタゾバクタムも抗菌効果を示すことがあります。

感性であれば治療の第一選択薬は**アンピシリン・スルバクタム**です。アンピシリン・スルバクタムが耐性の場合は**セフェピム**や**メロペネム**を選択することになります。多剤耐性の場合は無理せず早めに専門家へ相談するようにしましょう。

Stenotrophomonas maltophilia

舌でも噛みそうな名前ですね。ステノトロフォモナス・マルトフィリア、通称「**ステノ**」です。ICUや移植病棟などでしばしば遭遇します。

感染臓器として肺炎と血流感染症が有名です。特に肺炎は出血性肺炎を呈し、しばしば致死的で、血流感染よりも予後が悪いと考えられています。

特記すべきは本菌が染色体性にカルバペネマーゼ（カルバペネムを分解する酵素）を産生するため、<u>カルバペネム系抗菌薬に対し自然耐性を示す</u>点です。万能感バリバリのカルバペネムですが、こと「ステノ」の前には無力です。

では第一選択薬は何かと言うと、これまた変則的でして、**ST合剤**、**ミノサイクリン**、**レボフロキサシン**の3剤の中から感性の2剤を選び併用します。伝統的にはST合剤を第一選択薬として使用してきた過去があり、これをコアにしてミノサイクリンまたはレボフロキサシンを併用する、と考えるのがよいかもしれません。

ちなみに2024年7月に更新された米国感染症学会の薬剤耐性グラム陰性桿菌感染症治療のガイダンス*では、新規β-ラクタム系抗菌薬である**セフィデロコル**が治療選択肢に入ってきました。最適治療が定まるまでの過渡期はまだ続きそうです。

* https://www.idsociety.org/practice-guideline/amr-guidance/#NotableUpdatesfromthe2023IDSAAMRGuidanceDocument

> **一般的な投与設計**

薬剤感受性検査結果を確認し、臓器診断と併せて選択します。

Pseudomonas aeruginosa

標的治療
- ピペラシリン 4g/回を 6 時間毎に点滴静注
- セフタジジム 1g/回を 6 時間毎に点滴静注

初期治療（例）
- セフェピム 1g/回を 8 時間毎に点滴静注
- ピペラシリン・タゾバクタム 4.5g/回を 6 時間毎に点滴静注
- メロペネム 0.5g/回を 6 時間毎に点滴静注

その他（参考）
- アズトレオナム 1g/回を 6 時間毎に点滴静注
- シプロフロキサシン 400mg/回を 8 時間毎に点滴静注
- レボフロキサシン[†] 750mg/回を 24 時間毎に投与（経口・静注とも）
- トブラマイシン 5〜7mg/kg/回を 24 時間毎に点滴静注
- アミカシン 15〜20mg/kg/回を 24 時間毎に点滴静注

※アミノグリコシド（トブラマイシン、アミカシン）は TDM が必要。病棟薬剤師と相談し適切な投与設計を心がけること。

Acinetobacter baumannii

- アンピシリン・スルバクタム 3g/回を各回 3 時間の点滴時間で 6 時間毎に点滴静注
- セフェピム 1g/回を 8 時間毎に点滴静注
- メロペネム 0.5g/回を 6 時間毎に点滴静注

Stenotrophomonas maltophilia

- ST 合剤（トリメトプリム換算で）6mg/kg/回を 1 日 2 回
  体重 40kg の場合 240mg/回 ＝ 3 錠/回または点滴静注用 3 アンプル
  体重 50〜60kg の場合 320mg/回 ＝ 4 錠/回または点滴静注用 4 アンプル
  体重 70kg の場合 400mg/回 ＝ 5 錠/回または点滴静注用 5 アンプル
- ミノサイクリン 200mg/回を 12 時間毎に点滴静注
- レボフロキサシン[†] 750mg/回を 24 時間毎に投与（経口・静注とも）

[†] 添付文書の範囲を逸脱することに注意

2.4 グラム陰性桿菌

Haemophilus influenzae

グラム陰性桿菌のうち"PEK"、"PMSECK"、"PAS"のいずれのグループにも属さないけれど臨床において重要なものを2菌種だけご紹介します。Haemophilus influenzae と Salmonella 属です。

Haemophilus influenzae はグラム陰性桿菌に分類されますが桿菌にしては短く、しばしば「球桿菌」と称されます。

成人では市中肺炎や副鼻腔炎、小児では中耳炎や髄膜炎の原因菌となります。近年ではワクチンの普及により激減しましたが、かつては Haemophilus influenzae type b (Hib) による侵襲性感染症が有名でした。液性免疫不全との関係が深く、脾摘後重症感染症（OPSI）の原因の1つであることは第1章でお話ししましたね。

Hib ワクチンが定期接種化されてから久しく、Hib による重症・侵襲性感染症はほとんど見かけなくなりました。私も脾摘後の OPSI 予防において、肺炎球菌と髄膜炎菌のワクチンは接種を勧めていますが、Hib ワクチンについてはメリットとデメリットを説明し、希望される方のみ接種する方針にしています。

本菌は獲得耐性により、薬剤感受性に複数の表現型を生じます。

- β-lactamase negative ampicillin susceptible；BLNAS
  （β-ラクタマーゼ非産生アンピシリン感性）
- β-lactamase negative ampicillin resistant；**BLNAR**
  （β-ラクタマーゼ非産生アンピシリン耐性）
- β-lactamase producing ampicillin resistant；BLPAR
  （β-ラクタマーゼ産生アンピシリン耐性）
- β-lactamase producing amoxicillin/clavulanate resistant；BLPACR
  （β-ラクタマーゼ産生アモキシシリン・クラブラン酸耐性）

いやはや、字面だけみるとややこしいですね。

この中で最もよく遭遇するであろうのが、言わずと知れた **BLNAR** です。本邦で分離される Haemophilus influenzae のうちおよそ30%前後が BLNAR とされています。

Haemophilus influenzae の薬剤耐性のパターンは、表にするとわかりやすいです。

	耐性機序	
	β-ラクタマーゼの産生	ペニシリン結合蛋白の変異
BLNAS	(−)	(−)
BLNAR	(−)	(+)
BLPAR	(+)	(−)
BLPACR	(+)	(+)

このように整理すると至ってシンプルですね。2種類の耐性機序の獲得パターンで名前が4種類に分かれているだけです。*Haemophilus influenzae* も器用なのですが "PEK"、"PMSECK"、"PAS" ほどではなく、この2種類以外の耐性機序は今のところ報告されていません。

> ① β-ラクタマーゼの産生（特に**ペニシリナーゼ**の産生）➡ アンピシリンやアモキシシリンだけを分解する
> ② ペニシリン結合蛋白の変異（**PBP3**単独の変異）➡ アンピシリンやアモキシシリンだけに耐性

したがって対策としては、

> ① β-ラクタマーゼを産生している ➡ クラブラン酸やスルバクタムなどの**β-ラクタマーゼ阻害薬**の合剤を使用すれば良い
> ② ペニシリン結合蛋白が変異している ➡ セフトリアキソンやセフォタキシムなどの**他のβ-ラクタム系抗菌薬**を使用すれば良い

と考えれば良いため、上の表は次のように更新することができます。

	耐性機序		治療薬		
	β-ラクタマーゼの産生	ペニシリン結合蛋白の変異	アンピシリン アモキシシリン	アンピシリン・スルバクタム アモキシシリン・クラブラン酸	セフトリアキソン セフォタキシム
BLNAS	(−)	(−)	○	○	○
BLNAR	(−)	(+)	×	×	○
BLPAR	(+)	(−)	×	○	○
BLPACR	(+)	(+)	×	×	○

結論だけに絞ると、こういうことですね。

	第一選択薬
BLNAS	アンピシリン アモキシシリン
BLNAR	セフトリアキソン セフォタキシム
BLPAR	アンピシリン・スルバクタム アモキシシリン・クラブラン酸
BLPACR	セフトリアキソン セフォタキシム

　最初からこの表を出せよ！とクレームが入りそうですが、思考プロセスを記憶しておけばしくじりが減ります。まるまる記憶しておく必要はありませんから、目の前に *Haemophilus influenzae* が現れて治療方針に悩んだら、本書に戻ってきて適切に耐性機序を予測し、最良の治療薬を選び出せるように心の準備をしておきましょう。

一般的な投与設計

- セフトリアキソン 2g/回を 24 時間毎に点滴静注
- セフォタキシム 1g/回を 6 時間毎に点滴静注（髄膜炎の場合は 2g/回を 4 時間毎に点滴静注）
- アンピシリン 2g/回を 6 時間毎に点滴静注（髄膜炎の場合は 2g/回を 4 時間毎に点滴静注）
- アンピシリン・スルバクタム 3g/回を 6 時間毎に点滴静注
- アモキシシリン 500mg/回　1 日 3 回（各食後）内服
- アモキシシリン・クラブラン酸 500/125mg/回　1 日 3 回（各食後）内服

2.4 グラム陰性桿菌

Salmonella 属

　グラム陰性桿菌のうち "PEK"、"PMSECK"、"PAS" のいずれのグループにも属さないけれど、遭遇頻度がそれなりに高く臨床的に重要な細菌として *Haemophilus influenzae* ともう１つ、**Salmonella 属**があります。鶏卵や鶏肉、カメなどの爬虫類との接触で主に経口感染する、というのは国家試験レベルの知識としてすでにご存じですね。

　Salmonella 属の中には通称「**腸チフス**」「**パラチフス**」と呼ばれる疾患の原因菌が存在します。それぞれ

> - *Salmonella enterica* subsp. *enterica* serovar Typhi
> - *Salmonella enterica* subsp. *enterica* serovar Paratyphi A

が原因となります。この長い名前は、

- *Salmonella* 属のうち
- *enterica* という種の
- *enterica* という亜種（subsp.）で
- Typhi または Paratyphi A という血清型（serovar）である

ことを意味します。

　それぞれの**血清型**は別々の **O 抗原**や **H 抗原**を持ちます。そのため *Salmonella* 属の分類はなんと 2,500 種類以上に細分化されているらしいですが、もちろん大枠を理解しておくだけで良いです。実際私もこれ以上のことを知りませんし、臨床において知らなくて困ったことはありません。

　ちなみに "serovar Typhi" という血清型を示す部分は、分類学上の標準的な命名法である「二名法」で規定されないためイタリックで記載しません。その上で *Salmonella* Typhi とか *S.* Typhi と略記されることもあります。

　これらは感染症法で **3 類感染症**に指定されているため、便培養や血液培養から検出されるなどで診断が確定した場合は診断後直ちに届出が必要です。

　ちなみに serovar Typhi と serovar Paratyphi A はそれぞれ抗原 O9 群、O2 群に属します。多くの場合、血清型が確定する前にこの**抗原群**が判明しますので、O9、O2 群の *Salmonella* が検出された場合は検査結果を注視しておく必要

があります。ただし、O9 群というだけあって複数の *Salmonella* 属が同じ O9 抗原を持ちますので、O9 群だったからといって必ずしも serovar Typhi か、というとそうではありません。早合点してチフスと届出てしまったりしないように気をつけましょう。

症状について注意すべきは、「腸チフス」という名前が浸透しているため、あたかも腸炎がないといけないような印象を受けますが、消化管症状は別になくてよいのです。メインの症状は頭痛や発熱、全身倦怠感と臓器特異的でない場合があります。下痢や嘔吐、腹痛がないからといって本菌の関与は否定できない、ということは覚えておきましょう。

またしばしば菌血症が経験され、それを背景に化膿性関節炎・脊椎炎や感染性動脈瘤に進展することがあるため、血液培養が非常に重要です。私見ですが、市中発症の下痢症こそいい加減な抗菌薬を処方して誤魔化すのではなく、ちゃんと血液培養を提出すべきだと思っています。

Salmonella 属は細胞内寄生菌＝ "LLMNS" の "S" でしたね (p.15 参照)。そのためか伝統的にフルオロキノロン系抗菌薬、すなわちレボフロキサシンやシプロフロキサシンが第一選択薬として好まれます。しかし必ずしもこれらを使用する必要はなく、感性であればセフトリアキソン、アンピシリンのような β-ラクタム系抗菌薬も使用可能です。昨今はフルオロキノロン系抗菌薬への耐性株が増加していることもあり、特に本菌が想定される場合の初期治療にはセフトリアキソンを個人的には勧めます。

Salmonella 属の薬剤感受性検査結果の判読には注意が必要です。伝統的な第一選択薬であるフルオロキノロン系抗菌薬の判定基準が、同じグラム陰性桿菌である大腸菌やクレブシエラなどの腸内細菌目細菌と *Salmonella* 属とで異なるためです。具体的には次のとおりです。

グラム陰性桿菌に対するフルオロキノロン系抗菌薬のブレイクポイント

薬剤	細菌	MIC (µg/mL) S	I	R
シプロフロキサシン	腸内細菌目細菌	≤ 0.25	0.5	≥ 1
	サルモネラ属	≤ 0.06	0.12〜0.5	≥ 1
レボフロキサシン	腸内細菌目細菌	≤ 0.5	1	≥ 2
	サルモネラ属	≤ 0.12	0.25〜1	≥ 2

CLSI M100 Ed34: 2024 をもとに筆者作成

端的に言うと、*Salmonella* 属におけるフルオロキノロンの判定基準は大腸菌などの腸内細菌目細菌より4倍厳しい、ということです。それなりに多くの施設や検査機関がサルモネラに対しても腸内細菌目細菌用の判定基準を使用していると思われるため、フルオロキノロン系抗菌薬の欄に"S"の文字が見えてもMICの数値に目をやらなければ額面通り"S"と解釈して良いかどうか分からないのです。このあたりは肺炎球菌の時と少し似ていますね (p.77 参照)。具体的な数値を知っている必要はありませんが、こういうルールがあることは覚えておくと、いざという時に役に立つでしょう。

一般的な投与設計

- セフトリアキソン 1g/回を24時間毎に点滴静注
  （血管内感染症など侵襲性感染症では 2g/回を24時間毎に点滴静注）
- アンピシリン 2g/回を6時間毎に点滴静注
  （血管内感染症など侵襲性感染症では 2g/回を4時間毎に点滴静注）
- レボフロキサシン 750mg/回を24時間毎に点滴静注[†]

　† 添付文書では500mg/日までしか投与できないため、減量して治療することも許容せざるを得ない

2.5 グラム陽性桿菌

グラム陽性桿菌

　ここまで**グラム陽性球菌**（ブドウ球菌、連鎖球菌）と**グラム陰性桿菌**について学んできました。これらは日常診療でしばしばお目にかかるメジャーなグループであり、まずはこの2つをしっかり押さえておけば及第点です。

　残りの**グラム陽性桿菌**と**グラム陰性球菌**は、平素の診療においてはマイナーなグループですので、少しリラックスして読み進めていただければと思います。

　さて、グラム陽性桿菌で重要なものは次の通りです。

- 血液培養でコンタミを疑う "**CCCB**" グループのうち "**CCB**"
- *Listeria monocytogenes*
- *Clostridioides difficile*

　これらについて、簡単にまとめていきましょう。

2.5 グラム陽性桿菌

血液培養でコンタミを疑う CCCBグループのうち "CCB"

このグループに属する細菌は次のとおりです。

- *Cutibacterium acnes*
  （アクネ菌として知られる。*Propionibacterium acnes* から改名）
- *Corynebacterium* spp.
- *Bacillus cereus*（セレウス菌）

重要事項

- CNS（コアグラーゼ陰性ブドウ球菌；例えば表皮ブドウ球菌など）と合わせて "CCCB" と覚えておくほうが便利。
- "CCCB" が血液培養複数セットから1セットのみ陽性となった場合はコンタミネーションを疑う。
- アミノ酸を含む輸液投与中に血液培養から *Bacillus cereus* が発育したら注意！ カテーテル関連血流感染症の可能性がある。

感染臓器

- 菌血症：主にカテーテル関連血流感染症
- 骨・関節：整形外科術後など
- 血管内感染症：感染性動脈瘤、感染性心内膜炎（比較的稀）
- 中枢神経：脳神経外科手術後の髄膜炎など
- 消化管：*Bacillus cereus* による毒素性腸炎

標準治療薬

- バンコマイシン（静注）
- クリンダマイシン（静注）
- メロペネム（静注）など

> **コメント**

Cutibacterium acnes、*Corynebacterium* spp.、*Bacillus cereus* は「グラム陽性桿菌の中の 3 菌種」としてよりも、グラム陽性ブドウ球菌である CNS (p.71 参照) と合わせて "CCCB" として記憶しておくと便利です。

"CCCB" は、血液培養複数セットのうち 1 セットのみ陽性となった場合にコンタミネーションを疑うグループでしたね (p.42 参照)。これらの細菌はヒトに対して病原性を示さないわけではないのですが、コンタミネーションとして出会うことの方が圧倒的に多いからです。

その中であえて特別扱いするとすれば、*Bacillus cereus* (セレウス菌) によるカテーテル関連血流感染症 (CRBSI) が重要でしょう。アミノ酸を含有する輸液 (ビーフリード®、エルネオパ® など) の投与下で血液培養から本菌が発育した場合は、たとえ 1 セットであったとしても CRBSI の可能性は否定できません。血液培養を再検するなり、初期治療を開始するなりのアクションが必要になります。

ちなみに *Bacillus cereus* は血液培養ボトル内や血液寒天培地を溶血させる (β 溶血性を示す) ことがあり、培地の性状とグラム染色像の合わせ技で微生物学的診断に迫れることがあります。日頃から細菌検査室のスタッフとコミュニケーションを取っておきましょう。

> **一般的な投与設計**

> *Bacillus cereus*

- バンコマイシン　目標トラフ値 10〜15μg/mL として各回 2 時間かけ点滴静注
- クリンダマイシン 600mg/回を 8 時間毎に点滴静注
- メロペネム 0.5g/回を 6 時間毎に点滴静注

> **それ以外**

- バンコマイシン　目標トラフ値 10〜15μg/mL として各回 2 時間かけ点滴静注　など感性の抗菌薬

2.5 グラム陽性桿菌

Listeria monocytogenes

> **重要事項**
>
> - 細胞性免疫不全者で起こる髄膜炎に要注意！
> - アンピシリンが第一選択薬。バンコマイシンは一見効きそうだが使用しない。

感染臓器

- 中枢神経：細胞性免疫不全者、高齢者、乳児・新生児の髄膜炎
- 消化管：ナチュラルチーズや食肉が原因で起こる食中毒
- 菌血症

標準治療薬

- アンピシリン
- ST 合剤
- ゲンタマイシン

コメント

　Listeria monocytogenes は免疫健常者や妊婦における食中毒が有名ですが、臨床において特に用心すべきなのが髄膜炎です。1 歳未満の赤ん坊と 50 歳以上の大人、および細胞性免疫不全のある患者がリステリア髄膜炎のリスク因子として認識されています。

　髄膜炎の急性期において重要なのは、リスク因子のある患者をきちんと認識して適切に初期治療を開始することです。その際の第一選択薬はアンピシリンです。これを大量に投与します（後述）。患者が妊婦ではなく既知の腎機能障害や腎機能障害を誘発する他の薬剤の併用がなければ、アンピシリンにゲンタマイシンを併用するのが伝統的なレジメンです。

　ゲンタマイシン併用に関しては in vitro の検討に基づいて推奨されてきましたが、臨床における有効性の吟味は十分とは言えません。そもそもゲンタマイシンは髄液への移行性に乏しく、個人的には併用のメリットには懐疑的です。現時点では「妊婦でなく腎機能に問題がないならば併用する」くらいの心構えで良いのではないかと思っています。

グラム陽性菌全体を俯瞰して、なんとなく「グラム陽性菌にはバンコマイシンが効く」イメージをお持ちになったかもしれません。その感覚は正しいのですが、*Listeria monocytogenes* は数少ない例外に当たります。たとえ薬剤感受性検査結果でバンコマイシンが "S" で返ってきたとしても、治療失敗と関連する可能性が指摘されているので使用してはいけません。もし何らかの理由でアンピシリンが使用できなければ **ST合剤** を使います。

一般的な投与設計

髄膜炎

- アンピシリン 2g/回を 4 時間毎に点滴静注 ± ゲンタマイシン 5mg/kg/日を 8 時間毎に分割し点滴静注
- ST合剤（トリメトプリム換算で）5mg/kg/回を 1 日 4 回
    体重 40kg の場合 160mg/回 ＝ 点滴静注用 2 アンプル/回
    体重 50〜60kg の場合 240mg/回 ＝ 点滴静注用 3 アンプル/回
    体重 70kg の場合 320mg/回 ＝ 点滴静注用 4 アンプル/回

2.5 グラム陽性桿菌
Clostridioides difficile

重要事項

- **CDI** (*Clostridioides difficile* infection) の原因微生物。
- 便検体を用いて **GDH抗原**と**CDトキシン**を同時検査し、両者とも陽性となれば確定。
- 軽症例への第一選択薬は**メトロニダゾール**、重症例へは**フィダキソマイシン**。

感染臓器
- 腸管
- 血流感染症（稀）

標準治療薬
- メトロニダゾール
- フィダキソマイシン
- バンコマイシン

コメント

CDIは入院中にしばしば見られる感染症です。リスク因子として次のものを押さえておきましょう。

- **抗菌薬の投与**：種類を問わない
- **年齢**：65歳以上で高リスク
- **免疫抑制状態**：ステロイドや免疫抑制薬の使用
- **プロトンポンプ阻害薬** (proton pump inhibitor：PPI)：非投与群に比べて約2倍のリスク

抗菌薬の投与がCDIのリスクとなることはよく知られていますが、**PPIの投与**がリスクとなるのはやや意外かもしれません。ICUのセッティングや誤嚥性肺炎で絶食となっている患者に「胃粘膜保護」の大義名分でしばしば投与されるPPIですが、潜在的にCDIのリスクを上昇させていることには目を向けておくべきです。

CDIの診断は下図の手順で行い、検査結果はこのように解釈します。

- **GDH抗原陽性** ➡ *Clostridioides difficile* が存在する
- **CDトキシン陽性** ➡ *Clostridioides difficile* が産生する毒素が存在する

最も悩ましいのはGDH抗原陽性かつCDトキシン陰性のケースです。この場合一般に考えられるのは、下記のどちらかです。

① 毒素非産生性の *Clostridioides difficile* が腸管にいるだけ（割とよくある）
② 検査の感度の問題でCDトキシンを検出しきれなかった

近年では遺伝子検査機器の普及により、施設内で**核酸増幅法検査 (nucleic acid amplifier test；NAAT)** ができる施設も増えています。NAATにより**トキシン産生遺伝子**を検出することでCDIの確定診断が可能になる場合がありますので、診断に迷った時は検査室に相談してみると良いでしょう。

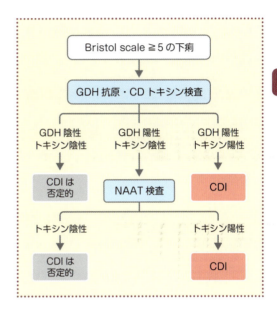

治療については意見が分かれるところですが、個人的には重症例を除いては**メトロニダゾール**を第一選択薬に据えたいと思います。重症例・再発例や難治例には**フィダキソマイシン**（ダフクリア®）での治療をお勧めします。従来は経口バンコマイシンが治療に用いられてきましたが、近年はバンコマイシン耐性腸球菌 (vancomycin-resistant enterococci；VRE) の懸念などから推奨度は下がっています。

一般的な投与設計

- メトロニダゾール 500mg/回を8時間毎に点滴静注または1日3回（朝昼夕食後）内服・10日間
- フィダキソマイシン 200mg/回を1日2回（朝夕食後）内服・10日間

2.6 グラム陰性球菌

グラム陰性球菌

　このグループも平素の診療においてはマイナーなグループですので、要点だけサクッとまとめましょう。

　グラム陰性球菌で重要なのは次の 3 菌種です。

- *Neisseria gonorrhoeae*
- *Neisseria meningitidis*
- *Moraxella catarrhalis*

　Moraxella catarrhalis は市中肺炎の原因微生物として（そこまで大きい割合を占めないにも関わらず）認知されていますが、それ以外はあまり耳馴染みのない菌名が並びました。最低限知っておくべき事項に絞ってまとめていきます。

2.6 グラム陰性球菌

Neisseria gonorrhoeae

重要事項

- いわゆる淋菌。性感染症を引き起こす。
- ライトなイメージに反して薬剤耐性が深刻。
- 最も信頼できる抗菌薬は**セフトリアキソン**。
- *Chlamydia trachomatis* との共感染が起こる。片方を見たらもう片方も"あるものとして"治療する。

感染臓器

- 性感染症領域：咽頭炎、尿道炎、骨盤内炎症性疾患など

標準治療薬

- セフトリアキソン（静注）

　※難治症例については薬剤耐性の懸念がある。専門家へ相談すること。

一般的な投与設計

- セフトリアキソン 1 g/回を単回投与

2.6 グラム陰性球菌

Neisseria meningitidis

重要事項

- **髄膜炎菌**として有名。
- 集団感染に注意。学生寮でのアウトブレイク事案が複数報告されている。
- **ワクチン**で予防できる。学生寮利用者や液性免疫不全者（脾摘後患者など）ではワクチン接種を検討する。

感染臓器

- 髄膜炎
- 菌血症

  ※血液・髄液など無菌検体から本菌が分離された場合は **5 類感染症**「**侵襲性髄膜炎菌感染症**」となり、診断後直ちに届出が必要

標準治療薬

- セフトリアキソン（静注）
- ペニシリン G（静注）

一般的な投与設計

- セフトリアキソン 2g/回を 12 時間毎に点滴静注
- ペニシリン G 2,400 万単位を 24 時間持続点滴静注 または 400 万単位/回を 4 時間毎に点滴静注

2.6 グラム陰性球菌
Moraxella catarrhalis

重要事項

- **市中肺炎**の原因微生物。
- ほとんどの株がβ-ラクタマーゼを産生する。
- 初期治療としては**セフトリアキソン**が妥当。
- 標的治療はアモキシシリン・クラブラン酸やアンピシリン・スルバクタムが良い。

感染臓器

- 肺
- 中耳
- 副鼻腔

標準治療薬

- **セフトリアキソン（静注）**
- アンピシリン・スルバクタム（静注）
- アンピシリン（静注）：感性の場合に限る
- アモキシシリン・クラブラン酸（経口）
- アモキシシリン（経口）：感性の場合に限る

一般的な投与設計

- セフトリアキソン 2g/回を 24 時間毎に点滴静注
- アンピシリン・スルバクタム 3g/回を 6 時間毎に点滴静注
- アンピシリン 2g/回を 6 時間毎に点滴静注
- アモキシシリン・クラブラン酸 500/125mg/回を 1 日 3 回（各食後）内服
- アモキシシリン 500mg/回を 1 日 3 回（各食後）内服

2.7 グラム染色で染まらない細菌

グラム染色で染まらない細菌

　ここまではグラム染色による分類に従って話を進めてきました。ところが、数ある細菌の中にはグラム染色で染まらない連中がいます。その中で比較的遭遇頻度が高く、重要な3菌種について簡単にまとめておきます。

- *Mycoplasma pneumoniae*
- *Legionella pneumophila*
- *Chlamydia trachomatis*

　これらの菌種はいずれも**β-ラクタム系抗菌薬が無効**であることが特徴です。そのため普段あまり使用しない抗菌薬が、ここぞとばかりに活躍します。

　なお、**結核菌**(*Mycobacterium tuberculosis*)を筆頭とする**抗酸菌**もきわめて重要な細菌なのですが、それだけで一冊の本が書けてしまうほど専門性が高いので、本書では割愛します。結核菌については、

① 疑った時点で速やかに陰圧個室に移動するか、院外での管理を検討し、空気感染対策を講じる。
② **感染性の有無**が感染対策上重要。喀痰抗酸菌塗抹検査（Ziehl-Neelsen染色や蛍光染色）**3回**によって行う。
③ 診断のゴールドスタンダードは抗酸菌培養。PCRなど他の検査は補助検査に過ぎない。
④ 治療は必ず専門家とともに行う。専門家が近くにいなければ、専門家のいる病院へ紹介する。

　最低限この4点を心得ておきましょう。いずれも自分や他人を守るための方策ですが、ある意味では治療よりも重要と言えるかもしれません。

2.7 グラム染色で染まらない細菌

Mycoplasma pneumoniae

重要事項

- **市中肺炎**の原因微生物。
- 細胞壁を持たないため β-ラクタム系抗菌薬は一律に無効。
- 診断は抗原迅速検査がメジャー。近年は核酸増幅法検査も利用可能。
- アジスロマイシンなどマクロライド系抗菌薬の耐性が増加している。成人症例の第一選択薬は**ドキシサイクリン**。

感染臓器

- 肺
- 咽頭

標準治療薬

- ドキシサイクリン
- アジスロマイシン

一般的な投与設計

- ドキシサイクリン 100mg/回を1日2回（朝夕食後）内服・7日間
- アジスロマイシン 500mg/回を1日1回内服・3日間

2.7 グラム染色で染まらない細菌

Legionella pneumophila

重要事項

- 重症の**市中肺炎**がよく知られた臨床像だが、現実には肺外症状（低ナトリウム血症、肝・腎機能異常、下痢、意識障害など）をみることが多い。
- 診断は**抗原迅速検査**。培養も可能だがコストや手間に見合わない。
- **アジスロマイシン、レボフロキサシン**が第一選択薬。

感染臓器

- 肺
- 血管内感染症：感染性心内膜炎（稀）

標準治療薬

- アジスロマイシン
- レボフロキサシン
- シプロフロキサシン

一般的な投与設計

- アジスロマイシン 500mg/回を 24 時間毎に点滴静注・10 日間
- レボフロキサシン 750mg/回[†]を 24 時間毎に点滴静注・10 日間

† 添付文書の上限量を超えることに注意

2.7 グラム染色で染まらない細菌

Chlamydia trachomatis

重要事項

- **性感染症**の原因微生物。
- 淋菌との共感染が多い。片方を見たらもう片方も治療すること。
- 診断は PCR による。うがい液や尿道分泌物を用いるのが一般的。
- 治療の第一選択薬は**ドキシサイクリン**。淋菌も一緒に治療するため**セフトリアキソン＋ドキシサイクリン**をセットに。

感染臓器

- 性感染症領域：咽頭炎、尿道炎、骨盤内炎症性疾患など

標準治療薬

- ドキシサイクリン
- アジスロマイシン

一般的な投与設計

- ドキシサイクリン 100mg/回を1日2回（朝夕食後）内服・7日間
- アジスロマイシン 1000mg/回を単回投与

2.8 真菌

真菌の特徴

　この章は「細菌のグルーピング」と題して話を進めてきました。最後に真菌についても触れておきます。

　真菌は真核生物であるため、原核生物である細菌よりもむしろヒトの細胞に近いと言えます。

構造	細菌	真菌	ヒト
	原核細胞	真核細胞	
核膜	なし	あり	あり
細胞内小器官	なし	あり	あり
細胞膜	リン脂質	リン脂質 エルゴステロール	リン脂質 コレステロール
細胞壁	ペプチドグリカン	グルカン キチン マンナン	なし

　表に示すように細胞の構成成分がところどころ異なっています。例えばβ-ラクタム系抗菌薬は細菌の細胞壁の構成成分であるPBPを作用点として、ペプチドグリカンの合成を阻害することにより抗菌効果を発揮します。ところが真菌の細胞壁にはペプチドグリカンが含まれないため、β-ラクタム系抗菌薬は真菌への活性は持ちません。同様の事由により、一般に抗菌薬が真菌に対して効果を示すことはありません。細菌には抗菌薬、真菌には抗真菌薬、ウイルスには抗ウイルス薬、原虫には抗原虫薬……餅は餅屋なのです。

　真菌の中にはヒトに感染するものが複数ありますが、本書ではその中でも特に重要な真菌を1つだけ取り上げます。それは、一般臨床でも一定以上の頻度で遭遇する酵母様真菌である *Candida* 属です。*Candida* 属はカテーテル関連血流感染症の原因微生物として病棟でしばしば問題になりますので、ぜひ知っておきましょう。

2.8 真菌

Candida属が最重要

まずは主要な真菌を整理しましょう。

無性世代	酵母様真菌	*Cryptococcus neoformans* *Trichosporon asahii*	担子菌類	有性世代
		Candida spp.		
	糸状真菌	*Aspergillus* spp. *Pseudallescheria boydii* *Fusarium* spp.	子嚢菌類	
		Mucor spp. *Rhizopus* spp.	接合菌類	
	二相性真菌	*Coccidioides* spp. *Paracoccidioides brasiliensis* *Histoplasma capsulatum* *Blastomyces dermatitidis*	分類不能	

　無性世代だの有性世代だの、見慣れない用語が並んだ上に、細菌とは一味違うネーミングに困惑すると思いますが、ご安心ください。ここからどんどんシンプルになっていきます。

　この中で特に重要なのは次のものです。

酵母様真菌	*Cryptococcus* spp. *Candida* spp.
糸状真菌	*Aspergillus* spp.

　さらに、血液内科、悪性腫瘍、移植などの特殊な場面を除くと、こうなります。

酵母様真菌	*Candida* spp.

　一般診療においては兎にも角にも *Candida* が重要なのです。本書では抗真菌薬のアウトラインを把握するために *Cryptococcus* や *Aspergillus* にも触れますが、もっぱら *Candida* を軸にして話を進めていきます。

2.8 真菌

押さえておくべき *Candida* 8菌種

さてその *Candida* ですが、押さえておくべき菌種はこの8種です。

- *Candida albicans*
- *Candida tropicalis*
- *Candida parapsilosis*
- *Candida krusei*
- *Candida glabrata*
- *Candida guilliermondii*
- *Candida lusitaniae*
- *Candida auris*

これらの菌種を抗真菌薬に対する感受性をもとにグルーピングしてみましょう。

		エキノキャンディン系抗真菌薬 (ミカファンギン、カスポファンギン)	
		感性	耐性または不定
フルコナゾール	感性	*Candida albicans* *Candida tropicalis* *Candida lusitaniae*	*Candida parapsilosis*
フルコナゾール	耐性または 用量依存性感性	*Candida glabrata* *Candida krusei*	
フルコナゾール	不定		*Candida guilliermondii* *Candida auris*

フルコナゾールはアゾール系抗真菌薬の代表です。エキノキャンディン系抗真菌薬のうちミカファンギンとカスポファンギンは抗真菌スペクトラムに差はありませんので、適宜読み替えてください。

Candida albicans はおそらく最も遭遇頻度が高く、他の種に比べて病原性が高いと言われています。薬剤感受性で大きな問題になることは滅多になく、ほとんどの場合フルコナゾールが標的治療薬となりますが、アゾール系抗真菌薬の

投与歴がある場合は稀にアゾール同士で交差耐性を生じることがあります。

Candida parapsilosis は薬剤感受性結果ではフルコナゾール、ミカファンギンともに感性となりますが、しばしばミカファンギン投与中の **breakthrough**[注] が起こることがあり、筆者も数例経験しています。他の *Candida* 属よりミカファンギンへの MIC が高いことが影響している可能性が指摘されています。

その一方で、ミカファンギンによる治療を行った結果、他の *Candida* に比べてアウトカムは変わらなかったとの報告もあり、まだスタンスが定まっていません。私見ではありますが、フルコナゾールに耐性の場合を除きあえてミカファンギンでの治療に固執する理由もありませんし、breakthrough のリスクヘッジもできるため、可能な限りフルコナゾールで治療を行うことを勧めます。

> 注：「ブレークスルー感染」とも。ソースコントロールが完了し、かつ感性であるはずの薬剤を投与中であるにも関わらず、微生物の発育が抑制できず病勢の（再）増悪を招くこと。

Candida lusitaniae はアムホテリシン B が治療薬として期待しにくいことで有名ですが、一般にフルコナゾールやミカファンギンには感性です。

フルコナゾールに対して *Candida krusei* は自然耐性、*Candida glabrata* は用量依存性感性です。いずれもミカファンギンを第一選択薬とするのが一般的です。

Candida guilliermondii はフルコナゾール、ミカファンギンともに耐性株の報告が増加しているため、薬剤感受性結果をもとにした治療薬選択が勧められます。結果判明までの初期治療はミカファンギン、標的治療は感性であればフルコナゾールも可です。いずれも耐性であればアムホテリシン B リポソーム製剤を使用することがあります。

Candida auris も同じような考え方ですが、フルコナゾール、ミカファンギンはもとよりアムホテリシン B への耐性を獲得しているケースがあり注目されています。治療薬としてイサブコナゾールを選択することがあります。

Candida に関する理解はここまでで十分です。臨床で出会うカンジダ症のうち最重要なのはカンジダ血症です。これについては第 6 章で詳しく解説します。

第3章

β-ラクタム系抗菌薬

- **3.1** β-ラクタム系抗菌薬の特徴
- **3.2** ペニシリン系抗菌薬
- **3.3** セフェム系抗菌薬
- **3.4** カルバペネム系抗菌薬
- **3.5** モノバクタム系抗菌薬

β-ラクタム系抗菌薬は、あらゆる抗微生物薬の基本と言っても過言ではありません。したがって、その使い方についてはすべての臨床医がある程度理解しておく必要がある……のですが、悲しいかな、経験や勘、ときにはただの"手癖"に基づく不適切な投与設計を多く目にするのが実情です。本章では、まずβ-ラクタム系抗菌薬全般に共通する特徴をまとめたのち、ペニシリン系、セフェム系、カルバペネム系それぞれの代表的な薬剤について解説します。最後にβ-ラクタム系抗菌薬によく似たモノバクタム系抗菌薬にも触れます。

3.1 β-ラクタム系抗菌薬の特徴

β-ラクタム系抗菌薬の特徴

個々の薬剤について解説する前に、β-ラクタム系抗菌薬全般に共通する事項をまとめておきましょう。

作用機序

β-ラクタム系抗菌薬は、細菌の細胞壁の構成成分である**ペニシリン結合蛋白（penicillin-binding protein；PBP）**に結合し、細胞壁の合成を阻害することで**殺菌的（bactericidal）**な効果をもたらします。

PBPは多くの種類に分かれ、細菌の菌種などにより発現する種類・発現量が異なります。これに対応して、β-ラクタム系抗菌薬の結合しやすいPBPも薬剤によって異なり、抗菌スペクトラムに多様性を生み出しているのです。

PK/PDパラメータ

抗菌薬の有効性・安全性を担保し最適な投与設計を立てるための考え方を**PK/PD理論**と言います。β-ラクタム系抗菌薬における効果の指標、すなわちPK/PDパラメータは **time above MIC (TAM)** です。これは**抗菌薬の濃度が細菌のMIC（minimum inhibitory concentration；最小発育阻止濃度）を上回っている時間**のことであり、時間依存的に効果を示します。つまり、1回の投与量を増やすよりも、1日の総投与量を適切に分割し投与回数を増やす方が、有効性や安全性をより高められるのです。

少しイメージしづらいですか？ 具体的な薬剤で例示してみましょう。

例えば治療薬として、ペニシリン系抗菌薬のアンピシリン（解説はp.138）を使用するとします。腎機能正常な体重50kg以上の患者で最適な投与設計をせよ、と言われたら、

2g/回を6時間毎（疾患によっては4時間毎）

に投与します。1日投与量は2(g/回) × 4(回) = 8(g) となります。同じ8gを24時間毎に投与するのではなく、4g/回に分けて12時間毎に投与するのでもないのです。これを仮想的にグラフにしてみると次のようになります。

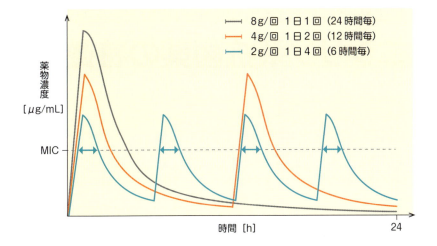

　β-ラクタム系抗菌薬のPK/PDパラメータは、**「抗菌薬の濃度が細菌のMICを上回っている時間」**でしたよね。MICのラインより薬物濃度が上回っている時間の合計がtime above MIC（TAM）です。グラフを見ると、2g/回を6時間毎に投与することがPK/PDパラメータ上最も優れていると、視覚的にも分かります。

　「じゃあ、なんで1gを3時間毎じゃないんだ？」　そうおっしゃる方もいるでしょう。「どれくらい分割するのが適切か」という命題の答えは、**「最も効果を保証できる投与設計は、過去の研究によって確立されているため、それに従って分割するのが良い」**です。

　確かに1gを3時間毎に投与した方が効果は高いかもしれません。でも考えてみてください。多くのβ-ラクタム系抗菌薬は生理食塩水100mLに溶解しますので、3時間毎に投与するとなると、それだけで100mL×8＝800mLの生理食塩水の負荷が患者にかかります。さらに、それを溶解するスタッフの手間、投与のたびに消費されるクレンメやチューブなどの医材のコスト、点滴漏れなどの投与中のトラブルなど、デメリットがメリットを上回ると言わざるを得ないでしょう。

　やはり、適切に分割する、という姿勢が重要なのですね。

　それではいよいよ次ページから、β-ラクタム系抗菌薬の代表格であるペニシリン系抗菌薬の解説を始めます。

3.2 ペニシリン系抗菌薬

ペニシリン系抗菌薬の特徴

　ペニシリン系抗菌薬は副作用が比較的少なく、安全域も広いため、β-ラクタム系抗菌薬の最も標準的な薬剤として認識されています。抗菌スペクトラムはまちまちで、ほぼグラム陽性球菌しかカバーしないものから、*Pseudomonas aeruginosa*（緑膿菌）までカバーする広域スペクトラムのものまでさまざまですが、薬剤の基本的なプロファイルはある程度共通しています。

　例えば血中半減期は総じて30分から1時間ほどであるため、通常4〜6時間毎の頻回投与が必要です。前項で述べた通り、β-ラクタム系抗菌薬のPK/PDパラメータはtime above MIC (TAM)です。抗菌薬の血中濃度が細菌のMICを上回っている時間に依存して効果が高まりますから、1回の投与量を増やすよりも投与頻度を高くする方が望ましいのでした。

β-ラクタマーゼとβ-ラクタマーゼ阻害薬

　ペニシリンをはじめ種々のβ-ラクタム系抗菌薬に合剤として使用される**β-ラクタマーゼ阻害薬**について、ここで少し解説しておきます。やや発展的な内容になりますので、難しいと感じたらいったん飛ばしていただいて結構です。

　細菌も生き物ですから、生存のために様々な防御機構を備えています。その中の1つが**β-ラクタマーゼ**という酵素であり、その種類によってペニシリン系、セフェム系、カルバペネム系、モノバクタム系などのβ-ラクタム系抗菌薬は不活化されてしまいます。

　一例を挙げてみましょう。

　第2章 (p.92) で取り上げた "PEK" グループのうちの "K"、*Klebsiella pneumoniae* および *Klebsiella oxytoca* は、染色体性に**ペニシリナーゼ**というβ-ラクタマーゼを産生することが決定づけられています。したがって、

ペニシリンGやアンピシリンはペニシリナーゼにより不活化され "K" に対し抗菌効果を発揮できない

➡ "K" はペニシリンGやアンピシリンに**自然耐性**である

と言えます。これは第2章で申し上げた通りで、"PEK" の "P"、"E" との相違点でしたね。要するに "K" の感染症にはペニシリンG単独・アンピシリン単独では効果が期待できません。ここまでよろしいですか？

そこに **β-ラクタマーゼ阻害薬** を加えてみるとどうでしょう。本邦ではアンピシリン（ペニシリン系抗菌薬）に **スルバクタム**（β-ラクタマーゼ阻害薬）を合わせた合剤が入手可能ですが、これを "K" の感染症治療に使うとすると、

> アンピシリンはペニシリナーゼに分解されるはずだが、スルバクタムがこのペニシリナーゼの作用を阻害する
> ➡ 分解されるはずだったアンピシリンが生存し、"K" に対する抗菌効果を発揮する

という構図に変わります。

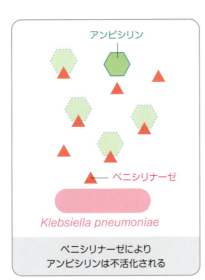
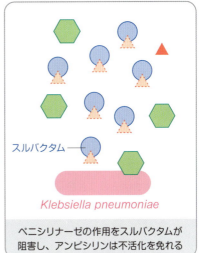

ペニシリナーゼにより
アンピシリンは不活化される

ペニシリナーゼの作用をスルバクタムが
阻害し、アンピシリンは不活化を免れる

つまり、スルバクタムを添加することにより、アンピシリンでカバーできなかった "K" をカバーできるようになることを意味します。β-ラクタマーゼ阻害薬の併用はβ-ラクタム系抗菌薬の抗菌スペクトラムを（結果的に）拡大させる、とも言えますね。これがβ-ラクタマーゼ阻害薬の大事な役割です。

蛇足ですが、"K" が自然耐性の範疇で産生するβ-ラクタマーゼはあくまでペニシリナーゼであり、ペニシリン系抗菌薬は不活化できるものの、セフェム系やカルバペネム系など他のβ-ラクタム系抗菌薬は原則不活化できません。した

がって、セフェム系抗菌薬の 1 つであるセファゾリンに感性であることがわかれば、自信を持ってセファゾリンを使用していただいて構いません。同様に、

> - 黄色ブドウ球菌のうち MSSA は**ペニシリナーゼ**というβ-ラクタマーゼを産生するが、同じβ-ラクタム系抗菌薬であるセファゾリンは不活化されないため第一選択薬として使用可能。
> - 大腸菌は **ESBLs** というβ-ラクタマーゼを産生することがあるが、同じβ-ラクタム系抗菌薬であるメロペネムやセフメタゾールは不活化されないため治療選択肢として使用可能。
> - *Enterobacter cloacae* は **AmpC 型β-ラクタマーゼ**を過剰産生することがあるが、同じβ-ラクタム系抗菌薬であるセフェピムやメロペネムは不活化されない（されにくい）ため治療選択肢として使用可能。

上記の考え方は、β-ラクタム系抗菌薬とβ-ラクタマーゼとの関係を論じる際の基本的な考え方です。要はβ-ラクタマーゼにも種類があり、不活化できるものとできないものがあるわけですね。「β-ラクタマーゼを産生する菌種だから、ペニシリンもセフェムもカルバペネムもみんな使えないのか」と怯える必要はありません。

本書で取り上げるペニシリン系抗菌薬

さて、前置きが長くなりましたが、ペニシリン系抗菌薬の各論に進んでいきましょう。本邦では静注薬・経口薬ともに多数のペニシリン系抗菌薬が入手可能ですが、本書ではそのうち特に頻用され現実的な利用価値の高い、次の 6 種類について解説します。

> **ペニシリン系抗菌薬**
> - ペニシリン G（静注）
> - アンピシリン（静注）
> - アモキシシリン（経口）
>
> **ペニシリン系抗菌薬 + β-ラクタマーゼ阻害薬**
> - アンピシリン・スルバクタム（静注）
> - ピペラシリン・タゾバクタム（静注）
> - アモキシシリン・クラブラン酸（経口）

3.2 ペニシリン系抗菌薬

ペニシリンG（ベンジルペニシリン）

重要事項

- ペニシリンの基本形。
- *Streptococcus pneumoniae*, *Streptococcus pyogenes* などに対する標的治療薬として重要。
- *Treponema pallidum*（梅毒スピロヘータ）などスピロヘータにも有効。
- ベンジルペニシリン100万単位あたり1.53mEqのカリウムを含むため、投与中は血清電解質に注意が必要。

抗菌スペクトラム　基本はグラム陽性菌

Excellent

- *Streptococcus pneumoniae*
- A, B, C, G群β溶血性連鎖球菌
- α溶血性連鎖球菌
- 感受性のある *Enterococcus* spp.：ただし第一選択薬はアンピシリン
- スピロヘータ：*Treponema pallidum*, *Leptospira* spp., *Borrelia burgdorferi* など

Good

- グラム陽性偏性嫌気性菌：*Peptococcus* spp., *Clostridium* spp. など
- 放線菌：*Actinomyces* spp. など
- *Neisseria meningitidis*（髄膜炎菌）

Poor

- ほとんどのグラム陰性桿菌
- *Staphylococcus aureus*（MSSA・MRSAともに）："S"と書いてあっても使用しない！

投与設計

- 中枢神経感染症：400万単位/回を4時間毎（1日6回）に点滴静注
- 上記以外：200〜400万単位/回を4時間毎（1日6回）に点滴静注

※ 投与量に幅があると毎回考えるのが億劫なので、

> 300万単位/回を4時間毎（1日6回）に点滴静注

を基本にしておくことをお勧めします。

- 腎機能障害がある場合も投与は可能ですが、前述の通りカリウム負荷の問題があるため、次項で紹介するアンピシリンで代用するのも1つの手です。どうしてもペニシリンGを使用したい場合は、薬剤師と相談の上、投与設計を行いましょう。

臨床上問題になる副作用

- アナフィラキシー（Ⅰ型アレルギー）
- 血管痛：溶解液を増やしたり投与速度を緩めたりしても解決しなければアンピシリンに変更する。

付帯情報

- 腎機能障害がある場合の投与量調節：要（後述のアンピシリンで代用可能）
- 肝機能障害がある場合の投与量調節：不要
- 中枢神経感染症の治療：可能
- 妊婦への投与：可能
- 小児への投与：可能
- 溶解液：生理食塩水または5%ブドウ糖液
- 血中半減期：0.5時間

コメント

　ペニシリンGはペニシリンの基本形となる抗菌薬です。歴史は古いですが、未だに肺炎球菌や連鎖球菌感染症の標的治療薬として活躍の場があります。逆にグラム陰性桿菌はからっきしダメです。

　他の抗菌薬と異なり、ペニシリンGだけは"mg"や"g"ではなく"**単位**"で表します。ペニシリンGの1単位は0.6μgに相当し、例えば300万単位を4時間毎に点滴静注することは、1.8gを4時間毎に点滴静注することと同義です。これは、普段ペニシリン系抗菌薬を使う時の肌感覚とおおよそ一致します。

　時間依存性かつ半減期が短いため、頻回の投与が必要となります。また製剤100万単位あたり1.53mEqのカリウムが含有されるため、心機能低下や腎機能障害のある患者などカリウム制限が必要な患者ではアンピシリンで代用する必要があります。

近年、伝統的な 4〜6 時間毎の間歇(かんけつ)投与ではなく、24 時間持続投与の有効性が証明されつつあります。PK/PD パラメータを考えても明らかに持続投与の方が TAM が長いので、当然と言えば当然の結果でしたが、これによって頻回に点滴を交換するスタッフの手間が解消されるため、ちょっとした福音となりそうです。持続点滴静注を行う場合、私は下記のような投与設計を提案しています。

> **持続点滴静注：1,800 万単位／日の場合**
> - ペニシリン G 600 万単位を生食または 5% ブドウ糖液 100〜250 mL に溶解し、8 時間かけ 1 日 3 回点滴静注
>
> **持続点滴静注：2,400 万単位／日の場合**
> - ペニシリン G 800 万単位を生食または 5% ブドウ糖液 100〜250 mL に溶解し、8 時間かけ 1 日 3 回点滴静注

抗菌スペクトラムはきわめて狭域で、基本、グラム陽性菌にしか効果がありません。その一方でスピロヘータや放線菌（*Actinomyces* spp. など）に効果があるのは興味深い点です。

特にスピロヘータのうち**梅毒トレポネーマ**（*Treponema pallidum*）については、2022 年 1 月に筋注用ベンジルペニシリンベンザチン、つまり筋注用ペニシリン G が薬事承認・上市されたことで、長期間の内服治療を強いられてきた本邦の梅毒診療が、一気に筋注 1 回または 3 回という国際標準へ押し上げられました。梅毒は 2024 年現在報告数が急増し続けており、臨床で出会う頻度も高まっていると推測されますので、覚えておいて損はないと思います。

3.2 ペニシリン系抗菌薬

アンピシリン

重要事項

- *Escherichia coli* や *Proteus mirabilis*、ときに *Haemophilus influenzae* など一部のグラム陰性桿菌に対して最も狭域と考えられる抗菌薬。
- 感性の *Enterococcus* 属や、免疫不全者で問題になる *Listeria monocytogenes* に対する第一選択薬。
- 電解質異常や腎機能障害などでペニシリンGが使いにくい場合の代替薬としても重要。

抗菌スペクトラム　グラム陽性菌 ＋ 一部のグラム陰性桿菌

Excellent

- *Streptococcus pneumoniae*
- A, B, C, G群β溶血性連鎖球菌
- α溶血性連鎖球菌
- 感受性のある *Enterococcus* spp.
- *Listeria monocytogenes*
- スピロヘータ：*Treponema pallidum*, *Leptospira* spp., *Borrelia burgdorferi* など

Good

- グラム陽性偏性嫌気性菌：*Peptococcus* spp., *Clostridium* spp. など
- 放線菌：*Actinomyces* spp. など
- *Klebsiella* 属を除く "PEK" グループ
- 感受性のある *Haemophilus influenzae*

Poor

- *Staphylococcus aureus*（MSSA・MRSAともに）："S" と書いてあっても使用しない！

投与設計

- 中枢神経感染症・感染性心内膜炎など：2g/回を4時間毎（1日6回）に点滴静注
- 上記以外：2g/回を6時間毎（1日4回）に点滴静注

腎機能障害がある場合の投与量調節

CCr（mL/min）	2g/回 4時間毎から減量	2g/回 6時間毎から減量
> 50	減量なし	減量なし
30〜50	2g/回 6時間毎	2g/回 8時間毎
15〜30	2g/回 8時間毎	2g/回 12時間毎
< 15	2g/回 12時間毎	2g/回 24時間毎
血液透析（透析日は透析後投与）	2g/回 12時間毎	2g/回 24時間毎

臨床上問題になる副作用

- アナフィラキシー（Ⅰ型アレルギー）
- 伝染性単核球症患者への投与で起こる非瘙痒性皮疹

付帯情報

- 腎機能障害がある場合の投与量調節：要
- 肝機能障害がある場合の投与量調節：不要
- 中枢神経感染症の治療：可能
- 妊婦への投与：可能
- 小児への投与：可能
- 溶解液：生理食塩水または5％ブドウ糖液
- 血中半減期：1.2時間

コメント

　アンピシリンはアミノペニシリンに属し、ペニシリンGと並ぶペニシリン系抗菌薬の王道です。ペニシリンGより若干広域スペクトラムですが、ペニシリンGの代替薬として、*Enterococcus*属や*Listeria monocytogenes*のような臨床的に重要な細菌に対峙する第一選択薬として、そしてアンピシリン・スルバクタム（次項参照）のようなβ-ラクタマーゼ阻害薬配合剤の一部として、大変重要なポジションを占めています。

時間依存性かつ半減期が短いため、やはり頻回の投与が必要となります。CCrによる調節もやや細かいので、リファレンスを都度参照して投与設計を確認することをお勧めします。

抗菌スペクトラムは ペニシリン G ＋ 一部のグラム陰性桿菌 と整理しておきましょう。特に多くの尿路感染症の原因微生物である *Escherichia coli* に対して最も狭域な抗菌薬である点は重要です。セフトリアキソンやピペラシリン・タゾバクタムのような広域抗菌薬をダラダラ使うなんてことは御法度です。薬剤感受性が判明し感性であることが分かったら、速やかに de-escalation しましょう。

また、伝統的に感性の *Enterococcus* 属に対する第一選択薬としても認知されています。これは何も *Enterococcus faecalis* に限らず、アンピシリン感性の *Enterococcus* 属全般に言えることです。「バンコマイシン耐性だからアンピシリンも効かない」というのはよくある誤解であって、薬剤感受性結果の "S"、"I"、"R" をそのまま読んでいいのです。しっかり確認しましょう。

最後に、ペニシリン系抗菌薬は安全域の広い薬剤であるため、多少大胆な量を投与されてしまうことも許容されると個人的には思います。ですので、例えば腎機能障害があり CCr が 49.8 mL/min になってしまった場合などで減量するか否かの選択を迫られた時には、多くの場合減量しない方が無難だろうと思います。万が一経過が思わしくない時に、抗菌薬の投与不足による partial treat（部分的治療≒不完全な治療）が鑑別に残ってしまうのはシンドイですからね。

3.2 ペニシリン系抗菌薬

アンピシリン・スルバクタム

重要事項

- アンピシリンとβ-ラクタマーゼ阻害薬であるスルバクタムの合剤で、きわめて広い抗菌スペクトラムを持つ。
- *Bacteroides* 属に代表される嫌気性菌（偏性嫌気性グラム陰性桿菌）や、アンピシリンが無効だった "PEK" の "K"（*Klebsiella pneumoniae, Klebsiella oxytoca*）をカバーする。
- "PAS" のうち *Acinetobacter baumannii* にはスルバクタムが抗菌効果を示し、臨床的に本剤が第一選択薬。

抗菌スペクトラム　アンピシリンに加え、下記の微生物

Excellent

- *Acinetobacter baumannii*：スルバクタムが抗菌効果を示す。

動物咬傷で問題となる細菌

- *Pasteurella multocida*：主にネコ
- *Capnocytophaga canimorsus*：主にイヌ・ネコ

Good

- *Klebsiella pneumoniae, Klebsiella oxytoca* を含む "PEK" グループ
- *Bacteroides* 属に代表される偏性嫌気性グラム陰性桿菌

投与設計

- 3g/回を6時間毎（1日4回）に点滴静注

腎機能障害がある場合の投与量調節

CCr（mL/min）	
＞30	減量なし
15〜30	3g/回　12時間毎
＜15	3g/回　24時間毎
血液透析（透析日は透析後投与）	3g/回　24時間毎

臨床上問題になる副作用

- 伝染性単核球症患者への投与で起こる非瘙痒性皮疹（アンピシリンと同様）

付帯情報

- 腎機能障害がある場合の投与量調節：要
- 肝機能障害がある場合の投与量調節：不要
- 中枢神経感染症の治療：原則不可（スルバクタムは髄液へ移行しにくい）
- 妊婦への投与：可能
- 小児への投与：可能
- 溶解液：生理食塩水または5％ブドウ糖液
- 血中半減期：1.2時間（スルバクタム：1.7時間）

コメント

　アンピシリン・スルバクタムは"poorman's carbapenem"（「貧者のカルバペネム」とは感じの悪い俗称ですが）と称されるほど広域スペクトラムを誇る抗菌薬です。細菌が産生するβ-ラクタマーゼの作用をスルバクタムが阻害し、その間にアンピシリンが抗菌作用をもたらします。

　スルバクタムが配合されてもPK/PDの考え方は変わりません。時間依存性ですので、やはり分割・頻回の投与が望ましいです。臨床において頻用される重要な抗菌薬の1つであり馴染み深い方も多いと思いますが、不適切な投与設計をされていることも多いです。注意しましょう。

　繰り返しますが抗菌スペクトラムはかなり広域です。"PEK"はもれなくカバーしますし、Bacteroides属などの嫌気性菌もカバーできます。胆道感染症や腹腔内膿瘍など、上記の細菌が原因となる可能性の高い疾患のempiric therapyとして有用です。逆に市中肺炎や尿路感染症においては嫌気性菌が問題になることはほぼありませんから、これらに対するempiric therapyとしては広域すぎます。セフトリアキソン（p.161参照）などのより適切な薬剤を選択しましょう。

　興味深いのは、Acinetobacter baumannii に対する抗菌効果です。アンピシリンではなく、スルバクタムが抗菌効果を示すという意外性があります。スルバクタムに対する薬剤耐性は本邦ではまだ多くないので、感性であれば第一選択薬として使用可能です。投与量は諸説あり、大量投与を勧める文献も複数あるのですが、個人的には上記の投与量を踏襲すればよいのではないかと考えています。ちなみに、後述のタゾバクタムも一定の抗菌効果があるとされますが、ガイドラインや教科書記載上の推奨はなく、あえて優先する理由はなさそうです。

　米国では2023年にsulbactam-durlobactamという新たな配合剤が上市されました。durlobactamはスルバクタムの分解を阻害する、いわば「β-ラクタマーゼ阻害薬分解酵素阻害薬」です。いずれ本邦でも発売されるかもしれません。

3.2 ペニシリン系抗菌薬
ピペラシリン・タゾバクタム

重要事項

- **抗緑膿菌作用**を持つピペラシリンとβ-ラクタマーゼ阻害薬であるタゾバクタムの合剤。
- 抗菌スペクトラムは**きわめて広域**。第一選択薬として用いるシチュエーションは珍しい。
- 投与を始める前に de-escalation の準備を！ 微生物学的検査検体をキッチリと揃え、漫然と投与しないよう心がける。

抗菌スペクトラム

アンピシリン・スルバクタムに加え、下記の微生物

Excellent
- なし

Good
- *Pseudomonas aeruginosa*（緑膿菌）：最重要！！

Fair
- ESBLs 産生腸内細菌目細菌：第一選択薬ではない。
- "PMSECK"：第一選択薬ではない。

投与設計

- 4.5 g/回を 6 時間毎（1 日 4 回）に点滴静注

腎機能障害がある場合の投与量調節

CCr (mL/min)	
> 40	減量なし
20～40	4.5 g/回 8 時間毎
< 20	2.25 g/回 6 時間毎
血液透析（透析日は透析後投与）	2.25 g/回 8 時間毎

臨床上問題になる副作用

- 下痢（約 10%）

> **付帯情報**

- 腎機能障害がある場合の投与量調節：要
- 肝機能障害がある場合の投与量調節：不要
- 中枢神経感染症の治療：原則不可（タゾバクタムは髄液へ移行しにくい）
- 妊婦への投与：可能
- 小児への投与：可能
- 溶解液：生理食塩水または5％ブドウ糖液
- 血中半減期：1時間（タゾバクタム：1時間）

> **コメント**

　アンピシリン・スルバクタムと同様に、β-ラクタム系抗菌薬とβ-ラクタマーゼ阻害薬の配合剤です。ピペラシリンはウレイドペニシリンに分類され、*Pseudomonas aeruginosa*（緑膿菌）にも臨床上有効な抗菌活性を持つことで知られています。

　ピペラシリン単剤は実質「緑膿菌専用」で比較的狭域なのですが、ひとたびタゾバクタムとの合剤になった途端、広域抗菌薬へと変貌します。したがってempiric therapy として重用されるのですが、反面 definitive therapy としては今ひとつで、第一選択薬として絶対必要となるケースはかなり稀です。裏を返せば de-escalation が可能なシチュエーションがほとんどというワケですから、そのための準備＝微生物学的検査を周到に準備しておきましょう。

　少々マニアックですが、タゾバクタムは一部の ESBLs を阻害します。そのため ESBLs 産生菌に対し感性となる場合がしばしばありますが、治療効果がカルバペネムに劣るという報告（*Clin Infect Dis.* 2015;60(9):1319-25）があるため基本的には使用せず、メロペネムないしセフメタゾールを優先します。

　さらにマニアックですが、*Staphylococcus aureus*（黄色ブドウ球菌、特に MSSA）の菌血症に対してもセファゾリンや抗黄色ブドウ球菌用ペニシリンよりも死亡率が高いことを示唆する報告（*Open Forum Infect Dis.* 2019;6(7):ofz270）があるため、可能な限り使用を避けることを勧めます。もっとも MSSA にはセファゾリンという素晴らしい治療薬がありますから、そもそもピペラシリン・タゾバクタムで治療をしようということ自体が野暮かもしれません。

　いずれにせよ、ピペラシリン・タゾバクタムはあくまで empiric therapy に限って使用するというのが基本のスタンスです。

3.2 ペニシリン系抗菌薬

アモキシシリン

重要事項

- 抗菌スペクトラムはアンピシリンと同様。
- 主な標的臓器は顔周り（口腔、咽頭、中耳、副鼻腔）。

抗菌スペクトラム　グラム陽性菌　＋　一部のグラム陰性桿菌

主な標的臓器＝顔面周辺（口腔、咽頭、中耳、副鼻腔）

Excellent

- *Streptococcus pneumoniae*
- A, B, C, G 群β溶血性連鎖球菌
- α溶血性連鎖球菌
- 感受性のある *Enterococcus* spp.

Good

- グラム陽性偏性嫌気性菌：*Peptococcus* spp., *Clostridium* spp. など
- スピロヘータ：*Treponema pallidum*, *Leptospira* spp., *Borrelia burgdorferi* など
- 放線菌：*Actinomyces* spp. など
- *Klebsiella* 属を除く "PEK" グループ
- 感受性のある *Haemophilus influenzae*
- *Listeria monocytogenes*：非中枢神経感染症に限る（感染性腸炎など）

投与設計

- 500mg/回を1日3回（朝昼夕食後）内服

腎機能障害がある場合の投与量調節

CCr（mL/min）	
＞ 30	減量なし
10〜30	500mg/回を1日2回（朝夕食後）
＜ 10	500mg/回を1日1回（食後）
血液透析（透析日は透析後投与）	500mg/回を1日1回（食後）

- *Streptococcus pyogenes*（A群β溶連菌）による咽頭炎の場合は500mg/回を1日2回（朝夕食後）10日間内服する。膿瘍など他病態の合併予防、伝搬性の低減、リウマチ熱の予防の観点から、症状が良くなっても必ず飲みきるよう指導すること！

臨床上問題になる副作用

- アナフィラキシー（Ⅰ型アレルギー）
- 伝染性単核球症患者への投与で起こる非瘙痒性皮疹

付帯情報

- 腎機能障害がある場合の投与量調節：要
- 肝機能障害がある場合の投与量調節：不要
- 中枢神経感染症の治療：不可
- 妊婦への投与：可能
- 小児への投与：可能
- 血中半減期：1.2時間
- バイオアベイラビリティ：およそ90%

コメント

　アンピシリンと同じアミノペニシリンに属します。構造式はアンピシリンにヒドロキシ基が付いただけのシンプルな変化なのですが、これにより**バイオアベイラビリティ**（「生物学的利用能」とも。服用した薬剤が体内に吸収され、有効な形で血液中に到達する割合）が飛躍的に向上しています。本邦では経口アンピシリンやアンピシリンのプロドラッグであるバカンピシリンが入手可能ですが、いずれもバイオアベイラビリティが十分でないことなどから、アモキシシリン以上のプレゼンスはありません。

　抗菌スペクトラムはアンピシリンと同一で、主に顔の周辺にある臓器で起こる感染症の原因微生物をうまくカバーします。また、*Escherichia coli*（大腸菌）も感性の場合があり、しばしば下部尿路感染症に対する治療の選択肢になります。

　溶連菌咽頭炎に対する事実上の第一選択薬ですが、溶連菌咽頭炎と伝染性単核球症との鑑別には注意を要します。伝染性単核球症の患者にアミノペニシリン（アモキシシリンやアンピシリン）を投与すると皮疹を生じることがあるためです。急性咽頭炎を疑う患者をみたら、後頸部リンパ節の腫脹や肝脾腫、肝障害、必要に応じウイルス抗体検査（特にEpstein-Barr virus；EBV）などから伝染性単核球症の鑑別・除外を心がけましょう。

3.2 ペニシリン系抗菌薬

アモキシシリン・クラブラン酸

重要事項

- β-ラクタマーゼ阻害薬であるクラブラン酸との合剤。抗菌スペクトラムはアンピシリン・スルバクタムとほぼ同じで、**きわめて広域！**
- 標的臓器は多岐にわたる。顔周り（口腔、咽頭、中耳、副鼻腔）はもちろん、肺や胆道も OK。
- 感性ならば肺・腹腔の膿瘍の維持期治療にも使用することがある。
- ほとんどの動物咬傷における皮膚軟部組織感染症予防の第一選択薬。

抗菌スペクトラム　アモキシシリンに加え、下記の微生物

主な標的臓器＝顔面周辺、肺、腹腔内臓器、膿瘍病変など

Excellent

動物咬傷で問題となる細菌

- *Pasteurella multocida*：主にネコ
- *Capnocytophaga canimorsus*：主にイヌ・ネコ

Good

- *Klebsiella pneumoniae, Klebsiella oxytoca* を含む "PEK" グループ
- *Bacteroides* 属に代表される偏性嫌気性グラム陰性桿菌

Fair

- ESBLs 産生腸内細菌目細菌：感性かつ下部尿路感染症の場合に限る。

Poor

- *Acinetobacter baumannii*：アンピシリン・スルバクタムとの違いに注意！

投与設計

　本邦で流通しているアモキシシリン・クラブラン酸の配合比は 2：1 ですが、欧米では 4：1、7：1、14：1 などの配合比が主流であり、本邦の添付文書上の投与設計では治療のエビデンスを援用できない悲しい現状があります。これを踏まえ本書では治療上の有益性を勘案し、エビデンスに基づいて一部保険診療の範疇を逸脱する投与設計（通称 **"オグサワ療法"**）を提案しています。実際の使用にあたってはこのことに留意してください。

基本の投与設計：（アモキシシリン量）/（クラブラン酸量）で記載

① 500/125 mg/回を1日3回（朝昼夕食後）内服

- 例：オーグメンチン®配合錠 250RS 1錠 ＋ アモキシシリン錠 250 mg 1錠を1日3回（朝昼夕食後）に内服

② 750/125 mg/回を1日2回（朝夕食後）内服

- 例：オーグメンチン®配合錠 250RS 1錠 ＋ アモキシシリン錠 250 mg 2錠を1日2回（朝夕食後）に内服
  ※よく現れる副作用である下痢の軽減に有効である可能性あり（後述）

腎機能障害がある場合の投与量調節

CCr（mL/min）	
＞30	減量なし
10〜30	500/125 mg/回を1日2回（朝夕食後）
＜10	500/125 mg/回を1日1回（食後）
血液透析（透析日は透析後投与）	500/125 mg/回を1日1回（食後）

臨床上問題になる副作用

下痢：添付文書上も 0.1〜5% 未満で出現するとされる

- クラブラン酸の小腸蠕動運動亢進作用、また正常細菌叢の撹乱（collateral damage）によると思われる。
- 起こる下痢の 20% が Clostridioides difficile 感染によるとの報告がある。
- クラブラン酸の高用量・頻回・長期間の投与がそれぞれリスクとなる。

肝障害：アモキシシリン単独投与のおよそ5倍

- 黄疸や皮膚瘙痒感で発症する。病理学的には胆管内胆汁うっ滞。
- 55歳以上または男性がリスク因子。
- 薬剤アレルギーのようである。投与期間や投与量には関係がない。

付帯情報

- 腎機能障害がある場合の投与量調節：要
- 肝機能障害がある場合の投与量調節：不要
- 中枢神経感染症の治療：不可
- 妊婦への投与：可能
- 小児への投与：可能
- 血中半減期：1時間（クラブラン酸：1時間）
- バイオアベイラビリティ：およそ 90%（クラブラン酸：およそ 60%）

> **コメント**

　アモキシシリン・クラブラン酸は**きわめて広域スペクトラム**の抗菌薬であり、経口抗菌薬のカテゴリにおいては最終兵器的なポジションを占めています。したがって一層厳密な適正使用に努めるべきであり、**無用・無思慮な投与は厳に慎まれなければなりません**。2023年から2024年にかけては薬剤の供給問題もあり、本当に使いたい症例に投与できない事案が全国で少なからず発生していたと思われます。

　繰り返しますがきわめて広域スペクトラムであり、そのカバー範囲は**経口抗菌薬としては破格**です。日常の外来で出会う感染症の原因菌は概ねカバー可能といっても過言ではないかもしれません。感性であればESBLs産生菌も包括し、その治療実績も少しずつ蓄積され、下部尿路感染症に限ってはガイドライン上も使用可能となりました。今後も使用範囲は拡大するかもしれません。

　このように大変優れた薬剤なのですが、投与設計を考える場合に本邦の製剤はアモキシシリンとクラブラン酸の配合比が欧米と異なる2:1であるため、エビデンスに基づいて「ちゃんと使う」のが難しい現状があります。添付文書や配合比が変わってくれればいいのですが、そう簡単に変わらないのが現実でして、私たち処方医がこういった事情を知って工夫をしなければなりません。上記の投与設計を記憶して、応用できるようにしておきましょう。

　投与設計①は正統派**"オグサワ療法"**であり、配合比4:1で国際標準の投与設計に完全に準拠し、PK/PD理論の上でも理にかなっています。本剤使用時の基本の投与設計と言ってよく、きわめて重要ですから絶対に記憶しておきましょう。

　投与設計②はいわば**"オグサワ変法"**です。配合比は6:1と標準的な投与設計の近似に留まるものの、クラブラン酸の投与量・投与頻度が低減されることにより本剤でネックになりやすい副作用の下痢を軽減できる可能性があります。また投与頻度も1日2回となることで、仕事や学業で昼食後の内服を忘れやすい患者におけるアドヒアランス改善も望めます。症例によっては検討の価値がありますので、覚えておいて損はないでしょう。

コラム 抗黄色ブドウ球菌用ペニシリン

　本邦でメチシリン感性黄色ブドウ球菌（MSSA）感染症を治療しようと思ったら、セファロスポリン系抗菌薬であるセファゾリン（静注；p.156）またはセファレキシン（経口；p.173）のどちらかが第一選択薬となり、ペニシリン系抗菌薬の出番はほとんどありません。しかし、欧米においては「抗黄色ブドウ球菌用ペニシリン」が販売されており、MSSA 感染症に広く用いられています。一般名でnafcillin や oxacillin、cloxacillin（クロキサシリン）、dicloxacillin などが該当します。

　これらの薬剤は「抗黄色ブドウ球菌用」の通り、ペニシリン系抗菌薬でありながら、MSSA が産生するペニシリナーゼに分解されにくい特徴があります。さらに MSSA と連鎖球菌にのみ抗菌効果を示すため、非常に狭域スペクトラムです。おまけに肝機能・腎機能による投与量調節が不要で、かつ髄液移行性も十分あり中枢神経感染症も問題なく治療可能です。肝障害や血清病様反応など稀にある副作用を差し引いても余りあるほど有用な薬剤です。

　実は本邦でも「抗黄色ブドウ球菌用ペニシリン」としてクロキサシリンは入手可能です。しかし、アンピシリンとクロキサシリンの合剤（1：1）として販売されており、MSSA 感染症治療薬としては使いにくいうえ、アンピシリンは腎機能による投与量調節が必要なので、腎機能障害のある患者ではアンピシリンにつられてクロキサシリンの投与量も減量せざるを得ず、チグハグな仕様となっています。それでも私は症例を選んで時々使うのですが……。抗黄色ブドウ球菌用ペニシリン単剤の販売が待ち望まれます。

3.3 セフェム系抗菌薬

セフェム系抗菌薬の特徴

主要なペニシリン系抗菌薬が把握できたので、次はセフェム系抗菌薬です。

セフェムはペニシリンと同様β-ラクタム系抗菌薬ですが、ペニシリンがβ-ラクタム環＋チアゾリジン環であるのに対し、セファロスポリンはβ-ラクタム環＋ジヒドロチアジン環の構造を持ち、基本の骨格が異なります。このあたりは知らなくても臨床で困ることはまずありませんので、（化学屋さんには恐縮ですが）とりあえず置いておいてください。

セフェムは古典的に"第○世代"とカテゴライズされます。例えばセファゾリンは第1世代、セフトリアキソンは第3世代、というように。初学者にとって、この世代分類は薬剤を整理するのには非常に便利なのですが、しばしば大きな誤解を生むことがあります。そのため、ある程度感染症診療に慣れた後は、世代分類を卒業して個々の抗菌薬の特性を理解する必要があります。とは言え、本書は初学者向けですので、まずはこの"世代"の話を最初にしておきます。

セフェムの"世代"

本邦で上市されている主なセフェム系抗菌薬とその世代を表にまとめてみましょう。

	薬剤名	世代
静注	セファゾリン	第1世代
	セフォチアム	第2世代
	セフトリアキソン	第3世代
	セフォタキシム	第3世代
	セフタジジム	第3世代
	セフェピム	第4世代
	セフトロザン	第4世代
	セフィデロコル	未分類
経口	セファレキシン	第1世代
	セファクロル	第2世代
	セフジニル	第3世代
	セフポドキシム	第3世代
	セフカペン	第3世代

現在、セフェムの世代は第1世代から第4世代に分けられています。これは誰かが何らかの定義のもとに分類しているわけではなく、抗菌スペクトラムなどから「何となくそう考えられている」、ふんわりとした分類です。

　世代を考えるにあたって大事な軸は、下記の3本です。

> ① *Pseudomonas aeruginosa*（緑膿菌）に抗菌活性があるか否か
> ② 髄液に十分移行するか否か
> ③ グラム陽性球菌向きか、グラム陰性桿菌向きか

　このうち①と②は普遍的な事実ですので、この際覚えてしまいましょう。

　まず、① *Pseudomonas aeruginosa*（緑膿菌）に抗菌活性があるか否か、ですが、これはシンプルに

> 第4世代以降は緑膿菌に対する十分な抗菌活性を持つが、第1〜第3世代にはない

です。前ページの表に当てはめると、セフェピムやセフトロザンは緑膿菌感染症の治療が可能ですが、セファゾリンやセフトリアキソンはどうあがいても不可、ということです。なお、セフタジジムは第3世代として認知されていますが、緑膿菌に十分な活性を有します。早くも例外が生じてしまいましたね。

　次に、② 髄液に十分移行するか否か。これはすなわち、「髄膜炎をはじめとした中枢神経感染症を治療可能か否か」と換言できますが、こちらも考え方はシンプルで

> 第3世代以降は髄液に十分移行するが、第1〜第2世代は不十分

です。前ページの表に当てはめてみましょう。セフトリアキソンやセフェピムは髄膜炎の治療が可能ですが、セフォチアムは不可、と分かります。経口抗菌薬は原則中枢神経感染症には使用しませんので、お間違えのないように。

　これらの内容をいったん表に追加してみましょう。

	薬剤名	世代	抗緑膿菌活性	髄液移行性
静注	セファゾリン	第1世代	×	×（※）
	セフォチアム	第2世代	×	×
	セフトリアキソン	第3世代	×	○
	セフォタキシム	第3世代	×	○
	セフタジジム	第3世代	○	○
	セフェピム	第4世代	○	○
	セフトロザン	第4世代	○	○
	セフィデロコル	未分類	○	○
経口	セファレキシン	第1世代	×	―
	セファクロル	第2世代	×	―
	セフジニル	第3世代	×	―
	セフポドキシム	第3世代	×	―
	セフカペン	第3世代	×	―

セファゾリンの髄液移行性に（※）を付けたのは、近年「セファゾリンの投与設計を工夫すれば中枢神経感染症も治療できるのでは？」という報告が出始めたからです。この話は突き詰めるとややこしくなるので、あとでお話しすることにします（p.158）。2024年時点では「セファゾリンは第1世代なので中枢神経には移行しない」でOKです。

最後に、③グラム陽性球菌向きか、グラム陰性桿菌向きか。これは一筋縄ではいかないところがあります。

一般的には「第1世代はグラム陽性球菌向き、世代が上がるにつれグラム陰性桿菌向きになっていく」と説明されます。非常にクリアカットで理解しやすい考え方ですが、しばしばエラーを引き起こします。いくつか例示しましょう。

例えば *Streptococcus pneumoniae*（肺炎球菌）はグラム陽性球菌ですが、セファゾリン（第1世代）での治療は推奨されません。一方、セフトリアキソン（第3世代）は同菌の治療薬として多くのエビデンスが確立されています。グラム陽性球菌なのに、です。

さらに *Escherichia coli*（大腸菌）は"PEK"グループに属する代表的なグラム陰性桿菌ですが、セフトリアキソン（第3世代）やセフェピム（第4世代）での治療はもちろん、セファゾリン（第1世代）やセフォチアム（第2世代）での治療も何ら問題ありません（もちろん感性であることが前提です）。

このように③の軸には例外が多く、実臨床で「肺炎球菌肺炎はグラム陽性球菌だから第1世代の方が良い！」だとか、「大腸菌の尿路感染症だから第1世代の

セファゾリンは使えない！」だとかいう誤解が生じ得ます。薬剤をおおまかにカテゴライズする場合は良いですが、最終的にはこの世代による分類を卒業し、**具体的な微生物名・臓器診断から第一選択薬を想起**できるようにしましょう。私自身も、世代を意識してセファロスポリンを使うことはほぼありません。

セファロスポリンとセファマイシンを分けて考える

セフェムと言ったり、セファロスポリンと言ったり、時々セファマイシンとかいうのが出てきたり、ややこしいですよね。ここで整理しておきましょう。

まず、「セフェム」も「セファロスポリン」も「セファマイシン」も別物です。……と言っても簡単な関係なのですが、下の図をご覧ください。

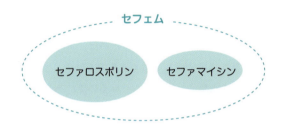

要は「セファロスポリン」と「セファマイシン」が親戚同士で、それらを内包するのが「セフェム」だということです。本邦で上市されている唯一のセファマイシンであるセフメタゾールを先ほどの表に組み込むと、このようになります。

	薬剤名	世代	抗緑膿菌活性	髄液移行性	分類	
静注	セファゾリン	第1世代	×	×（※）	セファロスポリン	セフェム
	セフォチアム	第2世代	×	×		
	セフトリアキソン	第3世代	×	○		
	セフォタキシム	第3世代	×	○		
	セフタジジム	第3世代	○	○		
	セフェピム	第4世代	○	○		
	セフトロザン	第4世代	○	○		
	セフィデロコル	未分類	○	○		
	セフメタゾール	―	×	×	セファマイシン	
経口	セファレキシン	第1世代	×	―	セファロスポリン	
	セファクロル	第2世代	×	―		
	セフジニル	第3世代	×	―		
	セフポドキシム	第3世代	×	―		
	セフカペン	第3世代	×	―		

セフメタゾールを第 2 世代セファロスポリンとして扱う考え方もあるのですが、抗菌スペクトラムにしても構造にしてもあまりにセファロスポリンと違いすぎてかえってややこしいので、この際切り離しておいてください。

なぜセファロスポリンとセファマイシンを分けておくのがよいかというと、その役割に理由があります。セファロスポリンになくてセファマイシンにある役割、それは ESBLs 産生菌感染症に対する治療薬という役割です。

"PEK" グループの項で述べたとおり、ESBLs 産生菌に対して最も信頼できる治療薬はカルバペネム系抗菌薬（メロペネムなど）です。しかし近年、セファマイシンが ESBLs（特に本邦でメジャーな CTX-M タイプの ESBLs）に分解されにくいことから ESBLs 産生菌に対する治療選択肢として挙げられており、エビデンスも着実に蓄積されてきています。カルバペネムを温存するための治療薬（carbapenem-sparing agent）としてセフメタゾールが株を上げてきているというワケです。これはどのセファロスポリンにもない重要な役割ですから、キッチリ分けて考えておきましょう。**セファマイシン（セフメタゾール）は ESBLs 産生菌感染症治療薬**、と位置付けてもよいくらいかもしれません。

腸球菌との不思議な関係

すべてのセフェム（セファロスポリン＋セファマイシン、でしたね）系抗菌薬は *Enterococcus* 属（腸球菌）には原則、**抗菌活性を持ちません**。感染性心内膜炎をはじめとする侵襲性腸球菌感染症では一部アンピシリンとセフトリアキソンを併用して治療するケースがあり重要ですが、例外として頭の片隅に置いておく程度で結構です。

次ページからは、いよいよセフェム（しつこいですが、セファロスポリン＋セファマイシン）系抗菌薬の各論に入っていきましょう。

3.3 セフェム系抗菌薬

セファゾリン

重要事項

- 第1世代セファロスポリン
- メチシリン感性黄色ブドウ球菌（MSSA）に対する第一選択薬としてきわめて重要！

抗菌スペクトラム　グラム陽性菌 ＋ 一部のグラム陰性桿菌

Excellent

- メチシリン感性黄色ブドウ球菌（MSSA）：最重要！

Good

- A, B, C, G群β溶血性連鎖球菌
- α溶血性連鎖球菌
- "PEK"（ESBLs産生株には無効）

Poor

- *Streptococcus pneumoniae*：治療効果を評価したデータが乏しいため原則用いない。

投与設計

- 2g/回を8時間毎（1日3回）に点滴静注

腎機能障害がある場合の投与量調節

CCr（mL/min）	
＞35	減量なし
10～35	1g/回　8時間毎
＜10	1g/回　24時間毎
血液透析（透析日は透析後投与）	1g/回　24時間毎

臨床上問題になる副作用

特になし

付帯情報

- 腎機能障害がある場合の投与量調節：要
- 肝機能障害がある場合の投与量調節：不要
- 中枢神経感染症の治療：不可　☞ コラム参照
- 妊婦への投与：可能
- 小児への投与：可能
- 溶解液：生理食塩水または 5% ブドウ糖液
- 血中半減期：2 時間

コメント

　セファゾリンはいわゆる第 1 世代セファロスポリンです。意外かもしれませんが、本邦（当時の藤沢薬品工業株式会社、現アステラス製薬）で開発された抗菌薬です。

　一番の特徴は何といっても **MSSA に対する抗菌活性**です。欧米では MSSA の治療薬といえば抗黄色ブドウ球菌用ペニシリン（nafcillin、oxacillin）だったのですが、近年セファゾリンの治療成績がこれらの薬剤に対して非劣性かつ副作用が少なかったという報告が相次ぎ、（中枢神経感染症を除けば）セファゾリンで問題なく治療可能、というところまでポジションを上げています。

　ここまでで頭がパンクしてしまった方は、とりあえず

> セファゾリン ≒ MSSA 感染症の治療薬

と記憶しておいてください。これだけでもセファゾリン界隈の疑問のうち、かなりの部分を解消できるといっても過言ではありません。

　そのほか、感性であれば **PEK** グループはいずれもカバー可能です。特に "PEK" の "K"、すなわち *Klebsiella pneumoniae* および *K. oxytoca* は染色体性にペニシリナーゼを産生する（＝ペニシリン G およびアンピシリンに自然耐性である）ため、ペニシリン系で治療しようと思うとアンピシリン・スルバクタムのような広域スペクトラムの抗菌薬を持ち出す必要がありますが、セファゾリンは分解されないため本剤が第一選択薬となるケースもままあります。
　この "K" に限らず、菌種同定および薬剤感受性結果と臓器診断を照らし合わせて、常に de-escalation ができないかどうか吟味する癖を付けておきましょう。

コラム 髄膜炎にセファゾリンは本当に不適か？

　本書を執筆している 2024 年現在、本文記載の通りセファゾリンは「髄液移行性が乏しいため髄膜炎のような中枢神経感染症は治療不可能」というのが、ごく一般的な認識です。私自身も、セファゾリンは中枢神経感染症の治療選択肢として認識していません。

　ですが近年、「セファゾリンの髄液移行性、思ったよりも高い説」が巷で囁かれており、投与量を増やせば（2g/回 4〜6 時間毎）中枢神経感染症にも使用できる可能性が出てきました。セファゾリンといえば、そう、一番のターゲットはMSSA で、MSSA は稀に急性細菌性髄膜炎の原因微生物になるのです。そこで欧米では「抗黄色ブドウ球菌用ペニシリン」である nafcillin や oxacillin をドバッと使うのですが、本邦ではこれらの薬剤が販売されていないため、セフトリアキソンやセフェピム、場合によってはカルバペネム系抗菌薬など MSSA の治療薬としては一般的ではない、かつ非常に広域な抗菌薬で治療をせざるを得ない現状があります。もしセファゾリンが中枢神経感染症の治療に使用可能となれば、この惨状は一転解消される可能性があり、今後の展開に期待がかかります。

　……いやそもそも、国内で「抗黄色ブドウ球菌用ペニシリン」の単剤が入手可能なら初めから困らないんですけどね。とは言え、こうして古くから使用実績のある抗菌薬に新しい活躍の場が与えられることは非常に喜ばしいことです。

1) Novak AR, Krsak M, Kiser TH, *et al.* Pharmacokinetic evaluation of cefazolin in the cerebrospinal fluid of critically ill patients. *Open Forum Infect Dis.* 2022;9(2)

2) McCreary EK, Johnson MD, Jones TM, *et al.* Antibiotic myths for the infectious diseases clinician. *Clin Infect Dis.* 2023 Oct 13;77(8):1120-5.

3) Le Turnier P, Gregoire M, Deslandes G, *et al.* Should we reconsider cefazolin for treating staphylococcal meningitis? A retrospective analysis of cefazolin and cloxacillin cerebrospinal fluid levels in patients treated for staphylococcal meningitis. *Clin Microbiol Infect.* 2020 Oct;26(10):1415.

3.3 セフェム系抗菌薬

セフォチアム

重要事項

- 第2世代セファロスポリン
- 抗菌スペクトラムがやや中途半端。セフトリアキソン、セフォタキシムに取って代わられた。

抗菌スペクトラム

Good
- "PEK"（ESBLs産生株には無効）
- *Haemophilus influenzae*（感性の場合）

Fair
- A, B, C, G群β溶血性連鎖球菌
- α溶血性連鎖球菌
- MSSA

※これらの細菌の感染症にあえて本剤を用いる理由は乏しい。

投与設計

- 1g/回を6時間毎（1日4回）に点滴静注

腎機能障害がある場合の投与量調節

CCr（mL/min）	
＞50	減量なし
30～50	1g/回　8時間毎
10～30	1g/回　12時間毎
＜10	1g/回　24時間毎
血液透析（透析日は透析後投与）	1g/回　24時間毎

臨床上問題になる副作用

特になし

付帯情報

- 腎機能障害がある場合の投与量調節：要
- 肝機能障害がある場合の投与量調節：不要

- 中枢神経感染症の治療：不可
- 妊婦への投与：可能
- 小児への投与：可能
- 溶解液：生理食塩水または 5% ブドウ糖液
- 血中半減期：0.8 時間

> **コメント**

　セフォチアムは第 2 世代セファロスポリンで、第 1 世代であるセファゾリンよりもグラム陰性桿菌方面へ少しだけ（本当に少しだけ）抗菌スペクトラムが拡大されています。他方、グラム陽性球菌に対してはセファゾリンほど信頼できず、何となく"どっちつかず"感の否めない抗菌薬です。のちの世代のセフトリアキソン、セフォタキシムが優れた薬剤であったため、現在セフォチアムのシェアはほとんど奪われてしまいました。

　ではこのまま消えていくのを指を咥えて待っていてよいかというと、そういうことでもありません。抗菌薬は一度製造が終了してしまうと、元に戻すのは容易ではないのです。そんなとき我々感染症科医がどういう思考回路を働かせているか？ということを、コラムでちょっとだけ紹介します。

> **コラム**　出番を失った抗菌薬の行く末は…

　セフォチアムのように新規薬剤の登場により使用機会の激減した薬剤は、メーカーも不採算と判断し、多くの場合マーケットから消えていきます。

　その一方で、薬剤耐性菌が増加している中、評価が見直されマーケットへの復帰を切望されている薬剤も少なからず存在します。そのため、「今後どのような展開になるか分からないから、今ある薬剤は販売中止に追い込まず残しておいた方が良い」という意見もあります。私もこれに双手を挙げて賛同するところです。

　とは言え、抗菌薬の不適切使用をしてよいかというと、それは私たち感染症科医のポリシーと真っ向から対立します。そこで、抗菌薬適正使用の"隙間"に、セフォチアムのようにシェアの小さくなった抗菌薬をどう合理的に忍び込ませるかが重要だと考えています。例えば基礎疾患が少なく、医療曝露のあまりない女性で起こった尿路感染症の empiric therapy にセフトリアキソンではなくセフォチアムを使ってみたり、あるいは獲得耐性のない大腸菌（＝アンピシリンで治療可能な大腸菌）の感染症にあえてセフォチアムを持ち出したり、というように。厳格な抗菌薬適正使用を志向しつつ、ときにはこういったクレバーな立ち回りを考えるのも、感染症科医ならではの発想と言えるかもしれません。

3.3 セフェム系抗菌薬

セフトリアキソン

> **重要事項**
> - 第3世代セファロスポリン
> - 汎用性きわめて高し！　だからこそ適正使用の基本に忠実であるべし。
> - 腎機能による投与量調節が不要。

抗菌スペクトラム　　超広域！

Excellent

- *Salmonella* spp.（サルモネラ）
- *Shigella* spp.（赤痢菌）
- *Neisseria gonorrhoeae*（淋菌）：現状最も信頼できる治療薬
- *Neisseria meningitidis*（髄膜炎菌）

Good

- A, B, C, G群β溶血性連鎖球菌およびその他の連鎖球菌
- *Streptococcus pneumoniae*（肺炎球菌）：市中肺炎の empiric therapy および一部のペニシリン耐性株
- *Haemophilus influenzae*：特に BLNAR (β-lactamase negative ampicillin resistant) 株に代表されるペニシリン耐性株
- *Moraxella catarrhalis*
- *Treponema pallidum*：特に神経梅毒におけるペニシリンGの代替薬
- "PEK" グループ
- "PMSECK" グループのうち "PMS"

Fair

- MSSA
- 横隔膜より上の嫌気性菌

Poor

- "PMSECK" グループのうち "ECK"

投与設計

- 2g/回を24時間毎（1日1回）に点滴静注
- **中枢神経感染症（髄膜炎など）**：2g/回を12時間毎（1日2回）に点滴静注
- 腎機能障害がある場合の投与量調節：なし
- 肝機能障害がある場合の投与量調節：原則なし
- ただしChild-Pugh class Cの肝機能障害とCCr≦15mL/minとなる腎障害が併存する場合は＞2g/日の投与は避ける。

体重による投与量調節

BW (kg)	2g/回 24時間毎から減量	2g/回 12時間毎から減量
≧40	減量なし	減量なし
＜40	1g/回 24時間毎	1g/回 12時間毎

臨床上問題になる副作用

- 胆泥貯留・偽胆石発作：≧2g/日の投与および絶食がリスク（*Ann Intern Med* 115: 712, 1991）。ほとんどの場合、投与を終了すれば消失するため、疑えば投与を中止する。
- 血小板減少症

薬物相互作用

- **ランソプラゾール**：QTc延長。心室性不整脈、心停止、死亡のリスク増大と関連する（*JAMA Netw Open* 6: e2339893, 2023）。併用は避けること！
- カルシウム含有輸液（ラクテック®、ソルアセト®Fなど）：混用（側管投与を含む）すると結晶が析出する。

付帯情報

- 腎機能障害がある場合の投与量調節：**不要**
- 肝機能障害がある場合の投与量調節：**原則不要**
- 中枢神経感染症の治療：可能
- 妊婦への投与：可能
- 小児への投与：可能
- 溶解液：生理食塩水または5%ブドウ糖液
- 血中半減期：6時間

> **コメント**

セフトリアキソンはその優れた薬効・薬理から臨床で重用される抗菌薬です。考えてもみてください。多くの場合1日1回の投与でよく、肝機能や腎機能で用量調節も必要なく、投与量を増やせば中枢神経感染症の治療も可能で、抗菌スペクトラムも広い。こんな便利な薬剤が重宝されないはずがありません。

実際、「とりあえずセフトリアキソン」は臨床でよく目にする処方ですが、このような出鱈目な使い方をして良いことには当然なりません。どんなものでもクスリはリスク、諸刃の剣であることを理解して適切に使うべきです。広域スペクトラムになればなるほど、この思考回路は重要です。しっかり整理しておきましょう。

抗菌スペクトラムに関して一点、確認しておきたいことがあります。

第2章で述べた通り、"PMSECK" グループは抗菌薬にさらされると AmpC 型 β-ラクタマーゼを過剰に産生するようになり、ペニシリンおよび第3世代までのセファロスポリンを分解してしまうことがあります。ですが、"PMSECK" グループ内にはこのような耐性が誘導されやすい一群と、されにくい一群が存在するのでした。具体的には "PMSECK" のうち **"PMS"** はセフトリアキソンでも治療可能、**"ECK"** はセフトリアキソンは使用せずセフェピムでの治療が望ましい……という話、覚えていますか？

この事情は少々ややこしいので、本書を読んでいる段階では、**"PMSECK" による感染症はセフェピムが第一選択薬**であるとの認識で結構です。いずれ記憶容量に余裕が出てきた時に、「そういえば *Serratia marcescens* って "PMS" の "S" だったよな…」と思い出すようなことがあれば、その時は自信を持ってセフトリアキソンを治療薬の候補に入れてください。詳細は第2章の "PMSECK" グループの項 (p.96) をご参照ください。

ランソプラゾールとの併用で致死性不整脈のリスクが上昇します。老年内科やICUなどのセッティングで、経静脈栄養のみで消化性潰瘍予防のためにランソプラゾール、感染症治療（例えば誤嚥性肺炎）のためにセフトリアキソンがそれぞれ投与されている、なんてシチュエーションは十分あり得ますから、注意が必要です。

3.3 セフェム系抗菌薬

セフォタキシム

重要事項

- 第3世代セファロスポリン
- セフトリアキソンが使用できない場合の代替薬として重要。

抗菌スペクトラム　超広域！

Excellent

- *Salmonella* spp.（サルモネラ）
- *Shigella* spp.（赤痢菌）
- *Neisseria gonorrhoeae*（淋菌）
- *Neisseria meningitidis*（髄膜炎菌）

Good

- A, B, C, G群β溶血性連鎖球菌およびその他の連鎖球菌
- *Streptococcus pneumoniae*（肺炎球菌）：市中肺炎の empiric therapy および一部のペニシリン耐性株
- *Haemophilus influenzae*：特にBLNAR（<u>β</u>-<u>l</u>actamase <u>n</u>egative <u>a</u>mpicillin <u>r</u>esistant）株に代表されるペニシリン耐性株
- *Moraxella catarrhalis*
- "PEK" グループ
- "PMSECK" グループのうち "PMS"

Fair

- MSSA
- 横隔膜より上の嫌気性菌

Poor

- "PMSECK" グループのうち "ECK"

投与設計

- 1g/回を6時間毎（1日4回）に点滴静注
- 中枢神経感染症（髄膜炎など）：2g/回を4時間毎（1日6回）に点滴静注
  ※添付文書の上限量は逸脱するが、公知申請により投与可能。

腎機能障害がある場合の投与量調節

CCr (mL/min)	1g/回 6時間毎から減量	2g/回 4時間毎から減量
> 50	減量なし	減量なし
10〜50	1g/回 8時間毎	2g/回 6時間毎
< 10	1g/回 12時間毎	2g/回 12時間毎
血液透析（透析日は透析後投与）	1g/回 12時間毎	2g/回 12時間毎

臨床上問題になる副作用

特になし

付帯情報

- 腎機能障害がある場合の投与量調節：**要**
- 肝機能障害がある場合の投与量調節：**不要**
- 中枢神経感染症の治療：可能
- 妊婦への投与：可能
- 小児への投与：可能
- 溶解液：生理食塩水または5% ブドウ糖液
- 血中半減期：1.5時間

コメント

　セフォタキシムは、①腎機能により調節が必要で、②目立った副作用の少ないセフトリアキソン、と認識しておくと良いでしょう。米国ではすでに販売されておらず、本邦においても採用していない施設も少なからずあるようです。したがって、「セフトリアキソンを使いたいけど肝機能障害と腎機能障害の両者とも強い、あるいは副作用などの問題で投与ができないケース」が使いどころです。勤務先の施設で採用されているかをまず確認し、いざというときに使えるように準備をしておきましょう。

3.3 セフェム系抗菌薬

セフタジジム

重要事項

- 第3世代セファロスポリンに分類されるが、役割はかなり異なる。便宜上、"第3.5世代"としておく。
- 緑膿菌感染症治療における標的治療薬として重要！
- 逆に、グラム陽性菌には無効。

抗菌スペクトラム

Excellent

- *Pseudomonas aeruginosa*：標的治療薬としてきわめて重要！

Good

- "PEK" グループ
- "PMSECK" グループのうち "PMS"

Fair

- *Acinetobacter baumannii*：抗菌活性はあるが、アンピシリン・スルバクタムなど他の薬剤を優先する。

Poor

- *Streptococcus pneumoniae*（肺炎球菌）、その他の *Streptococcus* 属、MSSA などグラム陽性菌
- "PMSECK" グループのうち "ECK"

投与設計

- 1g/回を6時間毎（1日4回）に点滴静注
- 中枢神経感染症（髄膜炎など）：2g/回を8時間毎（1日3回）に点滴静注
  ※この投与設計は公知申請により「発熱性好中球減少症」にのみ適応可能とされており、添付文書を逸脱することに留意する。

腎機能障害がある場合の投与量調節

CCr (mL/min)	1g/回 6時間毎から減量	2g/回 8時間毎から減量
＞50	減量なし	減量なし
30〜50	1g/回 8時間毎	2g/回 12時間毎
15〜30	1g/回 12時間毎	2g/回 24時間毎
＜15	1g/回 24時間毎	
血液透析（透析日は透析後投与）	1g/回 24時間毎	

臨床上問題になる副作用

特になし

付帯情報

- 腎機能障害がある場合の投与量調節：**要**
- 肝機能障害がある場合の投与量調節：**不要**
- 中枢神経感染症の治療：可能。中枢神経への移行性は随一
- 妊婦への投与：可能
- 小児への投与：可能
- 溶解液：生理食塩水または 5% ブドウ糖液
- 血中半減期：1.9 時間

コメント

　セフタジジムは一般に第3世代セファロスポリンにカテゴライズされますが、その役割は他の第3世代（セフトリアキソン、セフォタキシム）とは大きく異なるため、個人的に第3世代に入れるのは抵抗を感じています。抗緑膿菌作用がある点では第4世代に近いのですが、では第4世代として扱うかというと、それもまた……というので、筆者はセフタジジムは"**第3.5世代**"として扱うのがちょうど良いかな、と考えています。

　グラム陽性菌に無効であることから、グラム陰性桿菌専用の薬剤と心得てください。さらに、"PEK"グループにはより低世代のセファロスポリンおよびセファマイシン、そしてペニシリン系が、"PMSECK"グループにはセフェピムが第一選択薬として選択可能ですから、**セフタジジムは実質上、緑膿菌感染症治療薬**と考えて問題ありません。感性であり、臓器診断上も適切と考えられる場合は、積極的に de-escalation を試みましょう。

3.3 セフェム系抗菌薬

セフェピム

重要事項

- 第4世代セファロスポリン
- 抗緑膿菌活性も十分。連鎖球菌およびMSSAにも十分な活性あり。
- "セフェピム脳症"には少し留意が必要。投与設計は慎重に行う。

抗菌スペクトラム　　超広域！

Excellent

- "PMSECK"：AmpC型β-ラクタマーゼの過剰産生に対して最も安定な抗菌薬の1つ。
- *Pseudomonas aeruginosa*

Good

- A, B, C, G群β溶血性連鎖球菌およびその他の連鎖球菌
- MSSA
- "PEK"グループ

Fair

- 横隔膜より上の嫌気性菌

Poor

- ESBLs産生腸内細菌目細菌

投与設計

- **標準的な投与設計**：1g/回を8時間毎（1日3回）に点滴静注
- **中枢神経感染症（髄膜炎など）、重篤な緑膿菌感染症**：2g/回を8時間毎（1日3回）に点滴静注

腎機能障害がある場合の投与量調節

CCr（mL/min）	1g/回 8時間毎から減量	2g/回 8時間毎から減量
＞60	減量なし	減量なし
30〜60	1g/回 12時間毎	2g/回 12時間毎
10〜30	1g/回 24時間毎	1g/回 12時間毎
＜10	0.5g/回 24時間毎	1g/回 24時間毎
血液透析（透析日は透析後投与）	0.5g/回 24時間毎	1g/回 24時間毎

臨床上問題になる副作用

セフェピム脳症

- 特に**腎機能障害**がある場合、薬物血中/髄液中濃度が上昇することで発症。
- セフェピム投与開始後4〜5日後（最短2日後）に好発。
- 主な症状は**意識障害**（80%）。そのほか見当識障害（47%）、ミオクローヌス（40%）、痙攣（31%）。☞ メトロニダゾール脳症（p.211）と症状が異なる。
- **疑えば速やかに投与中止！** 中止後2日程度で症状改善、ほとんどの場合予後良好。

付帯情報

- 腎機能障害がある場合の投与量調節：**要。慎重に！**
- 肝機能障害がある場合の投与量調節：**不要**
- 中枢神経感染症の治療：可能
- 妊婦への投与：可能
- 小児への投与：可能
- 溶解液：生理食塩水または5%ブドウ糖液
- 血中半減期：2時間

コメント

　セフェピムは第4世代セファロスポリンに分類される抗菌薬です。この節の冒頭（p.153）で、「世代が上がる毎にグラム陰性桿菌に指向性が強くなる」と説明しましたが、本剤は**MSSAを含むグラム陽性球菌にも治療効果が期待できます**。このようにグラム陽性球菌にもグラム陰性桿菌にも強みのある特徴から、"第1世代＋第3世代＝第4世代"という理解の仕方もあるようです。

　緑膿菌にも十分な抗菌活性を持つことから、適正使用に努めなければなりません。また、副作用の問題や臨床状況により細かく投与設計を調整する必要がある

ため、使用にあたっては多少の注意と慣れが必要です。初めのうちはリファレンスを都度眺めつつ、

　① 臓器診断を詰め、
　② クレアチニン・クリアランスを計算し、
　③ 副作用を頭に入れた上で、

適切に投与設計を行うようにしましょう。

コラム　新しいセファロスポリン

　平成以降、感染症診療は薬剤耐性菌との熾烈な闘いの時代に入ったと言っても大袈裟ではないでしょう。厄介な薬剤耐性菌が出現すると、人類は優れた抗菌薬を開発し対峙してきました。やがてそれはイタチごっこの様相を呈し、先にバテてきたのは、残念、人類でした。抗菌薬の開発ペースは鈍り、器用に薬剤耐性を獲得していく細菌に遅れをとっていることは否めません。

　当然人類も黙っていません。既存の薬剤を組み合わせたり、投与設計を工夫したりすることによって何とか追従しています。そんな時代に生まれた薬剤耐性菌用の新規セファロスポリンが、セフトロザン・タゾバクタム（ザバクサ®）、そしてセフィデロコル（フェトロージャ®）です。前者は若干既存の抗菌薬と役割の重複する点がありますが、後者は「カルバペネム耐性（特にメタロβ-ラクタマーゼ産生）菌専用」の薬剤で、今後しばらくの間はかなり重要なポジションを占めることになりそうです。

　初学者の皆さんが日常的にこれらの薬剤を使うことはないと思いますので、あえて本文では取り上げませんでしたが、いざという時のために「こういうのがあるんだ」という事実は記憶に留めておくと良いと思います。

3.3 セフェム系抗菌薬
セフメタゾール

重要事項

- 本邦唯一の"セファマイシン"
- まずは ESBLs 産生菌治療薬と考えて良い。
- 嫌気性菌への活性もまずまず。

抗菌スペクトラム

Good
- "PEK"グループのうち、特に ESBLs 産生株
- *Bacteroides* 属に代表される偏性嫌気性グラム陰性桿菌

Fair
- A, B, C, G 群β溶血性連鎖球菌およびその他の連鎖球菌
- MSSA

※これらの細菌の感染症にあえて本剤を用いる理由は乏しい。

投与設計

- 1g/回を 6 時間毎（1 日 4 回）に点滴静注

腎機能障害がある場合の投与量調節

CCr（mL/min）	
＞ 50	減量なし
30 ～ 50	1g/回　8 時間毎
10 ～ 30	1g/回　12 時間毎
＜ 10	1g/回　24 時間毎
血液透析（透析日は透析後投与）	1g/回　24 時間毎

臨床上問題になる副作用

特になし

付帯情報

- 腎機能障害がある場合の投与量調節：要
- 肝機能障害がある場合の投与量調節：不要
- 中枢神経感染症の治療：不可
- 妊婦への投与：可能
- 小児への投与：可能
- 溶解液：生理食塩水または 5% ブドウ糖液
- 血中半減期：1.3 時間

コメント

　セフェム系の中でセファロスポリンとセファマイシンを区別しておくべきだということは、この節の冒頭 (p.154) で説明しましたね。セファマイシンとして本邦で利用可能なのは、セフメタゾールのみです。かなり重要な役割を担う薬剤ですが、2023 年に一時供給不足に陥ったこともあり、特に無駄遣いを避けたい薬剤です。

　したがって本書を読んでいる段階では、セフメタゾールはこの際、**ESBLs 産生菌治療薬**と割り切ってください。それ以上でもそれ以下でもなく、他の細かい事情も取り払いましょう。

① バイタルサインや全身状態に不安がなければ、
② そして切開排膿・ドレナージなどソースコントロールが良好であれば、

カルバペネムでの治療に拘泥しなくて結構、自信を持ってセフメタゾールを使ってください。

3.3 セフェム系抗菌薬

セファレキシン

重要事項

- 経口第1世代セファロスポリン
- **皮膚軟部組織感染症**や**下部尿路感染症**で良い適応！
- 長時間血中濃度が維持される「**複合顆粒**」がとても便利。

抗菌スペクトラム　グラム陽性菌 ＋ 一部のグラム陰性桿菌

Excellent
- メチシリン感性黄色ブドウ球菌 (MSSA)

Good
- A, B, C, G 群 β 溶血性連鎖球菌
- α 溶血性連鎖球菌
- "PEK"（ESBLs 産生株には無効）

Poor
- *Streptococcus pneumoniae*

投与設計

- 複合顆粒：1g（力価）＝製剤2g/回を1日2回（朝夕食後）内服
- その他の剤形：500mg/回を1日4回（朝昼夕食後および眠前）内服

腎機能障害がある場合の投与量調節

CCr（mL/min）	
＞30	減量なし
15〜30	複合顆粒：0.5g（力価）＝製剤1g/回　1日2回（朝夕食後）内服 または その他の剤形：500mg/回　1日3回（朝昼夕食後）内服
＜10	複合顆粒：0.5g（力価）＝製剤1g/回　1日1回（食後）内服 または その他の剤形：500mg/回　1日2回（朝夕食後）内服
血液透析（透析日は透析後投与）	500mg/回　1日1回（食後）内服

臨床上問題になる副作用

特になし

付帯情報

- 腎機能障害がある場合の投与量調節：要
- 肝機能障害がある場合の投与量調節：不要
- 中枢神経感染症の治療：不可
- 妊婦への投与：可能
- 小児への投与：可能
- 血中半減期：1時間
- バイオアベイラビリティ：およそ90%

コメント

　セファレキシンは経口セファロスポリンの中でも最古参の1つですが、きわめて利用価値の高い抗菌薬です。特に**メチシリン感性黄色ブドウ球菌（MSSA）**に対しては経口薬の中では第一選択薬と考えてよく（静注薬ではセファゾリンが第一選択薬でしたね）、外来加療可能な皮膚軟部組織感染症（蜂窩織炎や丹毒など）は本剤で治療が可能です。セファゾリンから経口薬へステップダウンする際の変更先としても活用できます。

　もう1つの強みは、長時間にわたって血中濃度が持続する「**複合顆粒**」の剤形があることです。これは、胃で溶解する顆粒と腸で溶解する顆粒が「複合」しているものです。これによって1日の投薬回数を抑えることが可能となり、服薬アドヒアランスの改善に一役買ってくれます。

　海外ではペニシリン系やキノロン系などで長時間作用型の剤形が存在しますが、残念ながら本邦にはありません。あると大変便利なのですけどね…。

3.3 セフェム系抗菌薬

セファクロル

重要事項

- 経口第2世代セファロスポリン
- セファレキシンと比べてグラム陰性桿菌方面に抗菌スペクトラムが若干拡張し、かえって使いづらい。
- アレルギーの頻度が他の薬剤と比べて高い。

抗菌スペクトラム

Good
- "PEK"（ESBLs産生株には無効）
- *Haemophilus influenzae*（感性の場合に限る）

Fair
- A, B, C, G群β溶血性連鎖球菌
- α溶血性連鎖球菌
- MSSA
- *Streptococcus pneumoniae*

投与設計

- 500mg/回を1日3回（朝昼夕食後）内服

腎機能障害がある場合の投与量調節

CCr（mL/min）	
≧10	減量なし
<10	500mg/回　1日2回（朝夕食後）内服
血液透析（透析日は透析後投与）	500mg/回　1日2回（朝夕食後）内服

臨床上問題になる副作用

- I型アレルギー：セファレキシン、アンピシリンのおよそ **10倍** の頻度[*]。
- III型アレルギー（血清病様反応）：セファレキシン、アンピシリンのおよそ **180倍** の頻度[*]。

　[*] 岡田正人：レジデントのためのアレルギー疾患診療マニュアル 第2版, p.245, 医学書院, 2014

> **付帯情報**

- 腎機能障害がある場合の投与量調節：要
- 肝機能障害がある場合の投与量調節：不要
- 中枢神経感染症の治療：不可
- 妊婦への投与：可能
- 小児への投与：可能
- 血中半減期：0.8 時間
- バイオアベイラビリティ：およそ 80%

> **コメント**

　使いにくさの割に、臨床ではよく見かける抗菌薬です。黄色ブドウ球菌や連鎖球菌はセファレキシンでカバーすれば良いし、中途半端にインフルエンザ桿菌に抗菌スペクトラムが拡張しているせいで、"帯に短し襷に長し"な印象が否めません。

　さらに注意すべきは、**アレルギー**の発生頻度です。どうしてこうも差が出るかは分かりませんが、近親関係のアンピシリンやセファレキシンと比べても大きな差があります。腎機能障害があっても細かく投与量を調節せずに済むのは良いですが、それ以上のアドバンテージは見出せず、基本的にはセファレキシンが施設で採用されていない場合のサブ中のサブ程度の位置付けでしょう。もし勤務先の施設にセファクロルがあってセファレキシンがなかったら、ぜひセファレキシンを新規に採用してもらってください。

3.3 セフェム系抗菌薬
経口第3世代セファロスポリン

重要事項

- 複数の薬剤が入手可能。**セフジニル、セフジトレン、セフカペン、セフポドキシム**など。
- 経口抗菌薬にしては抗菌スペクトラムが広すぎる！

抗菌スペクトラム

Good
- "PEK"（ESBLs 産生株には無効）
- "PMSECK" の一部
- *Haemophilus influenzae*（感性の場合に限る）

Fair
- A, B, C, G 群 β 溶血性連鎖球菌
- α 溶血性連鎖球菌
- MSSA
- *Streptococcus pneumoniae*

投与設計

薬剤により異なる。添付文書や成書を都度確認すること。

臨床上問題になる副作用

- ピボキシル基を有する薬剤（セフカペン、セフジトレンなど）の投与による小児の重症低血糖発作

付帯情報

- 腎機能障害がある場合の投与量調節：ー
- 肝機能障害がある場合の投与量調節：ー
- 中枢神経感染症の治療：不可
- 妊婦への投与：可能
- 小児への投与：可能
- 血中半減期：薬剤により異なる
- バイオアベイラビリティ：薬剤によるが、**総じて低い**。

> **コメント**

　このカテゴリの薬剤を皆さんが頻用することは、まずありません。処方するとしても、せいぜい数年に一度あるかないか、です。

　その一番の理由は、抗菌スペクトラムにあります。経口抗菌薬の主な使いどころは外来診療ですが、経口第3世代セファロスポリンは外来で治療可能な肺炎や尿路感染症、皮膚軟部組織感染症などの原因になり得ない微生物までカバーしています。その最たる例が "PMSECK" です。このグループの細菌は、院内発症の尿路感染症の原因にはなっても、市中発症で外来に歩いてくるような患者の尿路感染症の原因微生物としてはきわめて稀です。

　無用な広域抗菌薬の投与はしばしば薬剤耐性を誘導しますから、相手にしなくて良い細菌は放っておいた方が良いのです。「色々な細菌に効き目がある」は、メリットどころかデメリットなのです。

　これに関連してよくある誤解で、「経口第3世代セファロスポリンは数種類の薬剤が販売されているのだから、1つが耐性になっても他の薬剤を使えば良い」という考え方があります。これもまた、大間違いです。

　経口第3世代セファロスポリンに耐性になるということは、ほとんどの場合、それ以下の世代のセファロスポリンおよびアモキシシリン、アンピシリンなどのペニシリン系抗菌薬にも耐性になることを意味します。実臨床にフィットしているとは言い難い薬剤選択により、実臨床できわめて重要なポジションにある薬剤が使えなくなる……この不合理はさすがに見逃すことができません。

　さらに、バイオアベイラビリティも総じて低く、有効な血中濃度を形成できているかは不確定と言わざるを得ません。

　このようにクリティカルなデメリットが複数あるにもかかわらず、本邦における抗菌薬処方件数はこの経口第3世代セファロスポリンが大多数を占めているのが実情です。ぜひ読者の皆さんには、上記のデメリットを認識していただいた上で、適切な薬剤選択を心がけていただきたいと思っています。

3.4 カルバペネム系抗菌薬

カルバペネム系抗菌薬の特徴

　ペニシリン系、セフェム系と押さえたら、β-ラクタム系抗菌薬もいよいよ大詰め、**カルバペネム系**抗菌薬です。

　カルバペネムはきわめて広域スペクトラムの抗菌薬であり、いわば感染症治療における"**最終兵器**"です。そのため、ことさらに適正使用が望まれる特別な抗菌薬です。使用にあたっては多くの施設で「許可制」または「届出制」が敷かれていると思われます。ご自分の施設ではどういう扱いになっているか、確認しておいてください。

　カルバペネムも紛れも無いβ-ラクタム系抗菌薬ですから、考え方の基本はペニシリンやセフェムと同じです。細菌に対し殺菌的に作用すること、適切に分割して投与すべきであること……このあたりはもうよろしいですか？

　抗菌スペクトラムは、本当に、べらぼうに広域です。一般細菌においては無効の細菌の方が少ない可能性すらあります。したがって、カルバペネムの抗菌スペクトラムを理解する近道は、逆にカルバペネムが効かない一般細菌を把握しておくことです。

　カルバペネム系には数種類の薬剤がありますが、それぞれの薬剤の違いはそう大きくないため、基本的には**メロペネム**のみについて熟知しておけば大丈夫です。細かいことを言い出すとカルバペネムの中で使い分ける必要性が生じますが、この辺りは専門家に任せれば良いですし、その専門家も特別なこだわりのある人はそう多くないと思います。

　それではメロペネムについて掘り下げてみましょう。

3.4 カルバペネム系抗菌薬

メロペネム

> **重要事項**
> - カルバペネム系抗菌薬のデファクトスタンダード。
> - **超広域スペクトラム！** カルバペネムが無効の細菌を覚えるのが近道。

抗菌スペクトラム 　本剤が無効の微生物を記憶する

本剤が無効の微生物
- メチシリン耐性黄色ブドウ球菌（MRSA）
- *Enterococcus* spp.
- *Corynebacterium jeikeium*
- *Nocardia brasiliensis*
- *Clostridioides difficile*
- *Stenotrophomonas maltophilia*：" PAS "の" S "。染色体性にカルバペネマーゼを産生する。
- *Legionella* spp., *Mycoplasma* spp. などの非定型細菌
- 真菌、ウイルス、原虫

投与設計
- 標準的な投与設計：1g/回を8時間毎（1日3回）または0.5g/回を6時間毎（1日4回）、1時間以上かけ点滴静注
- 中枢神経感染症（髄膜炎など）：2g/回を8時間毎（1日3回）、1時間以上かけ点滴静注

腎機能障害がある場合の投与量調節

CCr (mL/min)	1g/回　8時間毎から減量	0.5g/回　6時間毎から減量	2g/回　8時間毎から減量
> 50	減量なし	減量なし	減量なし
25〜50	1g/回　12時間毎	0.5g/回　8時間毎	1g/回　8時間毎
10〜25	0.5g/回　12時間毎		1g/回　12時間毎
< 10	0.5g/回　24時間毎		1g/回　24時間毎
透析（透析日は透析後投与）	0.5g/回　24時間毎		1g/回　24時間毎

> **臨床上問題になる副作用**

- けいれん（稀）

薬物相互作用
- バルプロ酸の濃度が著しく低下する。併用を避け、別の抗けいれん薬に切り替える。

> **付帯情報**

- 腎機能障害がある場合の投与量調節：要
- 肝機能障害がある場合の投与量調節：不要
- 中枢神経感染症の治療：可能
- 妊婦への投与：可能
- 小児への投与：可能
- 溶解液：生理食塩水または5%ブドウ糖液
- 血中半減期：1時間

> **コメント**

　2024年現在、注射用カルバペネムは本邦においてイミペネム・シラスタチン、ドリペネム、パニペネム・ベタミプロン、ビアペネム、そして本書で扱うメロペネムの5種類が入手可能です。さらに、イミペネム・シラスタチンに新規β-ラクタマーゼ阻害薬が配合されたイミペネム・シラスタチン・レレバクタム（レカルブリオ®）が2022年に上市され、今後もいくつか新薬がリリースされる見通しです。

　ですが、少なくとも最初の5種類はどれも似たり寄ったりの性能ですので、基本的には**メロペネムのみを熟知しておけばOK**で、細かな使い分けは必要ありません。イミペネム・シラスタチン・レレバクタムは現時点では投与が検討されるのはかなり限られた状況ですので、「こういうのもあるんだ」程度の認識で結構です。

　カルバペネムはきわめて広い抗菌スペクトラムを誇り、パッと思いつくようなメジャーな細菌にはほとんど有効と言っても過言ではありません。ESBLsや過剰産生されたAmpC型β-ラクタマーゼに対しても安定であり、臨床で比較的よく出会う薬剤耐性菌にも対抗できます。あまりにも色々な細菌に有効であるため、「カルバペネムが有効な細菌」をまとめるのではなく、「カルバペネムが無効な細菌」をまとめておいたほうが実用的です。

その広域ぶりゆえに、カルバペネムは文字通りの"最終兵器"であり、使用にあたっては特別な注意を払う必要があります。繰り返すように、広すぎる抗菌スペクトラムはときにデメリットになります。特にカルバペネムの投与によって微生物にかかる選択圧は計り知れません。原因微生物が同定され、<u>カルバペネム以外の抗菌薬で治療可能と判断される場合は、速やかに de-escalation するべきです</u>。

　無用なカルバペネムの投与によって耐性を獲得したグラム陰性桿菌（例えば緑膿菌）に遭遇した時の絶望感たるや、筆舌に尽くしがたいものがあります。**「いかにしてカルバペネムを使わずに、最終兵器として温存するか」**というのは私たちに課せられた大きなテーマの1つだと言えましょう。

3.5 モノバクタム系抗菌薬

アズトレオナム

重要事項

- 本邦唯一の**モノバクタム**系抗菌薬。
- 抗菌スペクトラムはセフタジジムに類似し、β-ラクタムアレルギーがある場合の代替薬。
- **メタロβ-ラクタマーゼ産生菌**治療薬の1つとして注目が集まっている。

抗菌スペクトラム

Excellent

- メタロβ-ラクタマーゼ産生腸内細菌目細菌（PEK、PMSECK） ⎫ 多剤併用治療時
- メタロβ-ラクタマーゼ産生緑膿菌 ⎭ の選択肢の1つ

Good

- "PEK" グループ
- "PMSECK" グループのうち **"PMS"**
- *Pseudomonas aeruginosa*

Poor

- *Streptococcus pneumoniae*（肺炎球菌）、MSSA など**グラム陽性菌**
- "PMSECK" グループのうち **"ECK"**

投与設計

- 腸内細菌目細菌の感染症：1g/回を8時間毎（1日3回）に点滴静注
- 緑膿菌感染症：1g/回を6時間毎（1日4回）に点滴静注
- 中枢神経感染症（髄膜炎など）：2g/回を8時間毎（1日3回）に点滴静注
  ※添付文書の用量を逸脱することに留意

腎機能障害がある場合の投与量調節

CCr（mL/min）	1g/回 6時間毎 または 1g/回 8時間毎から減量	2g/回 8時間毎から減量
> 30	減量なし	減量なし
10〜30	1g/回 12時間毎	2g/回 12時間毎
< 10	1g/回 24時間毎	2g/回 24時間毎
血液透析（透析日は透析後投与）	1g/回 24時間毎	2g/回 24時間毎

臨床上問題になる副作用

特になし

付帯情報

- 腎機能障害がある場合の投与量調節：要
- 肝機能障害がある場合の投与量調節：不要
- 中枢神経感染症の治療：可能
- 妊婦への投与：可能
- 小児への投与：可能
- 溶解液：生理食塩水または 5% ブドウ糖液
- 血中半減期：2 時間

コメント

　モノバクタム系抗菌薬＝アズトレオナムはその一風変わった役割から、あまり馴染みのない薬剤かもしれません。

　ですが近年は**メタロβ-ラクタマーゼ産生腸内細菌目細菌・緑膿菌**感染症の治療において、他のβ-ラクタム系抗菌薬、アミノグリコシド系抗菌薬、フルオロキノロン系抗菌薬とともに多剤併用治療の選択肢にノミネートされたことでグッと地位を上げました。細菌が産生するカルバペネム系抗菌薬をも分解してしまう酵素である**カルバペネマーゼ**のうち、最も多くの薬剤に高度耐性となる**メタロβ-ラクタマーゼ**に対しアズトレオナムが比較的分解されにくいことが分かったためです。これは今後おそらく本剤の非常に重要なポジションになると思われますので、ぜひ記憶しておいてください。すでにセフタジジム・アビバクタム（商品名ザビセフタ®）とアズトレオナムの併用が、メタロβ-ラクタマーゼ産生菌に対する治療選択肢として認知され始めています。

　構造式の一部（R-1 側鎖）がセフタジジムと同じであり、抗菌スペクトラムは基本的にはセフタジジムと同じと考えていただいて構いません。ただし、一般診療におけるアズトレオナムの立ち位置は「β-ラクタム系抗菌薬がアレルギー等で使用できない場合のサブ」が基本です。他のβ-ラクタム系抗菌薬が使用可能な場合はそちらを優先するのがよいでしょう。

　ちなみにセフタジジムと構造が類似するため、セフタジジムにアレルギーのある患者には使用できません。

第4章

β-ラクタム系以外の抗菌薬

- 4.1 どんなときに使うか
- 4.2 フルオロキノロン系抗菌薬
- 4.3 テトラサイクリン系抗菌薬
- 4.4 マクロライド系抗菌薬
- 4.5 アミノグリコシド系抗菌薬
- 4.6 ST合剤
- 4.7 メトロニダゾール
- 4.8 リンコマイシン系抗菌薬

本章で紹介する抗菌薬は、特殊な用途であったり、何らかの理由でβ-ラクタム系抗菌薬が使えない場面で出番となります。β-ラクタム系抗菌薬に比べて抗菌スペクトラムや副作用の点で"トガった"特性を持つ薬剤が多く、使用にあたってはより一層の注意が求められます。

4.1 どんなときに使うか
β-ラクタム系以外の抗菌薬を使う場面

まず大前提として、本章で紹介する抗菌薬を使うのは、

- 特定の病原体・感染症に対する第一選択薬として確立されている
- 何らかの理由（アレルギーなど）でβ-ラクタム系抗菌薬が使用できない

原則この2つの場合に限られるべきです。β-ラクタム系抗菌薬が使用できる状況であれば、あくまでβ-ラクタム系抗菌薬を優先する、という態度でいてください。その理由はいくつかありますが、重要なものは副作用と抗菌スペクトラムの2点に集約されます。

まず副作用ですが、本章で紹介する抗菌薬はβ-ラクタム系抗菌薬に比べて明らかに**重篤かつ予見しにくい副作用**が多いです。そのことを熟知して使用するなら構いませんが、発売して何年も経ってから判明する重大な副作用もあります（例えばフルオロキノロン投与による大動脈瘤・大動脈解離のリスク増加など）。すべての医師に知識のリアルタイム・アップデートを求めるのは酷でしょう。

また**薬物相互作用**も豊富であり、処方に際しては患者の常用薬と重大な薬物相互作用がないかの確認が必要です。添付文書を照合したり、Lexidrug™ などの医薬品データベースを活用するほか、可能なら薬剤師の先生方に協力を求めるとよいでしょう。

次に抗菌スペクトラムについて。薬剤にもよりますが、使用するシチュエーションに対して**不必要に抗菌スペクトラムが広い**（＝意図しない微生物を抗菌スペクトラムに含んでいる）ことが多いです。例えばミノサイクリンやST合剤が細菌だけに留まらない、カルバペネムもびっくりの広域抗菌スペクトラムを誇ることをご存じですか？　フルオロキノロンの多くが結核菌（*Mycobacterium tuberculosis*）に活性を示してしまうことは？

そういう広域な抗菌スペクトラムを持った抗菌薬の一群ですから、耐性菌誘導の観点からもみだりに処方することは慎むべきです。本書では各薬剤の抗菌スペクトラムのすべてはあえて記載せず、第一選択薬になるケース、あるいは"使いどころ"になるケースに絞って紹介していきます。

4.2 フルオロキノロン系抗菌薬

レボフロキサシン

重要事項

- フルオロキノロン（ニューキノロン）系抗菌薬の代表格。
- 静注用・経口用ともに入手可能。**緑膿菌治療が可能な数少ない経口抗菌薬**の1つ。
- 抗菌スペクトラムはきわめて広い。**結核菌**に抗菌活性を持つことが吉と出るか、凶と出るか。

抗菌スペクトラム

第一選択薬となるケース

- レジオネラ症
- サルモネラ症：感性の場合に限る。キノロン耐性が増加している。
- 細菌性赤痢
- 急性前立腺炎
- β-ラクタム系抗菌薬が何らかの理由で使用できない患者の治療：下気道感染症、尿路感染症など

投与設計

- 500mg/回を24時間毎に各回60分かけて点滴静注、または500mgを1日1回内服

腎機能障害がある場合の投与量調節

CCr（mL/min）	500mg/回 24時間毎から減量
> 50	減量なし
20〜50	初回のみ500mg/回を投与後、250mg/回を24時間毎に投与
< 20	初回のみ500mg/回を投与後、250mg/回を48時間毎に投与
血液透析（透析日は透析後投与）	初回のみ500mg/回を投与後、250mg/回を48時間毎に投与

臨床上問題になる副作用

- **大動脈瘤・大動脈解離**：投与後60日以内に発生。高齢、長期投与、大動脈解離の既往、高血圧などがリスク。
- **腱断裂・腱障害**：アキレス腱が多い。投与直後～投与終了後数ヵ月経って発症することもある。高齢、慢性腎臓病、ステロイド、糖尿病などがリスク。
- 神経症状：投与1週間以内に起こることが多い。錯乱、不眠、眠気、妄想、幻覚など多彩。
- 心電図異常（QTc延長）
- 低血糖
- 光線過敏

薬物相互作用

- 多価金属イオン（Zn, Fe, Al, Mg）：同時投与でレボフロキサシンの吸収率低下
- ステロイド：腱断裂・腱障害の頻度増加
- NSAID：けいれんを惹起する可能性
- その他多くの薬物相互作用

付帯情報

- 腎機能障害がある場合の投与量調節：要
- 肝機能障害がある場合の投与量調節：不要
- 中枢神経感染症の治療：可能（原則、静注のみ）
- 妊婦への投与：治療上の有益性が危険性を上回る場合に限る
- 小児への投与：**不可**
- 溶解液：生理食塩水または5%ブドウ糖液
- 血中半減期：8時間
- バイオアベイラビリティ：90%以上

コメント

　フルオロキノロン（**ニューキノロン**とも呼ばれます）系抗菌薬は本邦でも10種類前後が上市され入手可能ですが、添付文書で設定されている投与設計の合理性や薬理学的特性などを勘案するに、詳細まで知っておくべき薬剤はこの**レボフロキサシン**に絞っておくのが現実的だろうと思います（異論は認めます）。

　抗菌作用はトポイソメラーゼⅡ（DNA gyrase）およびⅣを作用点とする核酸合成阻害により、殺菌的（bactericidal）な効果を示します。
　その特徴は、**広い抗菌スペクトラム**と**多彩な副作用**です。このバランス感は例えるなら "**諸刃の剣**"、まさに本章で扱う抗菌薬の特徴をよく表しています。
　実はフルオロキノロン系抗菌薬にも世代があります。特別な意味はないので覚

える必要はありませんが、歴史的に大腸菌などのグラム陰性桿菌から肺炎球菌などのグラム陽性球菌へ、さらに新しい世代では嫌気性菌へと、カバー範囲を拡張してきた過去があります。レボフロキサシンはその途中にある抗菌薬で、グラム陰性桿菌やグラム陽性球菌を大まかにカバーしています。この時点ですでにだいぶ広い抗菌スペクトラムを持っていることがわかります。

　特筆すべきは、*Pseudomonas aeruginosa*（緑膿菌）を抗菌スペクトラムに含むことでしょう。静注薬ならばいざ知らず、経口薬の中では緑膿菌をカバーするほとんど唯一の抗菌薬です。

　それに留まらず、レボフロキサシンは結核菌に対して十分な活性を持つことが知られており、二次抗結核薬としてのポジションを確立しています。ご存知の通り、結核は薬剤耐性の誘導を防ぐ目的もあり多剤併用（ほとんどの場合4剤以上、少なくとも3剤）で治療を開始しますから、「レボフロキサシンを投与しとけば、もしかするとあるかもしれない結核も治療できて、めっちゃお得じゃん」とはいかないのです。

　しかも結核菌は1週間ほどフルオロキノロンに曝露されれば容易に耐性を獲得する[1-3]と言われますし、診断および感染性の評価のゴールドスタンダードであった喀痰塗抹の陽性率もフルオロキノロンの投与によって73%低下する[2]と言われます。当然ながらそれによって診断・治療は遅れるわけですが、これに関連してか結核診断前のフルオロキノロン系抗菌薬の投与が結核関連死亡リスクを大きく増加させる（ハザード比6.88；95% CI 1.81–25.72）とする報告[1,4]もあり、きわめて重大な問題だと認識しておくべきです。不用意なレボフロキサシン投与は、結核の診断・治療の面で患者に大きな不利益を背負わせることになると言わざるを得ません。

　加えて、薬剤耐性も深刻な問題です。前述の通りフルオロキノロン系抗菌薬の発展はグラム陰性桿菌感染症治療に端を発するため、「尿路感染症治療薬」と結び付けられることが多いです。その「尿路感染症」の原因微生物の代表である*Escherichia coli*（大腸菌）は、フルオロキノロン耐性が著しく進んでいます。

　厚生労働省の主導による薬剤耐性（AMR）対策アクションプランでは、大腸菌のフルオロキノロン耐性率を2023年から2027年の5年間で30%以下へ低減させることを目標に掲げています。薬剤耐性は当該薬剤の使用量が減ればつられて減ることが知られていますから、我々がやることは不必要なフルオロキノロンの使用を避けること、ただ1つです。

　そもそも2020年時点で35%もフルオロキノロン耐性の大腸菌が存在するのに、その大腸菌が起こす尿路感染症をフルオロキノロンで治療しようというのは、なんかチグハグな感じがしませんか？　ざっくり打率65%ですよ？　野球やバ

スケットボールならこの打率（フィールドゴール成功率）はプロも顔負けの凄い数字ですが、こと感染症治療においては地区大会予選敗退レベルです。

　レボフロキサシン（ひいてはフルオロキノロン全体）の負の側面はまだ終わりません。副作用も多彩です。レボフロキサシンは上市されて30年以上経つのに、今だに新規の副作用報告が続いています。例えば大動脈解離や大動脈瘤のリスクの増加、腱断裂・腱障害などが好例です。
　薬物相互作用も多いです。特に緩下薬として処方される酸化マグネシウムや、貧血に対して処方される鉄剤などは、併用によりレボフロキサシンの吸収率が著しく低下することが知られています。これらの薬剤は処方頻度も高いので、レボフロキサシンの処方に際しては常用薬の確認は必須です。もしこれらの薬剤が処方されていたら、服薬の間隔を2時間以上空けましょう（酸化マグネシウムは朝食後、レボフロキサシンは夕食後、など）。

　ここまで散々レボフロキサシンのdisを展開してきましたが、では金輪際使ってはならないかというとそうではありません。**レジオネラ症**や**サルモネラ症**、伝統的には**急性前立腺炎**（炎症の有無に関わらず前立腺への移行性に優れるとされるため）、そして*β*-ラクタム系抗菌薬が何らかの理由により使用できない場合の代替薬としてのポジションが残されています。
　レボフロキサシンは1日1回の投与で済むため、アドヒアランスの向上にも一役買います。さらに各臓器への移行性も中枢神経も含め申し分なく、薬理学的にはどれをとっても一級品なのです。レボフロキサシンに限りませんが、やはりデメリットを認識した上で適切なシチュエーションで使う、という態度が重要ですね。私自身も3年に1度くらい「これはレボフロキサシンが最適解だ！」という症例に遭遇します。

1) Wang JY, Hsueh PR, Jan IS, *et al.* Empirical treatment with a fluoroquinolone delays the treatment for tuberculosis and is associated with a poor prognosis in endemic areas. *Thorax.* 2006;61(10):903-8.
2) Dooley KE, Golub J, Goes FS, *et al.* Empiric treatment of community-acquired pneumonia with fluoroquinolones, and delays in the treatment of tuberculosis. *Clin Infect Dis.* 2002;34(12):1607-12.
3) Jeon CY, Calver AD, Victor TC, *et al.* Use of fluoroquinolone antibiotics leads to tuberculosis treatment delay in a South African gold mining community. *Int J Tuberc Lung Dis.* 2011;15(1):77-83.
4) van der Heijden YF, Maruri F, Blackman A, *et al.* Fluoroquinolone exposure prior to tuberculosis diagnosis is associated with an increased risk of death. *Int J Tuberc Lung Dis.* 2012;16(9):1162-7.

4.3 テトラサイクリン系抗菌薬

ドキシサイクリン／ミノサイクリン

重要事項

- テトラサイクリン系抗菌薬。
- 他を圧倒する広域抗菌スペクトラム。**マイコプラズマ**やリケッチア、スピロヘータ、果てはマラリアまで！
- 静注薬はミノサイクリン、経口薬はドキシサイクリンと分けておく。
- 副作用や汎用性の観点から、基本的には**ドキシサイクリンを優先**する。

抗菌スペクトラム

第一選択薬となるケース

- マイコプラズマ肺炎（*Mycoplasma pneumoniae*）：ドキシサイクリンが第一選択薬
- クラミジア症（*Chlamydia trachomatis*）：ドキシサイクリンが第一選択薬。骨盤内炎症性疾患でも他剤と併用
- ライム病（*Borrelia burgdorferi*）：ドキシサイクリンが第一選択薬
- レプトスピラ症（*Leptospira* spp.）：ドキシサイクリンが第一選択薬の1つ
- リケッチア症（*Rickettsia* spp.）：ドキシサイクリンが第一選択薬
- *Stenotrophomonas maltophilia* による感染症：ミノサイクリンが第一選択薬。ST合剤などと併用

その他選択可能なケース

- *Acinetobacter baumannii* による感染症：ミノサイクリンが選択可能
- 梅毒（*Treponema pallidum*）：神経梅毒を除く。ドキシサイクリンが選択可能
- 市中型MRSAの治療：ミノサイクリンが選択可能
- 猫ひっかき病（*Bartonella henselae*）：ドキシサイクリン＋リファンピシンが選択可能
- マラリアの予防：ドキシサイクリンが選択可能だが、本邦では保険適用外
- β-ラクタム系抗菌薬が何らかの理由で使用できない患者の治療：皮膚軟部組織感染症など

投与設計

- 100mg/回を12時間毎に点滴静注、または100mg/回を1日2回内服
- *Acinetobacter baumannii*、*Stenotrophomonas maltophilia* が原因菌の場合：ミノサイクリン200mg/回を12時間毎に点滴静注

臨床上問題になる副作用

- 消化管障害：悪心・嘔吐、下痢など。最もよく知られる。
- 光線過敏
- 爪甲剥離症
- 色素沈着：青～灰色の皮膚・爪下の色素沈着。特に長期投与時は注意！
- 食道炎・食道潰瘍：ドキシサイクリンのみ。内服時は十分な水で服用するよう指導する。
- 歯牙黄染：ミノサイクリン＞ドキシサイクリン
- エナメル質形成不全・骨形成不全：ミノサイクリン＞ドキシサイクリン
- めまい・ふらつき：ミノサイクリン≫ドキシサイクリン。女性で多い
- 薬物相互作用：多価金属イオン（Zn, Fe, Al, Mg）の同時投与でテトラサイクリン系抗菌薬の吸収率低下

付帯情報

- 腎機能障害がある場合の投与量調節：**不要**
- 肝機能障害がある場合の投与量調節：不要
- 中枢神経感染症の治療：不定。この目的で使用することはあまりない
- 妊婦への投与：**原則不可**（致死的であるなど他薬に代替できない場合に限る）
- 小児への投与：原則不可。米国小児科学会は21日以下の投与であれば安全に投与可能としている*
  *AAP Red Book 2021-2024 Section 4 ; *J Pediatr* 2015; 166: 1246
- 溶解液：生理食塩水または5%ブドウ糖液
- 血中半減期：20時間前後
- バイオアベイラビリティ：90%以上

コメント

　テトラサイクリン系抗菌薬の始祖であるテトラサイクリンは1953年に上市され、臨床使用が始まった歴史の長い抗菌薬です。本邦では現在複数のテトラサイクリン系抗菌薬が入手可能ですが、現実的に使用するのは本項で紹介する**ドキシサイクリン**と**ミノサイクリン**に絞られます。

　テトラサイクリン系抗菌薬は、いずれも細菌のリボソーム30Sサブユニットに結合し、蛋白合成阻害作用を示します。一般に静菌的（bacteriostatic）作用

と考えられています。

　ドキシサイクリンとミノサイクリンの間で薬物動態や抗菌スペクトラムなど細かな点で差異はありますが、臨床で細かく使い分ける必要はありません。本邦においてミノサイクリンは静注用・経口用の両者が入手可能ですが、ドキシサイクリンは残念ながら経口用しか販売されていません。そこで、特殊なケースを除き静注薬の使用が必要なケースではミノサイクリン、経口薬の使用が可能なケースではドキシサイクリン、と分業してもらうと良いです。抗菌スペクトラムの欄を見ていただくとお分かりになる通り、ドキシサイクリンが第一選択薬になるケースの方が多いです。

　副作用の点でもドキシサイクリンに軍配が上がります。
　内服後にめまいやふらつきなどの前庭障害がしばしば経験されますが、この副作用はミノサイクリンよりもドキシサイクリンの方が断然少ないと考えられています。小児科病棟実習や国家試験でよく問われるテトラサイクリン系抗菌薬による歯牙黄染、エナメル質・骨形成不全も同様にドキシサイクリンの方が少ないとされます。
　以上から、どちらも使えるようなケースにおいては**ドキシサイクリンを優先**することを私は勧めています。

　両剤とも100mg/回を12時間毎に点滴静注（または朝夕食後に内服）します。肝機能や腎機能による投与量調節は不要です。添付文書ではローディング（初回のみ倍量投与する）するよう書かれていますが、海外の添付文書や教科書でローディングについて言及されているものを私は見たことがなく、個人的には不要と考えています（ローディングをしなかったとしても「適宜増減」の範疇に収まるため添付文書から逸脱しません）。

　ドキシサイクリン、ミノサイクリンとも、カルバペネムが尻尾を巻いて逃げ出すほどの**広域抗菌スペクトラム**を誇ります。整理するのはなかなか難しいですが、一般細菌ではグラム陽性連鎖球菌・ブドウ球菌および"PAS"グループのうちPを除いた"AS"に対して実用に足る抗菌効果を発揮します。ただ、"AS"はともかく、その他はβ-ラクタム系抗菌薬が優先されるため、あまり意識しなくて結構です。なにしろこれらの薬剤の本領はそれ以外の特殊な微生物に対する抗菌効果にあるのですから。

　ドキシサイクリンが必要となる場面の代表は**マイコプラズマ肺炎**でしょう。元来はマクロライド系抗菌薬（アジスロマイシンなど）が第一選択薬で、テトラ

サイクリン系抗菌薬は第二選択薬に過ぎませんでしたが、近年は *Mycoplasma pneumoniae* の（主に 23S リボソーム RNA の変異による）マクロライド耐性株の増加が大きな問題となっており、ドキシサイクリンが第一選択薬として逆転したのです。

「小児のマイコプラズマ肺炎はどうするの？」という声が聞こえてきそうですが、2015 年に米国小児科学会は「ドキシサイクリンは短期（21 日以下）の投与ならばいかなる年齢においても安全に投与が可能」という旨の声明を出しています。マイコプラズマ肺炎の治療期間はたかだか **7 日間**ですから、保護者への説明は欠かせないものの、症例によってはドキシサイクリンを選択しても良いかもしれません。ただし現状はアジスロマイシンが第一選択薬のままです。

婦人科領域では骨盤内炎症性疾患（pelvic inflammatory disease；PID）の治療薬としてセフメタゾールあるいはセフトリアキソン＋メトロニダゾールと併用されることがあります。この場合は *Chlamydia trachomatis* が主なターゲットです。

一方、ミノサイクリンは "PAS" グループのうち "AS" の治療で使われることがあります。特に "S"、*Stenotrophomonas maltophilia* に対しては ST 合剤やレボフロキサシンと並んで第一選択薬の一角を成します。この場合に限り投与量が倍になることに注意してください（投与設計の欄を参照）。

そのほか、市中型 MRSA（community-acquired MRSA；CA-MRSA）と呼ばれる一部の MRSA による感染症の治療薬としても認知されています。

上記のほか、第一選択薬として使われるケースとしてクラミジア症、ライム病、レプトスピラ症、リケッチア症などがあります。「このヘンな感染症の第一選択薬って何だっけ？」と思った時に教科書をめくると名前が出てくる、それがこのテトラサイクリン系抗菌薬を理解するための 1 つのイメージです。

4.4 マクロライド系抗菌薬

アジスロマイシン

重要事項

- マクロライド系抗菌薬で、優れた薬理学的特性（長い半減期、比較的少ない副作用と薬物相互作用、広い抗菌スペクトラム）を持つ。
- ただし、本邦においては薬剤耐性が深刻であり、用途はかなり限られる。

抗菌スペクトラム

第一選択薬となるケース

- レジオネラ症（*Legionella pneumophila*）
- クラミジア症（*Chlamydia trachomatis*）
- 猫ひっかき病（*Bartonella henselae*）：リファンピシンと併用することがある。
- β-ラクタム系抗菌薬が使用できない患者（感受性が保たれている場合に限る）

投与設計

- 500 mg/回を24時間毎に点滴静注、または500 mg/回を1日1回内服（多くの場合3日間内服）
- 静注薬の溶解方法に注意。500 mgを注射用水4.8 mLに溶解し、その全量を5%ブドウ糖液500 mLに溶解する。

臨床上問題になる副作用

- QTc延長
- 薬物相互作用：重要なものとしてタクロリムス、シクロスポリン、アミオダロンなど。必ず確認すること！

付帯情報

- 腎機能障害がある場合の投与量調節：**不要**
- 肝機能障害がある場合の投与量調節：不要
- 中枢神経感染症の治療：不可
- 妊婦への投与：可能
- 小児への投与：可能
- 溶解液：5% ブドウ糖液
- 血中半減期：20時間前後
- バイオアベイラビリティ：35%

> **コメント**
>
> 「アジスロマイシン、いい薬です……　いえ、で̇し̇た̇」

　「でした」というのは、便利な薬だけに皆がこぞって使った結果、薬剤耐性が進行し平素の診療においては使いにくくなってしまったためです。「使い潰されてしまった抗菌薬」と言っても過言ではないかもしれません。肺炎球菌や連鎖球菌、Mycoplasma pneumoniae のマクロライド耐性株の増加は全世界的に問題視されています。日常診療で出会う感染症にアジスロマイシン、という図式は、もはやイメージしにくくなってしまいました。

　それはさておき、マクロライド系抗菌薬のアウトラインからいきましょう。本邦では数種類のマクロライド系抗菌薬が入手可能ですが、習熟しておくべきはアジスロマイシン、そして次項で述べるフィダキソマイシンの2種類のみです。ちなみに免疫抑制薬として用いられるタクロリムスもマクロライドの仲間（23員環マクロライド）だったりします。なんだか不思議な感じがしますね。

　マクロライド系抗菌薬は、細菌のリボソーム50Sサブユニットに結合し蛋白合成阻害作用を発揮します。作用は静菌的（bacteriostatic）です。

　アジスロマイシンは15員環マクロライドの1つです。とんでもなく長い半減期と凄まじい分布容積※を誇り、薬理学的特性はかなり異質です。このおかげで1日1回の投与どころか、3日間投与すれば7日ほどは有効な薬物濃度が維持されるという、何かのバグかと思えるほどの高スペックです。

> ※分布容積（Vd）＝ $\dfrac{体内の総薬物量}{血中薬物濃度}$
>
> 　薬物が体内でどのように分布するかを示す指標。大きければ大きいほど薬物が全身の臓器（すなわち血液外）に多く広がることを意味する。

　薬剤耐性の進行した今、使いどころを見出すとすればまずレジオネラ症があげられます。静注用アジスロマイシンを用いますが、連日投与すると高率にQTcが延長するため、12誘導心電図をこまめに確認するか、最低限心電図モニタの装着はしておくとトラブルを減らせるでしょう。

その他、ドキシサイクリンに第一選択薬の座を譲りましたがクラミジア症の治療、あまりお目にかからない猫ひっかき病の治療などで利用価値があります。他方、一般細菌（主にグラム陽性連鎖球菌）に対しては絶望的な耐性率であるため、選択しにくいのが現状です。

マイコプラズマ肺炎に対しては、前項で述べた通り薬剤耐性の進行が顕著です。教科書レベルでもアジスロマイシンを第二選択薬に据えるものが増えてきたため、少なくとも成人の症例ではドキシサイクリンを優先すべきでしょう。近年は核酸増幅法検査機器（SmartGene®, GeneXpert® など）の普及により 23S リボソーム RNA の変異を迅速に検出できる施設も増えており、これらの結果から耐性の懸念がないことが分かればアジスロマイシンでマイコプラズマ肺炎の治療も当然可能です。

副作用については前述の QTc 延長に注意しておきましょう。薬物相互作用は目立ちませんが β-ラクタム系抗菌薬に比べると多いので確認が必要です。

> コラム　その他のマクロライド
>
> **クラリスロマイシン**は一部の非結核性抗酸菌症（non-tuberculous mycobacterial infection）の治療およびピロリ菌（*Helicobacter pylori*）の除菌というきわめて重要なニッチがありますが、それ以外の一般診療においてはあえてアジスロマイシンよりもクラリスロマイシンを優先するケースはほぼありません。
>
> **エリスロマイシン**についても同様です。こちらは MAC 症（*Mycobacterium avium* complex infection）の治療でエキスパートが稀に処方したり、呼吸器内科御用達のびまん性汎細気管支炎に対する「マクロライド少量長期療法」で目にしたりするくらいで、一般診療において利用する機会はありません。
>
> ということで、当座、マクロライド系抗菌薬はアジスロマイシンとフィダキソマイシンだけおさえておけば OK です。

4.4 マクロライド系抗菌薬

フィダキソマイシン

重要事項

- マクロライド系抗菌薬
- **CDI 専用**。難治・再発例の治療で重要！

抗菌スペクトラム

- *Clostridioides difficile*

投与設計

- 200mg/回を1日2回内服・10日間

臨床上問題になる副作用

- 悪心・嘔吐、腹痛

付帯情報

- 腎機能障害がある場合の投与量調節：不要
- 肝機能障害がある場合の投与量調節：不要
- 中枢神経感染症の治療：不可
- 妊婦への投与：可能
- 小児への投与：不詳（検討されていない）
- バイオアベイラビリティ：ほぼ0%

コメント

　もはやマクロライドとして認識する必要性もないのですが、フィダキソマイシンも18員環マクロライドです。

　少なくとも現時点では CDI (*Clostridioides difficile* infection) の治療薬として以外の用途は見出されていません。CDI の難治例・再発例に対する治療選択肢として持っておくと良いでしょう。CDI の治療については第2章 (p.115) で解説していますので、ご参照ください。

4.5 アミノグリコシド系抗菌薬

ゲンタマイシン / トブラマイシン / アミカシン

アミノグリコシド系抗菌薬で知っておくべき薬剤は**ゲンタマイシン**、**トブラマイシン**、**アミカシン**の3つです。

個々の薬剤で投与設計や細かな抗菌スペクトラムの差、用途の違いはありますが、大枠で捉えておく方が記憶しやすく応用が効きます。アミノグリコシド系全般、として読み進めてください。

重要事項

- 抗菌スペクトラムは**緑膿菌を含むグラム陰性桿菌**に向けられている。抗酸菌感染症も一部カバーする。
- やや目立つ**副作用**と **TDM** の手間が容認できれば良薬。
- 酸性環境は不得手であり、髄液移行性も低いことから、感染臓器(胆道、中枢神経、膿瘍)によっては使用不可。

主な用途

- ゲンタマイシン ➡ β-ラクタム系抗菌薬とのシナジー効果
- トブラマイシン ➡ 緑膿菌感染症
- アミカシン ➡ 薬剤耐性グラム陰性桿菌および抗酸菌

抗菌スペクトラム

Good

- "PEK" グループ
- "PMSECK" グループ
- "PAS" グループのうち "PA" = *Pseudomonas aeruginosa*(トブラマイシン、アミカシンのみ。ゲンタマイシンは使用しない)、*Acinetobacter baumannii*

Poor

- ほとんどのグラム陽性菌(例外あり)
- 嫌気性菌

投与設計

- **安全域が狭いため、いずれの薬剤も TDM が必要**です。次に投与量の目安を示しますが、実際の投与にあたっては薬剤師の先生と投与設計・ピーク値・トラフ値の測定について相談して決めましょう。
- 初回の TDM は 2 回目の投与時、以降は 1 週間に一度 TDM を実施します。
- 投与前 30 分以内にトラフ値の測定、投与開始 1 時間後（30 分で点滴し、さらにその 30 分後）にピーク値を測定するため 2 度採血を行います。
- 計算には補正体重（理想体重＋0.4×(実体重－理想体重)）を用います。

ゲンタマイシン：用途により投与設計が異なります（後述）

CCr (mL/min)	分割投与法（シナジー効果を得る時） 目標ピーク値：3〜4μg/mL 目標トラフ値：＜1μg/mL	1日1回投与法 目標ピーク値：15〜20μg/mL 目標トラフ値：＜0.5μg/mL
＞60	1mg/kg を 8 時間毎に点滴静注	5〜7mg/kg を 24 時間毎に点滴静注
40〜60	1mg/kg を 12 時間毎に点滴静注	5〜7mg/kg を 36 時間毎に点滴静注
20〜40	1mg/kg を 24 時間毎に点滴静注	5〜7mg/kg を 48 時間毎に点滴静注
＜20	1mg/kg を 36〜48 時間毎に点滴静注	5〜7mg/kg 投与後、TDM により調整
維持透析*	1mg/kg を週 3 回点滴静注	2〜3mg/kg を週 3 回点滴静注

トブラマイシン

CCr (mL/min)	1日1回投与法 目標ピーク値：15〜20μg/mL 目標トラフ値：＜0.5μg/mL
＞60	5〜7mg/kg を 24 時間毎に点滴静注
40〜60	5〜7mg/kg を 36 時間毎に点滴静注
20〜40	5〜7mg/kg を 48 時間毎に点滴静注
＜20	5〜7mg/kg 投与後、TDM により調整
維持透析*	1.5〜2mg/kg を 48〜72 時間毎に点滴静注

アミカシン

CCr (mL/min)	1日1回投与法 目標ピーク値：40〜60μg/mL 目標トラフ値：＜2μg/mL
＞60	15〜20mg/kg を 24 時間毎に点滴静注
40〜60	15〜20mg/kg を 36 時間毎に点滴静注
20〜40	15〜20mg/kg を 48 時間毎に点滴静注
＜20	15〜20mg/kg 投与後、TDM により調整
維持透析*	5〜12.5mg/kg を週 3 回点滴静注

＊透析前後の血中濃度により透析後に再投与を検討する場合がある。薬剤師と相談すること。

臨床上問題になる副作用

- **腎毒性**：一般に可逆性。疑われる場合は投与を中断、TDM を検討する。
- **聴器障害**：難聴・耳鳴・めまい。非可逆性であり、疑われたら速やかに投薬を中止する。長期投与が必要な場合は投与前にあらかじめオージオグラムを実施し、投与中も異常の早期発見に努める。
- 神経筋遮断・呼吸筋麻痺：麻酔薬や筋弛緩薬との併用時は注意。

薬物相互作用

- バンコマイシン、アムホテリシン B、シクロスポリン、シスプラチン、NSAID など：もともと腎障害リスクを孕む薬剤との併用により腎毒性が増加する。
- ピペラシリン：アミノグリコシドが不活化される可能性がある。
- フロセミド：蝸牛障害が増加する。

付帯情報

- 腎機能障害がある場合の投与量調節：要
- 肝機能障害がある場合の投与量調節：不要
- 中枢神経感染症の治療：不可
- 妊婦への投与：**原則不可**（致死的であるなど他薬に代替できない場合に限る）
- 小児への投与：可能

コメント

　アミノグリコシドは歴史の長い薬剤です。最初のアミノグリコシドであるストレプトマイシンがマーケットに出たのは 1944 年 6 月のことですから、すでに 80 年が経っています。

　アミノグリコシドは細菌のリボソーム 30S サブユニットに結合し蛋白合成阻害作用を発揮しますが、他の蛋白合成阻害作用を持つ抗菌薬（テトラサイクリン系、マクロライド系など）と異なり、殺菌的（bactericidal）な作用を示します。

　濃度依存的な抗菌効果を示すため、通常は 1 日 1 回投与します。しかし**安全域が狭い**ため、投与にあたっては **TDM**（therapeutic drug monitoring）が必須です。投与設計は可能なら自分ひとりでは行わず、薬剤師の先生方はじめ有識者の協力を得て行うようにしましょう。

　アミノグリコシドはそのほとんど全量が尿へ排泄・濃縮されることもあり、尿路感染症の治療に向いています。現実的にこの用途で使用するのは主にアミカシンですが、治療選択肢として持っておくと非常に便利です。

アミノグリコシド系抗菌薬で知っておくべき薬剤はゲンタマイシン、トブラマイシン、アミカシンの3種類です。それぞれ簡潔にまとめておきましょう。

ゲンタマイシン

比較的古いアミノグリコシドの1つです。ベテラン医師の中には「ジェンタマイシン」と呼ぶ方も時々お見かけしますが、どちらでも良いです。

グラム陰性桿菌感染症治療薬としての役割もまだ残されるものの、現在の主戦場は特定の感染症におけるβ-ラクタム系抗菌薬との**シナジー効果**を期待しての用途でしょう。例えば次のような感染症です。

> - **侵襲性腸球菌感染症（感染性心内膜炎など）**：アンピシリンやバンコマイシンと併用。
>   *Enterococcus faecalis* が原因の場合、**アンピシリン＋セフトリアキソン**での治療が、アンピシリン＋ゲンタマイシンでの治療よりも副作用（腎障害）が少なく治療効果が同等だったことから、前者が好まれるようになりました。
>
>   ゲンタマイシンが"R"だった場合は**高度耐性**の確認が必要です。細菌検査室に相談し検査してもらいましょう。「高度耐性」でなければ使用可能ですが、「高度耐性」の場合は併用薬としてセフトリアキソンかストレプトマイシン（こちらも高度耐性の確認が必要）へ切り替えが必要です。
> - **人工弁で起こった感染性心内膜炎**：黄色ブドウ球菌、連鎖球菌によるもの。β-ラクタム系抗菌薬と併用。
> - **猫ひっかき病**：（β-ラクタム系抗菌薬ではありませんが）リファンピシンと併用。アジスロマイシンが使用できない時の代替選択肢。

ゲンタマイシンの用途は、この3つを押さえておけば良いでしょう。ゲンタマイシンは上記のシナジー効果が最も得られやすいアミノグリコシドと考えられていますから、必要な時はここぞとばかりに使ってください。

なお、CLSI（米国臨床検査標準委員会；薬剤感受性の判定基準などを決めている機関）は2024年、ゲンタマイシンを緑膿菌治療薬から除外しました。したがって特殊な事情がない限り、緑膿菌感染症にはトブラマイシンやアミカシンを優先することをお勧めします。

トブラマイシン

トブラマイシンは、「**緑膿菌に特に強いアミノグリコシド**」と覚えておきましょう。単剤で用いることは少ないかもしれませんが、多剤耐性緑膿菌感染症に遭遇したときに併用薬の良い選択肢になる可能性があります。

嚢胞性線維症という特殊な病態のある患者では吸入薬（トービイ® 吸入液300mg）も使用可能ですが、お目にかかることはほとんどないと思われます。

アミカシン

アミカシンも緑膿菌を含むグラム陰性桿菌に広く抗菌活性を示すほか、**非結核性抗酸菌**（non-tuberculous mycobacteria；NTM）症の一部で第一選択薬の一角を成します。ゲンタマイシンやトブラマイシンに耐性を獲得した菌株でもアミカシンは感性の場合があり、前二者と少しばかり位置付けが異なります。

アミカシンを要約すると「**緑膿菌を含む薬剤耐性グラム陰性桿菌および抗酸菌感染症治療薬**」と言えます。1日1回投与、しかも静注のほかに筋注も可能であることを活かして、在宅医療の場で起こった尿路感染症の治療に用いることも可能です。在宅医療における非経口抗菌薬はただでさえ限られた選択肢で戦うことを強いられるため、アミカシンの寄与は大きいと言っていいでしょう。

抗酸菌感染症に対しては吸入薬（アリケイス® 吸入液590mg）も使用可能になりましたが、現時点ではまだ限定的なシチュエーションでの使用に留まります。

以上、3種類のアミノグリコシドについて説明しました。率直に言って、アミノグリコシドが活躍する場面は、以前に比べてグッと少なくなりました。TDMが必要という敷居の高さ（しかもピーク値、トラフ値の両方が必要）、副作用の多さや複雑さ、さらには代替薬の確立と、複数の要因によるものでしょう。

一方でゲンタマイシンのシナジー効果や、アミカシンの多剤耐性菌治療薬としての役割、在宅医療における活路など、代えの効かない薬剤として確固たるニッチを占めている現状もあります。アミノグリコシドを使いこなすことができれば、それがそのまま皆さんの感染症治療の「幅」になります。副作用などについては都度しっかり確認することにして、使いどころをしっかり頭に入れておくとよいでしょう。

4.6 ST合剤

ST合剤（スルファメトキサゾール・トリメトプリム）

> **重要事項**
>
> - **葉酸合成阻害薬**。ヒトはこの代謝経路を持たないため微生物に選択毒性を示す。
> - 薬物動態に優れる。中枢神経感染症も治療可能。経口薬のバイオアベイラビリティも高い。
> - ST合剤を選択すべきタイミングと副作用のマネジメントが重要。使いこなせると強い。

抗菌スペクトラム

ST合剤を選択すべきシチュエーション

- **ニューモシスティス肺炎**の治療および予防
- トキソプラズマ症の治療および予防
- ノカルジア症の治療：投与量を増やすことがある
- *Stenotrophomonas maltophilia* 感染症の治療：ミノサイクリンやレボフロキサシンと併用する（投与設計はp.102参照）
- *Burkholderia cepacia* 感染症の治療
- 鼻疽・類鼻疽（*Burkholderia mallei/pseudomallei* による）の治療
- **尿路感染症**：薬剤感受性検査結果、アンチバイオグラムを確認すること
- β-ラクタム系抗菌薬にアレルギーがある場合の代替薬：薬剤感受性検査結果、アンチバイオグラムを確認すること
- 特に *Listeria monocytogenes* による髄膜炎の代替治療薬として重要

投与設計

- 本剤の投与設計は慣習的にトリメトプリム換算で記載しますが、しばしばエラーが起こるため錠数（アンプル数）を併記します。
- 現在本邦で販売されている製剤は、1錠（アンプル）あたりスルファメトキサゾール400mg・トリメトプリム80mgが含まれ、配合比は5：1です。1錠に含まれる量は1アンプルに含まれる量と同じです。

- **経口**：トリメトプリム換算で 160mg/回を 1 日 2 回内服（1 回 2 錠 1 日 2 回内服）
- **静注**：トリメトプリム換算で 320mg/回（4 アンプル/回）を 5%ブドウ糖液または生理食塩水 500mL に溶解し、各回 2 時間かけて 8 時間毎（1 日 3 回）に点滴静注

  ※添付文書上、静注薬はニューモシスティス肺炎の予防または治療にしか使用できません。

- **ニューモシスティス肺炎の予防**：トリメトプリム換算で 160mg/回を 1 日 1 回内服（1 回 2 錠 1 日 1 回内服）

  ※国内では 1 回 1 錠 1 日 1 回内服に減量している施設もあります。施設の方針に従ってください。

腎機能障害がある場合の投与量調節

CCr (mL/min)	1回2錠1日2回から減量	1回4錠1日3回 4アンプル/回 8時間毎から減量	1回2錠1日1回から減量
＞30	減量なし	減量なし	減量なし
15〜30	1回1錠1日2回	1回4錠1日2回 4アンプル/回 12時間毎	1回1錠1日1回
＜15	1回1錠1日1回	1回4錠1日1回 4アンプル/回 24時間毎	1回1錠1日1回
血液透析（透析日は透析後投与）	原則避ける。やむを得なければ CCr＜15mL/min の用量に従うが、可能な限りエキスパートに相談すること		

臨床上問題になる副作用

- 血清クレアチニン値上昇：尿細管からのクレアチニン分泌阻害による。実は真の腎障害は多くない。ベースラインのクレアチニン値から 10% までの上昇は許容し、安易に中止しないこと。
- 高カリウム血症：遠位尿細管からのカリウム排泄抑制による。上昇時はポリスチレンスルホン酸カルシウムなどのキレート剤の併用が可能。
- 消化管障害
- 皮疹
- 血球減少：骨髄抑制。3 系統のいずれにも起こり得る。

付帯情報

- 腎機能障害がある場合の投与量調節：要
- 肝機能障害がある場合の投与量調節：不要
- 中枢神経感染症の治療：可能

- 妊婦への投与：治療上の有益性が危険性を上回る場合に限る
- 小児への投与：可能
- バイオアベイラビリティ：80％以上

> **コメント**

　ST合剤もまた歴史の長い薬剤で、1960年代にスルファメトキサゾールとトリメトプリムの2剤を組み合わせて発売されました。2剤は微生物の葉酸合成経路を別々のポイントで阻害することから、両者のシナジー効果が生まれると考えられています（臨床的な意義は不明ですが）。

　なおこの葉酸合成経路はヒトには存在しないため、微生物に対してのみ選択的に毒性を示します。

　本邦では錠剤、顆粒、アンプル（静注用）が入手可能です。それぞれ1錠、1g、1アンプルにスルファメトキサゾール400mgとトリメトプリム80mg、つまり5：1の割合で配合されています。

　2021年にはスルファメトキサゾール100mgとトリメトプリム20mgの錠剤（バクタミニ®配合錠）も発売され、小児でも使いやすくなりました。

　薬物動態は素晴らしいの一言です。バイオアベイラビリティも80％以上で、移行性が問題になりがちな髄液や前立腺も含め、くまなく分布することが知られています。

　一般細菌では連鎖球菌属、そして"PEK"および"PMSECK"グループは感性であれば使用可能です。ブドウ球菌属もカバーしますが、特別な状況を除き積極的に使用することはなく、セファゾリンやバンコマイシンを優先します。この時点でかなり広い抗菌スペクトラムを持つことがお分かりいただけると思います。外来診療可能な尿路感染症はST合剤で治療が可能です。単純性膀胱炎であれば1回2錠1日2回・3日間と、他の薬剤（フルオロキノロンなら5日間、β-ラクタム系抗菌薬なら7日間）より短い期間で治療完了できますので、アドヒアランスも保たれやすいです。アンチバイオグラムを参照し、大腸菌のST合剤の感性率が少なくとも70％以上あるかどうかは確認しておきましょう。また投与時は妊娠の可能性に注意してください。

　また、"PAS"グループのうち"S"、*Stenotrophomonas maltophilia* に対して第一選択薬の一角を成します。

　"PAS"グループと同じくブドウ糖非発酵菌である *Burkholderia* 属菌感染症でも第一選択薬となる場合があります。滅多にお目にかかりませんが、頭の片隅に

留めておいてください。

さらに、臨床的に使えるかどうかは不定ながら *Legionella pneumophila*、ときに髄膜炎の原因微生物となる *Listeria* 属、非結核性抗酸菌のうち *Mycobacterium marinum*、*Nocardia* 属や *Salmonella* 属など、カバーする微生物は多岐にわたります。この LLMNS の頭文字、どこかで見覚えがありますね？
　──そう、細胞内寄生菌の一群でした (p.15 参照)。どうもこの ST 合剤、細胞内寄生菌と相性がいいようです。とはいえ、投与しているからと言って必ず予防できるというわけではなく、一部の *Nocardia* 属はたとえ ST 合剤感性であっても ST 合剤投与中に breakthrough infection を起こすことで知られています。油断は禁物ですね。

ST 合剤の使いどころの中でも、極め付けはやはり**ニューモシスティス肺炎 (*Pneumocystis jirovecii* pneumonia；PJP)** の第一選択薬であることでしょう。とうとう細菌以外にも手が出てしまいました。
　PJP に対してだけは、投与量を大きく増やして治療を行います。全国のエキスパート・オピニオンにより様々な投与量が設定されていますが、教科書レベルで確立されている投与量はトリメトプリム換算で 15～20mg/kg/日を1日3～4回に分割（多くの場合経口ならば1回3～4錠1日3回内服、静注ならば1回3～4バイアル1日3回点滴静注）です。個人的には副作用などの問題がなければ、可能な限りこの投与設計で治療を遂行することを勧めます。
　呼吸不全を伴う例ではステロイドを併用することがあります。エキスパートに意見を求めると良いでしょう。

そのほかにもトキソプラズマ症やヒストプラズマ症、Q 熱といった珍しい感染症の治療薬および予防薬として名前を聞くことがあります。ST 合剤は「抗菌薬」の範疇からはみ出した薬剤なのです。個々の治療法を覚えるのは大変なので、これらの珍しい感染症に出会ったら、都度リファレンスにあたるのが良いと思います。

副作用のマネジメント

ST 合剤の副作用は多彩です。副作用のためにしばしば投薬を中止せざるを得なくなることも経験されるため、何となくネガティヴなイメージを持っている方も少なくないと思いますが、どう対処すれば良いのかを把握しておくとそのイメージを少し軽減できるかもしれません。
　なお、HIV に感染している患者は感染していない患者に比べて副作用が出やすいとされます。

ST合剤の副作用は大きく**血液、皮膚、腎**の3カテゴリに分けられます。対処しにくい→対処しやすい順番です。

① 血液の副作用
骨髄抑制は、起こってしまったら原則再投与はできません。高用量投与時に起こりやすいとされており、PJP治療時は要注意です。

② 皮膚の副作用
通常は軽症～中等症の薬疹にとどまるものの、稀にStevens-Johnson症候群や中毒性表皮壊死症（toxic epidermal necrolysis；TEN）に及ぶことがあり注意が必要です。

投薬継続に耐えられない皮疹が生じた場合は一旦休薬し、皮疹が消退するのを待ちます。皮疹が一定以上消退したら再投与を検討しますが、この際に**減感作療法**を行うことがあります。これは少量ずつ薬剤に曝露させて体を"慣らす"ことで、副作用の発現を抑制するものです。やり方はいくつかありますが、国立国際医療研究センター エイズ治療・研究開発センターが公開しているプロトコルを紹介します。減感作療法により皮疹の大多数は再投与可能な範囲まで抑制できると考えられています。

5日間の減感作プロトコル

	ST合剤投与量 (g)	
	朝	夕
1	0.005	0.01
2	0.02	0.04
3	0.1	0.2
4	0.4	0.8
5	1	1

Yoshizawa S, Yasuoka A, Kikuchi Y, Honda M, Gatanaga H, Tachikawa N, Hirabayashi Y, Oka S. A 5-day course of oral desensitization to trimethoprim/sulfamethoxazole (T/S) in patients with human immunodeficiency virus type-1 infection who were previously intolerant to T/S. *Ann Allergy Asthma Immunol.* 2000 Sep; 85(3): 241-4.

③ 腎の副作用
大きく高カリウム血症と血清クレアチニン値上昇に分かれます。

高カリウム血症は文字通り、ST合剤の投与により血清カリウム値が上昇します。上昇幅には個人差がありますが、看過し難い上昇があればキレート剤など高カリウム血症治療薬の併用を検討します。

血清クレアチニン値の上昇は尿細管からのクレアチニン分泌が低下すること

で起こり、必ずしも腎障害を意味しません。したがって、患者のベースラインの血清クレアチニン値から10％まで（個人的には20％くらいまで）の上昇は許容します（例：ベースラインが1.0mg/dLならば1.1～1.2mg/dLまで許容）。この際、ST合剤の減量は原則しません。

以上、3カテゴリの副作用はおさえておきましょう。

余力があれば<u>消化管障害</u>の頻度が高いこと、そして投与設計を工夫することで消化管障害は減らせる可能性があることを知っておくと役立ちます。例えばPJPの発症予防でST合剤を毎日2錠内服している患者が下痢で困っていたら、2錠/日を週3回に再設計すると副作用を軽減できるかもしれません。

副作用についてはここまで知っていれば十分すぎるほどです。どうでしょう、「いざという時は使ってみようかな」という気持ちになれましたか？

> コラム　**ST合剤の成り立ち**
>
> 　スルファメトキサゾールはサルファ剤の一種で、1930年代にはすでに発見されていました。第二次世界大戦中に兵士が負った傷が原因で起こる感染症の予防や治療に用いられたことでも知られています。戦後も研究が進み、広く利用されるようになりましたが、スルファメトキサゾール単独での効果には限界があったようです。
>
> 　そこで1960年代に発見されたトリメトプリムがスルファメトキサゾールと組み合わせられました。これによりシナジー効果が生まれ、より安定した抗菌効果が発揮できるようになり、1968年にマーケットに投入されたというわけです。

4.7 メトロニダゾール

メトロニダゾール

重要事項

- 一般臨床ではほぼ**嫌気性菌専用**。軽症の CDI の治療選択肢でもある。
- 臓器を問わず、くまなく移行する。中枢神経感染症も治療可能。経口薬のバイオアベイラビリティも高い。
- 副作用として**メトロニダゾール脳症**が有名。気づいたら投与中止する。適切に対処すれば神経学的予後は良好。

抗菌スペクトラム

- *Bacteroides* spp. をはじめとした多くの**グラム陰性偏性嫌気性菌**
- *Clostridioides difficile*
- その他一部のグラム陽性偏性嫌気性菌
- *Helicobacter pylori*
- *Trichomonas vaginalis*：腟トリコモナス症の原因微生物（原虫）
- *Entamoeba histolytica*（赤痢アメーバ）

投与設計

- 500mg/回を 8 時間毎に各回 30 分かけて点滴静注、または 500mg/回を 1 日 3 回（朝昼夕食後）内服

腎機能障害がある場合の投与量調節

CCr（mL/min）	
≧10	減量なし
＜10	500mg/回を 12 時間毎に各回 30 分かけて点滴静注 または 500mg/回を 1 日 2 回（朝夕食後）内服
血液透析（透析日は透析後投与）	500mg/回を 12 時間毎に各回 30 分かけて点滴静注 または 500mg/回を 1 日 2 回（朝夕食後）内服

肝機能障害がある場合の投与量調節

Child-Pugh 分類	
class A または B	減量なし
class C	500mg/回を 12 時間毎に各回 30 分かけて点滴静注 または 500mg/回を 1 日 2 回（朝夕食後）内服

> **臨床上問題になる副作用**

- 消化管障害
- 頭痛
- 末梢神経障害
- **メトロニダゾール脳症**：構音障害、歩行障害、四肢の協調運動障害が多い。疑ったら投薬中止する。

> **付帯情報**

- 腎機能障害がある場合の投与量調節：**要**
- 肝機能障害がある場合の投与量調節：**要**
- 中枢神経感染症の治療：可能
- 妊婦への投与：妊娠3ヵ月以内は禁、妊娠3ヵ月以降は可
- 小児への投与：可能
- バイオアベイラビリティ：ほぼ100％

> **コメント**

　メトロニダゾールは脇役的な抗菌薬として重要な位置を占めています。というのも、通性嫌気性菌（大腸菌や黄色ブドウ球菌など、思いつく細菌は大体これです）や好気性菌（緑膿菌など）には一切の活性を有さず、偏性嫌気性菌のみをターゲットとしています。

　そのため、例えばセファロスポリンのような偏性嫌気性菌を十分にカバーできない薬剤と併用することで、偏性嫌気性菌に対し十分すぎる活性を付与することができます。言わば「ご飯のおかず」、鶏の唐揚げみたいなポジションだと思っておいてください。

　時々メトロニダゾールが「ご飯」になることもあります。その代表例が **CDI** です。原因微生物である *Clostridioides difficile* は偏性嫌気性グラム陽性桿菌なのでした。近年国際的な推奨度はだいぶ下がってしまったものの、本邦における軽症のCDIであれば初期治療薬として十分使用可能です。重症例や再発例については既出の通りフィダキソマイシンを優先します（p.115参照）。

　薬物動態も素晴らしいです。髄液を含め臓器移行性に問題なく、経口薬のバイオアベイラビリティもほぼ100％です。ただし、高度の肝・腎障害がある時の投与設計が別で設定されており注意が必要です。

　副作用はそこまで目立たない印象ですが、消化管障害や頭痛は頻度が高いので覚えておきましょう。また通称"**メトロニダゾール脳症**"と呼ばれる中枢神経

系の副作用が起こることがあります。"セフェピム脳症"が意識障害メインだったのに対し (p.169 参照)、こちらは構音障害、歩行障害、協調運動障害と少々趣きが異なります。

　症状へのアプローチは同様で、疑った場合はまず速やかに投薬を中断します。大多数が中止により症状改善するため診断的治療となりますが、頭部 MRI を撮影すると所見（T2/FLAIR で歯状核に両側対称性の高信号が出現）を認めることがあるため、鑑別を急ぐ必要があれば検討しても良いかもしれません。一般に神経学的予後は良好です。

4.8 リンコマイシン系抗菌薬

クリンダマイシン

重要事項

- 抗菌スペクトラムは「グラム陽性菌＋嫌気性菌の一部」
- 抗嫌気性菌薬としての役割はほぼ終わった。
- 細菌の**毒素産生抑制**の用途が最重要！

抗菌スペクトラム

- グラム陽性球菌：感性のブドウ球菌属、連鎖球菌属
- グラム陽性桿菌：*Bacillus cereus*
- 嫌気性菌：「横隔膜より上の嫌気性菌」はOK。*Bacteroides*属の耐性率は年々上がっている。

投与設計

- **静注**：600mg/回を8時間毎に各回30分かけて点滴静注
- **毒素産生抑制を狙う場合**：900mg/回を8時間毎に各回30分かけて点滴静注、治療初期2日間のみ
- **経口**：300mg/回を1日3回（朝昼夕食後）内服

臨床上問題になる副作用

- 下痢
- 肝障害

付帯情報

- 腎機能障害がある場合の投与量調節：不要
- 肝機能障害がある場合の投与量調節：不要
- 中枢神経感染症の治療：不可
- 妊婦への投与：可能
- 小児への投与：可能
- バイオアベイラビリティ：80％以上

> **コメント**

クリンダマイシンは**リンコマイシン系**抗菌薬に属します。細菌の 50S リボソームに結合し蛋白合成阻害作用をもたらす静菌的（bacteriostatic）な抗菌薬です。マクロライド系抗菌薬（p.196 参照）と同じ作用点です。

抗菌スペクトラムは**「グラム陽性菌＋嫌気性菌」**とまとめておくとわかりやすいです。他の抗菌薬に例えるなら「バンコマイシン＋メトロニダゾール」ですね。

ただし、嫌気性菌ならなんでもござれ、というわけではありません。ヒトと共生する嫌気性菌の中で大きなグループを形成する *Bacteroides* 属は、近年クリンダマイシンへの耐性傾向をかなり強めています。*Bacteroides* 属は上部消化管よりも下部消化管に多く分布するため、嫌気性菌が絡む感染症の治療を考える場合に、「横隔膜より上はクリンダマイシン、下はメトロニダゾール」と言われたりすることがあります。例えば、嫌気性菌の混合感染である誤嚥性肺炎にはクリンダマイシン、*Bacteroides* 属が関与し得る腹腔内膿瘍にはメトロニダゾール、といった具合です。

もっともこれはあくまでもイメージに過ぎません。グラム染色や培養検査で微生物学的診断を下すことが重要であることは言わずもがなです。

ほかにも一部の真菌や原虫に対し活性を持ちますが、日常診療で使う機会は少ないので知らなくても困りません。

クリンダマイシンの用途のうち最も重要なのが、細菌の**毒素産生抑制**効果でしょう。特に A 群 β 溶血性連鎖球菌（p.80 参照）による重症感染症、**毒素性ショック症候群**（toxic shock syndrome；TSS）や**劇症型溶連菌感染症**などにおいて、治療開始から短期間（多くの場合 2 日間）に限り、β-ラクタム系抗菌薬に高用量のクリンダマイシンを併用します。「高用量」というのがポイントで、通常の 600mg/回 8 時間毎の投与ではかえって毒素産生を助長するという報告もあり、900mg/回 8 時間毎の投与が望ましいです。腎機能や肝機能で投与量を調節する必要もありませんから、躊躇なく投与しましょう。

壊死性軟部組織感染症にも同じくクリンダマイシンを併用することがあります。国家試験の参考書にもよく出てくるのでご存じの方も多いでしょう。これは毒素産生抑制効果のほかに inoculum effect の回避を狙っています。Inoculum effect は第 2 章（p.81）でチラッと触れたように、「大量に存在する細菌に対し、β-ラクタム系抗菌薬のような細胞壁合成阻害薬を大量に投与するとかえって臨床効果が落ちる」という現象を指します。これは *in vitro* で観察される現象で、β-ラクタム系抗菌薬は主に増殖期にある（細胞壁が盛んに合成される）細菌

がターゲットであるために起こると考えられています。

　この現象を避けるため、β-ラクタム系抗菌薬とは作用機序の異なる（そして増殖期・静止期のどちらでも効果を示す）クリンダマイシンを併用する、という理屈なのですが、毒素産生抑制効果も同時に得られて一挙両得の感がありますね。ぜひ選択肢に入れておいてください。

　最後に一点、クリンダマイシンならではの注意点をお伝えしておきます。

薬剤名	判定
エリスロマイシン	R
クリンダマイシン	S

　黄色ブドウ球菌や連鎖球菌でこのような薬剤感受性のパターンだった場合、クリンダマイシンの感受性を額面通り受け取ってはいけないケースが存在します。

　クリンダマイシンを使用したいのにこのような結果が返ってきてしまったら、細菌検査室に「Dテストをお願いします」と伝えて、クリンダマイシンの真の感受性を判定してもらいましょう。Dテストについてはgoogleで調べると分かりやすい解説がたくさんヒットするので、本書での解説は割愛します。

第5章
抗MRSA薬

- **5.1** 抗MRSA薬とは
- **5.2** グリコペプチド系抗菌薬
- **5.3** リポペプチド系抗菌薬
- **5.4** オキサゾリジノン系抗菌薬
- **5.5** 抗MRSA薬のまとめ

「抗MRSA薬」という呼び名は、あたかも"MRSAにしか効かない"薬剤であるかのような印象を与えますが、それは間違いです。実際は、MRSAを含む「ほとんどすべてのグラム陽性菌」に対し抗菌活性を示します。

5.1 抗MRSA薬とは

抗MRSA薬とは

　冒頭から前提をひっくり返すようで恐縮ですが、本章で扱う薬剤に対して「抗MRSA薬」という呼び名はあまり使いたくありません。なぜならこの呼び名は、あたかもMRSAにしか使用しない薬剤であるかのような印象を与えてしまうからです。

　本章で紹介する薬剤は、多少の例外を除きすべてのグラム陽性菌に抗菌活性を示します。したがって、「抗MRSA薬」というよりは**「抗グラム陽性菌薬」**と呼ぶ方がよほど理にかなっています。MRSAにしか効かない、というのは大きな誤解となりかねませんので、くれぐれもお気をつけください。

　本章では3つのクラス、4種類の抗菌薬を紹介します。

> - グリコペプチド系抗菌薬：**バンコマイシン**、テイコプラニン
> - リポペプチド系抗菌薬：ダプトマイシン
> - オキサゾリジノン系抗菌薬：リネゾリド

　このうち最重要なのは**バンコマイシン**です。先をお急ぎの方は、とりあえずバンコマイシンの項だけ読んでいただければ結構です。バンコマイシンよりも他の抗MRSA薬が優先されるケースは、バンコマイシン耐性腸球菌（vancomycin-resistant *Enterococcus*；VRE）による感染症などごく限られた状況を除き、ありません。

　3つのグループのうち、グリコペプチド系抗菌薬は薬物濃度の安全域が狭いため**TDM**が必要です。アミノグリコシドと同じですね。学会などが公開しているTDMシミュレータを利用し、必ず適正な薬物濃度に収まるように投与設計を行ってください。自分ひとりで投与設計をするのが不安だったら、病棟薬剤師の先生などに協力を仰ぎましょう。患者を副作用のリスクにさらさないための努力を怠ってはなりません。

5.2 グリコペプチド系抗菌薬

バンコマイシン

重要事項

- 抗MRSA薬の基本。これだけ使えれば、ほぼ困らない。
- **TDM**が必要。微生物により目標トラフ値（または目標 AUC_{24}/MIC）が異なる。
- **インフュージョン・リアクション**に注意が必要。投与速度は10〜15 mg/min（およそ1 g/hr）を超えないように調整する。
- 経口薬はCDI（*Clostridioides difficile* infection）専用。一方、CDIの治療に静注用バンコマイシンは使用できない。

抗菌スペクトラム

Good

ほとんどすべてのグラム陽性菌

- メチシリン耐性黄色ブドウ球菌（MRSA）
- メチシリン耐性コアグラーゼ陰性ブドウ球菌（methicillin-resistant coagulase negative staphylococci；MRCNS）
- バンコマイシン感性の *Enterococcus* spp.（*Enterococcus faecium* など）
- *Bacillus cereus*：**CCCB** グループに属する (p.110 参照)。アミノ酸輸液使用中のカテーテル関連血流感染症（CRBSI）の原因微生物の1つ。
- *Corynebacterium jeikeium*：**CCCB** グループ。稀に化膿性脊椎炎などの侵襲性感染症を起こす。
- *Clostridioides difficile*：CDIに静注薬は使用不可。経口薬を使う。

Poor

ほとんどすべてのグラム陰性桿菌

一部のグラム陽性菌

- *Enterococcus casseliflavus*, *Enterococcus gallinarum*：バンコマイシンに自然耐性（vanC遺伝子による）
- *Leuconostoc* spp., *Lactobacillus* spp., *Erysipelothrix rhusiopathiae* など
- **Listeria monocytogenes**：薬剤感受性結果が "S" であっても治療失敗と関連するため使用しない。

> **投与設計**

- **静注薬は TDM が必須！** 必ずツールを使用して目標トラフ値（または目標 AUC_{24}/MIC）を達成するように投与設計を行う。
- 不安ならば薬剤師などの他職種に協力を依頼すること。

目標値の一例

- MRSA、および MRCNS のうち *Staphylococcus lugdunensis*：AUC_{24}/MIC 400〜600 またはトラフ値 15〜20μg/mL
- その他：トラフ値 10〜15μg/mL

投与設計の一例

静注薬：実際の投与設計は患者個別に設定すること
- 初回：20〜30mg/kg（最大 3g/回）を 2 時間以上かけて点滴静注
- 2 回目以降：15〜20mg/kg を 8〜12 時間毎に各回 2 時間以上かけて点滴静注

※ 3 回目の投与時に TDM のための採血（バンコマイシンの血中濃度測定）を行う
　　トラフ値：投与 30 分前〜直前に採血
　　ピーク値（AUC_{24}/MIC の算出時のみ）：投与終了 1 時間後に採血

経口薬：125mg/回を 1 日 4 回内服
※バイアルに封入されている粉末 500mg を単シロップや 50% ブドウ糖液で溶解し、4 分割すると良い

> **臨床上問題になる副作用**

- **インフュージョン・リアクション**（vancomycin infusion reaction）：かつてレッドネック症候群、レッドマン症候群などと言われたもの。バンコマイシンの急速投与時にヒスタミン遊離により上半身に出現する掻痒感を伴う紅斑。アレルギーではないため抗ヒスタミン薬などで対症療法を行いつつ投与時間を延長する。
- **薬剤過敏症症候群**：好酸球増多＋全身症状を伴う薬疹。Stevens-Johnson 症候群と異なり粘膜疹を欠く。
- **腎機能障害**：TDM を行う最大の理由。トラフ値＞15μg/mL から頻度が上昇するとされる。
- **血球減少**：通常は血小板 1 系統で、投与開始から 1〜2 週間以内に出現する。稀に好中球減少。

- 聴器障害：通常は稀。めまい、ふらつき、難聴など。

付帯情報

- 腎機能障害がある場合の投与量調節：**TDM** により調整する
- 肝機能障害がある場合の投与量調節：不要
- 中枢神経感染症の治療：可能
- 妊婦への投与：治療上の有益性が危険性を上回る場合に限る
- 小児への投与：可能
- 溶解液：生理食塩水または 5% ブドウ糖液
- 血中半減期：6 時間
- バイオアベイラビリティ：ほぼ 0%

コメント

　抗 MRSA 薬（しつこいですが、実質的には「抗グラム陽性菌薬」でしたね）として最重要なのがバンコマイシンです。抗 MRSA 薬が必要な場面のすべてにおいてバンコマイシンが第一選択薬になることをまず認識しておいてください。

　バンコマイシンはグリコペプチド系抗菌薬の 1 つです。β-ラクタム系抗菌薬と同様に細胞壁の合成を阻害し殺菌的（bactericidal）に作用します。繰り返すように、バンコマイシンを含む抗 MRSA 薬は原則**グラム陽性菌**にしか効果がありません。グラム陰性桿菌にはごくごく一部の例外を除いて無効です。グラム陽性菌専用と考えて問題ありません。代表的なターゲットは p.219 に列挙した通りです。

　静注薬の使用に際しては TDM が必須です。主に腎機能障害などの副作用を抑制するためです。日本化学療法学会などが **TDM ソフトウェア**を配布*しているため自身で投与設計を行うことも可能ですが、可能であれば経験豊富な薬剤師の先生方を頼ることを勧めます。

　* https://www.chemotherapy.or.jp/modules/guideline/index.php?content_id=79

　バンコマイシンの TDM では元来**トラフ値**のみを測定していましたが、近年は治療効果の担保と副作用の抑止の観点から AUC_{24}/MIC がより重んじられるようになりました。施設により考え方が分かれるところだと思いますので、それぞれの方針に従ってください。

　なお MRSA の場合、バンコマイシンの MIC が ≧1.5 µg/mL（実質的には検査結果画面で MIC ≧2 µg/mL）のときは投与設計に関わらず治療効果が期待で

きないため、他の抗 MRSA 薬（ダプトマイシンなど）の使用を検討します。

　<u>経口バンコマイシンはほぼ CDI（*Clostridioides difficile* infection）専用です。</u>経口投与すると腸管内においては劇的な高濃度となりますが、そこから吸収されることはないため、抗 MRSA 薬としては使用できません。
　CDI に対しても、フィダキソマイシンの台頭やバンコマイシン耐性腸球菌（vancomycin-resistant enterococci；VRE）の懸念から使用機会は減っています。

5.2 グリコペプチド系抗菌薬

テイコプラニン

重要事項

- バンコマイシンの近縁。使い勝手は良いが、使用実績が相対的に少なくデータが乏しい。
- **TDMが必要**だがバンコマイシンより安全域が広いため、エラーが少ない。
- インフュージョン・リアクションのような副作用もバンコマイシンに比べると少ない。
- 中枢神経感染症には使用しない。

抗菌スペクトラム

Good

ほとんどすべてのグラム陽性菌

- メチシリン耐性黄色ブドウ球菌 (MRSA)
- メチシリン耐性コアグラーゼ陰性ブドウ球菌 (methicillin-resistant coagulase negative staphylococci；MRCNS)
- テイコプラニン感性の *Enterococcus* spp.：バンコマイシンが不得手とする *E. casseliflavus, E. gallinarum* を含む
- *Bacillus cereus*
- *Corynebacterium jeikeium* など

Poor

ほとんどすべてのグラム陰性桿菌
一部のグラム陽性菌

- *Leuconostoc* spp., *Lactobacillus* spp., *Erysipelothrix rhusiopathiae* など
- *Listeria monocytogenes*：薬剤感受性結果が"S"でも使用しない

投与設計

- **静注薬はTDMが必須！** 必ずツールを使用して目標トラフ値を達成するように投与設計を行う。
- 不安ならば薬剤師などの他職種に協力を依頼すること。

目標値の一例

> - トラフ値15〜30μg/mL（15〜40μg/mLまでは許容する）

投与設計の一例

> **静注薬**：実際の投与設計は患者個別に設定すること
> - 投与開始から5回目まで：12mg/kgを12時間毎に各回2時間かけて点滴静注（ローディング）
> - それ以降：12mg/kgを24時間毎に各回2時間かけて点滴静注
>
> ※3回目の投与時にTDMのための採血（テイコプラニンの血中濃度測定）を行う
>   トラフ値：投与30分前〜直前に採血

臨床上問題になる副作用

- インフュージョン・リアクション（infusion reaction）：バンコマイシンと同様。バンコマイシンよりテイコプラニンの方が起こりにくいとされる。
- 過敏症：発熱や皮疹
- 血球減少：通常は血小板1系統。ときに顆粒球減少
- 腎障害：バンコマイシンより少ない

付帯情報

- 腎機能障害がある場合の投与量調節：**TDMにより調整する**
- 肝機能障害がある場合の投与量調節：不要
- 中枢神経感染症の治療：不可
- 妊婦への投与：治療上の有益性が危険性を上回る場合に限る
- 小児への投与：可能
- 溶解液：生理食塩水または5%ブドウ糖液
- 血中半減期：90時間

> **コメント**
>
> 　テイコプラニンは、バンコマイシンと同じグリコペプチド系抗菌薬に属する抗MRSA薬です。薬理学的特性はバンコマイシンとほぼ同様ですが、いくつか大事な相違点があります。
> 　バンコマイシンとの違いをまとめるとこんな感じです。

- TDM は必要であるものの安全域が広く、多少血中濃度を上げ過ぎても問題になりにくい。
- ローディング後の維持投与は 1 日 1 回で済む。
- バンコマイシンでカバーできない *Enterococcus* spp. の一部をカバーする。
- 一般にバンコマイシンよりもインフュージョン・リアクションや腎障害などの副作用が少ない。
- 中枢神経感染症の治療には使用しない。

　また、同じグリコペプチド系抗菌薬とはいっても構造式が大きく異なるため、バンコマイシンがアレルギーや過敏症その他の理由で投与継続できなくなってしまった場合のバックアップとしてテイコプラニンが使えることがあります。ここは少しデリケートなところなので、可能なら専門家と相談してください。

　腸球菌属のうち、*Enterococcus casseliflavus* や *Enterococcus gallinarum* はバンコマイシン耐性・テイコプラニン感性であることがほとんどです。この耐性パターンは *vanC* 遺伝子によって規定される表現型であり、感性ならばテイコプラニンでも治療可能です。ここは大きな差異と言っていいと思います。

　このようにバンコマイシンよりも使いやすいイメージがあるのに、米国で販売されていないせいか影が薄く、PK/PD などの臨床的検討が満足に進んでいない少々不遇な(?)抗菌薬です。個人的にはもう少し評価されてもよい薬剤だと思っています。

5.3 リポペプチド系抗菌薬
ダプトマイシン

重要事項

- バンコマイシン耐性菌治療やバンコマイシンが何らかの理由で使用できない場合のバックアッパー。
- 基本的に抗MRSA薬の第一選択薬とはならない。理由なく使わないこと。
- 肺サーファクタントにより失活するため、**肺炎の治療は不可能**。

抗菌スペクトラム

Good

ほとんどすべてのグラム陽性菌

- メチシリン耐性黄色ブドウ球菌（MRSA）
- バンコマイシン（中間）耐性黄色ブドウ球菌〔vancomycin-resistant (intermediate) *Staphylococcus aureus*；VRSA（VISA）〕
- メチシリン耐性コアグラーゼ陰性ブドウ球菌（methicillin-resistant coagulase negative staphylococci；MRCNS）
- *Enterococcus* spp.：特にバンコマイシン耐性腸球菌（vancomycin-resistant enterococci；VRE）

Poor

- ほとんどすべてのグラム陰性桿菌

投与設計

- 6mg/kgを各回30分かけて24時間毎に点滴静注

腎機能障害がある場合の投与量調節

CCr（mL/min）	
≧ 30	減量なし
< 30	6mg/kg 48時間毎
血液透析（透析日は透析後投与）	6mg/kg 48時間毎

※ BMI ≧ 30を上回る肥満患者では補正体重で計算すること

臨床上問題になる副作用

ミオパチー

- 肥満、スタチンの併用、6mg/kg を超える投与、24 時間毎より頻回の投与がリスクファクター。
- 投与中は血清クレアチンキナーゼ（CK）をモニターし、筋肉痛の出現時や CK が正常上限の 5 倍となった場合は投与中止を検討する。

付帯情報

- 腎機能障害がある場合の投与量調節：要
- 肝機能障害がある場合の投与量調節：不要
- 中枢神経感染症の治療：不可
- 妊婦への投与：可能
- 小児への投与：可能
- 溶解液：生理食塩水または 5% ブドウ糖液
- 血中半減期：8 時間

コメント

　ダプトマイシンは 2000 年代に入って上市された新しい抗 MRSA 薬です。抗菌メカニズムは複雑で、細胞壁の合成阻害、細胞膜透過性への作用などが考えられており、いずれも殺菌的（bactericidal）に作用します。

　中枢神経感染症と肺炎には使用できないことには注意が必要であるものの、投与設計がシンプルかつ TDM が不要で、副作用も比較的少ない上に、ジェネリックの登場により薬価が下がったことも手伝って、だいぶ身近になりました。

　ただ使いやすさの一方で、本剤の役割はあくまで「バンコマイシン耐性菌の治療」と「バンコマイシンが使用できないときのバックアップ」であり、気軽に使うべきではないことは声を大にしてお伝えしたい点です。

5.4 オキサゾリジノン系抗菌薬

リネゾリド

重要事項

- 抗MRSA薬としては唯一、**経口投与が可能**。
- 副作用として可逆性の**血球減少**が有名。慢性腎臓病、肝不全、投与期間が2週間を超える症例ではこまめにチェックする。
- クリンダマイシンと同様、毒素産生抑制のために用いることがある。
- 便利だが、やはり**バンコマイシン耐性菌治療**、あるいは**バンコマイシンが使えない時の代替薬**としてのポジションが妥当。

抗菌スペクトラム

Good

ほとんどすべてのグラム陽性菌

- メチシリン耐性黄色ブドウ球菌（MRSA）
- バンコマイシン（中間）耐性黄色ブドウ球菌〔vancomycin-resistant (intermediate) *Staphylococcus aureus*；VRSA (VISA)〕
- メチシリン耐性コアグラーゼ陰性ブドウ球菌（methicillin-resistant coagulase negative staphylococci；MRCNS）
- *Enterococcus* spp.：特に**バンコマイシン耐性腸球菌**（vancomycin-resistant enterococci；VRE）

Fair

- 結核菌：特に多剤耐性結核菌に対する多剤併用療法の1剤（まれ）
- 非結核性抗酸菌の一部：*Mycobacterium abscessus* など
- *Listeria monocytogenes*

Poor

- ほとんどすべてのグラム陰性桿菌

投与設計

- 600mg/回を12時間毎に各回30分以上かけて点滴静注、または同量を1日2回（朝夕）内服

臨床上問題になる副作用

血球減少（一部は骨髄抑制）
- 血小板減少（10% 以下）＞貧血（2% 以下）＞好中球減少（1% 以下）
- 慢性腎臓病、肝不全、2 週間を超える投与期間などがリスク

薬物相互作用
- 選択的セロトニン取込み阻害薬：セロトニン症候群（発熱、頻脈、振戦、発汗、興奮・不穏など）
- フェンタニル：セロトニン症候群
- リファンピシン：リネゾリドの血中濃度低下

付帯情報

- 腎機能障害がある場合の投与量調節：不要
- 肝機能障害がある場合の投与量調節：不要だが Child-Pugh 分類 C では血小板減少の頻度が上昇する可能性がある
- 中枢神経感染症の治療：可能
- 妊婦への投与：治療上の有益性が危険性を上回る場合に限る
- 小児への投与：可能
- 溶解液：生理食塩水または 5% ブドウ糖液
- 血中半減期：5 時間

コメント

　リネゾリドはオキサゾリジノン系抗菌薬で抗 MRSA 薬の一種ですが、MRSA 感染症よりも **VRE 感染症**の方が主戦場になりつつあります。

　ちなみに同じオキサゾリジノン系抗菌薬として**テジゾリド**が本邦でも入手可能です。両者の使い分けは原則不要ですが、添付文書上、適応微生物・疾患、薬物相互作用、そして投与設計（テジゾリドは 1 日 1 回投与）の点で若干異なります。またリネゾリド耐性菌がテジゾリドに感受性を示すケースもあるようですが、臨床的にはきわめて稀な事象ですのであえて取り上げません。

　リネゾリドは細菌のリボソーム 50S サブユニットに結合し蛋白合成を阻害することで抗菌効果を発揮します。リボソーム 50S サブユニットは、マクロライド系抗菌薬やクリンダマイシンと同じ作用点です。これらはいずれも静菌的（bacteriostatic）な作用を持つ抗菌薬でしたね。

　ということで、クリンダマイシンと同様にリネゾリドもまた細菌の毒素産生を抑制する効果を持ちます。**劇症型溶連菌感染症**（特に A 群溶連菌）や **TSS** の治療でクリンダマイシンが何らかの理由で使用できない場合は、β-ラクタム系抗菌薬にリネゾリドを併用しても構いません。

ただ、前述の通り VRE に対する貴重な治療選択肢ですから、無闇に使うとのちのち痛い目を見ることになりかねません。個人的にはあくまでクリンダマイシンを優先すべきだと考えています。

　また、副作用の面でも若干の懸念があります。2 週間を超える投与では血小板減少に代表される可逆性の・血・球・減・少がしばしば起こります。MRSA の血流感染症では短くとも 2 週間は投与しますし、結核を含む抗酸菌症ではときに長期（6 ヵ月以上）の治療期間を設定しますから、このあたりの副作用を心配しながら恐る恐る投与することになります。

　そうは言っても、上述の通り VRE の大事な治療選択肢であるほか、抗 MRSA 薬としては唯一経口投与が可能な薬剤です。静脈路を確保できなかった患者や、やむを得ない理由で外来治療を強いられる患者では、有力な選択肢になります。使いやすさと使いにくさが絶妙に共存するリネゾリド、上手に付き合うべき抗菌薬ですね。

5.5 抗MRSA薬のまとめ

抗MRSA薬のまとめ

本章に登場した4つの「抗MRSA薬」の大まかな抗菌スペクトラムを下表にまとめました。

			バンコマイシン	テイコプラニン	ダプトマイシン	リネゾリド
グラム陽性球菌	黄色ブドウ球菌	MRSA	◎	○	○	○
		VRSA/VISA	×	×	○	○
	VRE	*E. casseliflavus* *E. gallinarum*	×	○	○	○
		Enterococcus spp.（バンコマイシン耐性株）	×	×	○	○
グラム陽性桿菌		*Bacillus cereus*	◎	◎	—	—
		Corynebacterium jeikeium	◎	◎	—	—
		Listeria monocytogenes	×	×	—	○

◎：第一選択薬として使用する
○：第一選択薬が使えない場合の代替薬などとして感性であれば使用可能
×：耐性、あるいは臨床的な効果が示されておらず使用不可
—：効果不定、あるいはデータなし

このうち、◎の部分はもう説明不要だと思いますので、○の部分に少し補足を加えます。

MRSAに対してはバンコマイシンが使えるかどうかを確認できればOKです。特別な事情がない限り、他の薬剤を使用することはあまりないと思います。使用するとすれば、副作用やアレルギー、ダイナミックな腎機能の変動などによりトラフ値のコントロールが難しいケースなどでしょうか。

VRSA/VISAの場合は原則グリコペプチド系抗菌薬＝バンコマイシン、テイコプラニンは使えませんので、ダプトマイシンやリネゾリドを使わざるを得ません。専門家に相談しましょう。

VREのうち *Enterococcus casseliflavus*, *Enterococcus gallinarum* はバン

コマイシンに自然耐性でしたね。一般にアンピシリン感性ですので、ペニシリン系抗菌薬である**アンピシリン**が第一選択薬となります。何らかの理由でアンピシリンが使用できない場合に限り、テイコプラニン、ダプトマイシン、リネゾリドの中から選択しますが、感性かつ施設で採用されているという前提では**テイコプラニン**の良い適応と個人的には考えています。

　これ以外の *Enterococcus* spp. でアンピシリン・バンコマイシンの両者とも耐性の場合はダプトマイシン、リネゾリドのどちらかを選択しますが、少々複雑な問題を含むため、薬剤感受性結果を鵜呑みにせず、専門家と相談するのがよいでしょう。

　Listeria monocytogenes に対しリネゾリドは効果を示すと考えられていますが、臨床的にはまだ推奨されるまでには至っていません。第一選択薬が**アンピシリン**、代替薬が **ST 合剤**（ときにいずれかとゲンタマイシンの併用）ですから、このどちらかでの治療を優先します。繰り返しになりますが、バンコマイシンとテイコプラニンは本菌に感性であっても、治療失敗と関連するため使用することはありません。

第6章

抗真菌薬

- **6.1** 真菌感染症のアプローチ
- **6.2** アゾール系抗真菌薬
- **6.3** エキノキャンディン系抗真菌薬
- **6.4** ポリエン系抗真菌薬
- **6.5** その他の抗真菌薬
- **6.6** カンジダ血症のマネジメント

こんな乱暴な言い方をすると各方面から怒られるかもしれませんが、一般診療において皆さんが出会う真菌感染症の大半は「カンジダ症」です。血液内科や膠原病内科など免疫不全が内在する領域は別として、通常の免疫状態においてカンジダ以外の真菌に出会うことは滅多にないはずです。よって本書では、カンジダ症を中心とした抗真菌薬の使い方をミニマムにまとめていきます。

6.1 真菌感染症のアプローチ
真菌感染症診療の基本

　真菌感染症における診断・治療の基本的なアプローチは、細菌感染症におけるそれと同様です。それは第 1 章で口が酸っぱくなるほど言ってきた 5 つの要素です。

> **感染症診療のための 5 つの要素**
> ① 患者背景の把握
> ② 感染臓器の診断
> ③ 原因微生物の推定
> ④ 抗微生物薬の選択
> ⑤ 治療経過の予測と評価

　この 5 つは細菌だろうが真菌だろうが変わることはないのです。

　もし細菌と真菌の治療アプローチの中に相違点を見出すとすれば、真菌感染症では獲得耐性の懸念が相対的に小さいことが挙げられます。よって、種が同定された段階で標的治療薬を定めることが、ある程度可能です。そのため、一部の種や真菌血症のような侵襲性感染症を除き、ルーチンでの薬剤感受性検査は不要と考えられています。

　そういうわけで、各薬剤の抗真菌スペクトラムを把握することよりも、**「種に対して、そして臓器に対して何が第一選択薬になるか」** を知っていることの方が重要かもしれません。

　とは言え、Candida 属全般におけるアゾール系抗真菌薬に対する交差耐性、エキノキャンディン系抗真菌薬に対する獲得耐性（FKS1 または FKS2 遺伝子変異）など、獲得耐性の懸念が全くないわけではありません。ただ、これらは比較的限定的なシチュエーションですので、当座は頭の片隅に置いておく程度の認識で十分です。

6.1 真菌感染症のアプローチ

抗真菌薬の作用点

細菌は原核細胞、真菌は真核細胞であるため構成成分が大きく異なります。

	細菌	真菌	ヒト
	原核細胞	真核細胞	
核膜	なし	あり	あり
細胞内小器官	なし	あり	あり
細胞膜	リン脂質	リン脂質 エルゴステロール	リン脂質 コレステロール
細胞壁	ペプチドグリカン	グルカン キチン マンナン	なし

真菌は細菌よりもヒトの細胞に近いのでした。そこで、できるだけヒトの細胞を傷害せず、真菌だけ選択的に作用させるために、次のような作用点を持つ抗真菌薬が臨床で使用されています。

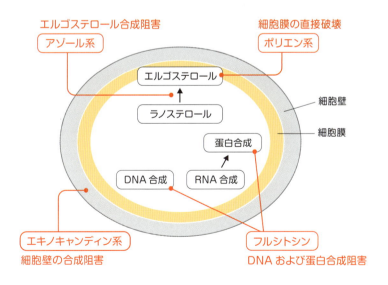

細胞膜やDNAだけでなく、細胞壁やエルゴステロールなどヒトの細胞には存在しない構造が抗真菌薬のターゲットになっています。この図に示した4種類の抗真菌薬について、以降のページで詳しく学んでいきましょう。

6.2 アゾール系抗真菌薬

アゾール系の抗真菌スペクトラム

　アゾール系抗真菌薬は、真菌の細胞膜の構成成分であるエルゴステロールの合成を阻害することで作用を発揮する静菌的な抗真菌薬です。具体的には、ラノステロール14α-デメチラーゼという酵素をターゲットにしています。

　全般にバイオアベイラビリティが高く、内服薬と静注薬の相互交換も可能です。**薬物相互作用が多い**ため、常用薬と重大な相互作用がないかどうか必ず確認してください。薬剤師の先生方の力を借りるのが良いでしょう。
　ボリコナゾールはTDMが必要な薬剤です。投与設計については薬剤師の先生方に協力してもらうようにお願いしましょう。

　本邦において全身投与が可能なアゾール系抗真菌薬は次の5種類です。

- フルコナゾール
- イトラコナゾール
- ボリコナゾール
- ポサコナゾール
- イサブコナゾール

　なかでも特に重要なのは、

- フルコナゾール
- ボリコナゾール
- イサブコナゾール

　この3種類です。それぞれについて解説する前に、抗真菌スペクトラムのアウトラインを示しておきましょう。

アゾール系の抗真菌スペクトラム

アゾール系の抗真菌スペクトラムは「足し算」で考えるとわかりやすいです。

基本のアゾールである**フルコナゾール**は、酵母様真菌（主に *Candida*、*Cryptococcus*）専用と考えていただいて構いません。*Aspergillus* などの糸状菌には抗真菌作用を示しません。

イトラコナゾールでは、（不完全ながら）*Aspergillus* のカバーが足し算されます。糸状菌にスペクトラムが拡大するというわけですね。

ボリコナゾールは *Aspergillus* に対する強固なカバーが足し算され、執筆時点で第一選択薬として君臨しています。糸状菌のうち *Fusarium* もカバーされますが、レアケースですし今は覚えなくてもよいでしょう。

ポサコナゾールでは、さらに *Mucor*、*Rhizopus* など接合菌のカバーが足し算されます。

トドメの**イサブコナゾール**は、接合菌のカバーはポサコナゾールとそう大きく変わりませんが、薬剤耐性で問題になりがちな *Candida auris* に対する治療薬として期待されています。

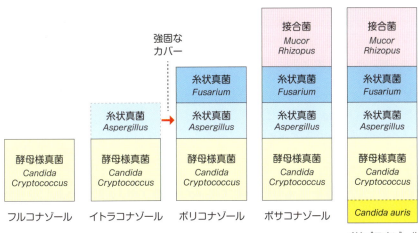

つまり、より新しいアゾールになるにつれ *Candida*、*Cryptococcus* のような酵母様真菌から糸状菌の代表格である *Aspergillus* を経て、*Mucor* などの接合菌にカバーが拡がっていく、とイメージしてもらうとわかりやすいと思います。

6.2 アゾール系抗真菌薬

フルコナゾール

重要事項

- アゾールの基本形で、**酵母様真菌専用**。
- 副作用や薬物相互作用の面でアゾールの中では使いやすい。

抗菌スペクトラム

Excellent

- *Candida albicans*
- *Candida tropicalis*
- *Candida parapsilosis*
- *Candida lusitaniae*

Good

- *Cryptococcus neoformans/gattii*

Fair

- *Candida glabrata*：用量依存性感性。可能ならミカファンギンを選択する。
- *Candida auris*：薬剤感受性を確認し、感性ならば使用可能。
- *Candida guilliermondii*：薬剤感受性を確認し、感性ならば使用可能。

Poor

- *Candida krusei*（自然耐性）
- *Aspergillus* spp. など糸状菌

投与設計

- 経口：400mg/回を1日1回内服
- 静注：400mg/回を24時間毎に点滴静注※
  ※プロドラッグであるホスフルコナゾールを使用する場合は、初回・2回目のみ800mg/回を負荷投与する。

腎機能障害がある場合の投与量調節

CCr（mL/min）	
≧ 50	減量なし
< 50	200mg 24時間毎※
血液透析	透析日のみ透析後に400mgを投与（週3回投与）

※ ホスフルコナゾールの場合、初回・2回目のみ 400mg/回とし、以降 200mg 24時間毎

臨床上問題になる副作用

- 肝障害：一般に可逆性
- 薬物相互作用：あえて個別記載しない。Lexidrug™ を使う、薬剤師に尋ねるなどの方法で必ず確認すること！

付帯情報

- 腎機能障害がある場合の投与量調節：要
- 肝機能障害がある場合の投与量調節：不要
- 中枢神経感染症の治療：可能
- 妊婦への投与：治療上の有益性が危険性を上回る場合に限る
- 小児への投与：可能
- 溶解液：生理食塩水または5%ブドウ糖液
- 血中半減期：30時間
- バイオアベイラビリティ：90%以上

コメント

　フルコナゾールはアゾールの王道です。抗真菌薬としてはかなり狭域スペクトラムで標的治療によく用いられます。

　基本、*Candida* や *Cryptococcus* のような酵母様真菌にしか効力を持ちません。例外的に *Coccidioides* をスペクトラムに含みますが、日本国外の風土病の原因微生物であり、日常診療で意識する必要はまずありません。

　カンジダ血症では感性ならフルコナゾールが第一選択薬となります（p.260参照）。ただし *Candida* の中にもフルコナゾールが治療に使用できない種が存在することは認識しておくべきです。*Candida krusei* が好例です。

　Cryptococcus による感染症でも出番があります。初学者向きでないため解説は他書に譲りますが、*Cryptococcus* による髄膜炎の維持治療、それ以外の感染

第6章 抗真菌薬

6.2 アゾール系抗真菌薬

症（肺炎など）の急性期治療で使用されます。

　静注製剤はオーソドックスなフルコナゾールのほか、**ホスフルコナゾール**というフルコナゾールのプロドラッグも入手可能です。抗真菌スペクトラムや副作用、薬物相互作用に差異はないのですが、ホスフルコナゾールは溶解液の量をグッと絞れる点で多少のメリットがあります。薬価が高いことと、初回・2回目まで負荷投与（ローディング）が必要なことには注意が必要です。両者を使い分ける必要はなく、施設で採用されているほうを使えば良いと思います。

6.2 アゾール系抗真菌薬

ボリコナゾール

重要事項

- アスペルギルス症に対する第一選択薬
- 副作用・薬物相互作用ともに多い。使用時は必ず確認すること。
- 薬物血中濃度の安全域が狭く TDM が必須。

抗菌スペクトラム

Excellent

- *Aspergillus fumigatus* を含む多くの *Aspergillus* spp.
- *Fusarium* spp.：薬剤感受性が判明するまではアムホテリシン B リポソーム製剤を併用する。

Good

- *Candida krusei*：ミカファンギンを使用することが一般的
- *Candida albicans*
- *Candida tropicalis*
- *Candida parapsilosis*
- *Candida lusitaniae*

これらはいずれも本剤に感性となり得るが、フルコナゾールより優先する必然性に欠く

Fair

- *Candida glabrata*：ミカファンギンを優先する
- *Candida auris*：薬剤感受性を確認すること
- *Candida guilliermondii*：薬剤感受性を確認すること

Poor

- *Mucor* spp. など多くの接合菌

投与設計

- CCr＜50 mL/min の場合、静注薬は添加剤（シクロデキストリン）の蓄積により腎障害が進行する可能性があるため使用を避ける。
- TDM を必ず行う。目標トラフ値の計算には調整体重を用い、1～6 µg/mL（可能なら 2～5 µg/mL）を狙う。必ず薬剤師に協力してもらうこと。

- 日本人には代謝が遅延する例（poor metabolizer、CYP2C19 変異体）が 15〜20%ほど存在する。この場合、高トラフ値が遷延するため注意。

投与設計の一例

- 経口：初日のみ 400mg/回、以降 200mg/回を 1 日 2 回食前に内服
- 静注：初日のみ 6mg/kg/回、以降 4mg/kg/回を 12 時間毎に点滴静注（投与 5〜7 日目にトラフ値測定）

臨床上問題になる副作用

- 視覚障害：羞明、霧視、色覚異常、強膜炎など。一般に可逆性。中止後 24 時間〜2 週間で消失する。
- 幻聴・幻視：可逆性。高トラフ値（＞5.5μg/mL）と関連する可能性がある。
- 末梢神経障害
- 肝障害
- QTc 延長
- 薬物相互作用：**多数ある**ためあえて個別記載しない。Lexidrug™ を使う、薬剤師に尋ねるなどの方法で必ず確認すること！

付帯情報

- 腎機能障害がある場合の投与量調節：**TDM** により調整する
- 肝機能障害がある場合の投与量調節：不要
- 中枢神経感染症の治療：可能
- 妊婦への投与：**原則不可**（致死的であるなど他薬に代替できない場合に限る）
- 小児への投与：可能
- 溶解液：生理食塩水または 5% ブドウ糖液
- 血中半減期：6 時間
- バイオアベイラビリティ：90%以上

コメント

　ボリコナゾールを一言で表すなら "**Aspergillus 専用機**" です。ボリコナゾールは多くの Candida や Cryptococcus もカバーしますが、それらはフルコナゾールの本領ですし、Fusarium は第一選択薬になる可能性がありながらも出会うことが稀です。Aspergillus fumigatus のほか、A. niger、A. flavus、アムホテリシン B に自然耐性となる A. terreus にも多くの場合感性です。

　投与に際しては **TDM** が必要な点、副作用や薬物相互作用がフルコナゾールよりも多い点には要注意です。必ず薬剤師の先生と綿密に連携し、コントロールを図るよう心がけましょう。

ボリコナゾールは、*Scedosporium apiospermum* という土壌中に存在する糸状真菌に対する第一選択薬としても知られています。この真菌は「津波肺（tsunami lung）」として有名になった環境水の溺水後などに発症する肺感染症の原因微生物の1つです。2011年に起こった東日本大震災の際にも一定数の症例報告が寄せられており、日本人として知っておくべき疾患でしょう。

　ちなみにこの真菌は、きわめて稀ながら幹細胞移植後やステロイド長期使用者など高度な免疫抑制状態にある患者でも侵襲性感染症を起こすことが知られています。

6.2 アゾール系抗真菌薬

イサブコナゾール

> **重要事項**
> - 接合菌症治療薬としての期待が高いほか、多剤耐性となり得る *Candida auris* に対する治療選択肢の1つ。
> - ボリコナゾールでの治療が困難なアスペルギルス症の代替選択肢。
> - 肝機能・腎機能に基づく投与量調節がほぼ不要。TDMも不要。

抗菌スペクトラム

Excellent

- 接合菌症：*Mucor* や *Rhizopus* のうち感性のもの：現時点ではポサコナゾールの代替薬（コラム参照）
- *Aspergillus fumigatus* を含む多くの *Aspergillus* spp.：現時点ではボリコナゾールの代替薬

Good

- *Candida auris*：薬剤感受性を確認すること
- *Candida albicans*
- *Candida tropicalis*
- *Candida parapsilosis*
- *Candida lusitaniae*

　これらはいずれも本剤に感性となり得るが、フルコナゾールより優先する必然性に欠く

- *Candida krusei*
- *Candida glabrata*

　ミカファンギンを優先する

Fair

- *Candida guilliermondii*：薬剤感受性を確認すること

投与設計

- 経口：初期投与量として200mg/回を1日3回内服・計6回（2日間）
　　　　維持投与量として200mg/回を1日1回内服
- 静注：初期投与量として200mg/回を各回1時間かけ8時間毎に点滴静注・計6回（2日間）
　　　　維持投与量として200mg/回を各回1時間かけ24時間毎に点滴静注

肝臓機能障害がある場合の投与量調節
- 原則不要だが、Child-Pugh 分類で class C の場合、100mg/回へ減量を検討する。

臨床上問題になる副作用
- 末梢性浮腫
- 低カリウム血症
- 消化管障害
- 肝機能障害
- 神経症状：頭痛、悪夢など
- 皮疹
- 薬物相互作用：あえて個別記載しない。Lexidrug™ を使う、薬剤師に尋ねるなどの方法で必ず確認すること！

付帯情報
- 腎機能障害がある場合の投与量調節：不要
- 肝機能障害がある場合の投与量調節：原則不要
- 中枢神経感染症の治療：可能
- 妊婦への投与：治療上の有益性が危険性を上回る場合に限る
- 小児への投与：可能
- 溶解液：生理食塩水または 5% ブドウ糖液 250mL
- 血中半減期：130 時間
- バイオアベイラビリティ：90%以上

コメント

　イサブコナゾールは 2024 年現在、本邦で入手できる最新のアゾール系抗真菌薬です。接合菌のほか、薬剤耐性が懸念されている *Candida auris* への治療効果に期待がかかっていますが、現時点ではまだ各疾患の代替薬的ポジションに留まっています。

　アゾール系抗真菌薬の中でも使い勝手の良さが際立ちます。今のところ目立った副作用が少なく、煩わしい TDM も必要ありません。腎機能による用量調節が不要である点も、現場では大きなアドバンテージになるでしょう。ただし、フルコナゾールやボリコナゾール、ミカファンギン、アムホテリシン B など、既存の抗真菌薬を使うべきケースではそちらを優先するということは言うまでもありません。

コラム　"イトラ"と"ポサ"のニッチを探せ

　イトラコナゾールとポサコナゾールは、本文中で解説を省きました。その理由はいくつかあるのですが、最大の理由は両者の「使いにくさ」にあります。

　イトラコナゾールは錠剤・カプセル・内用液の3剤形が入手可能ですが、錠剤・カプセルは食中～食直後、内用液は空腹時の内服が指定されており、ややこしいです。さらに薬物相互作用が大変多く確認が必須であり、また陰性変力作用を呈するためうっ血性心不全のリスクになることがあります。

　イトラコナゾールはもともと「アスペルギルスにも効くアゾール」の触れ込みで登場しました。しかし、今やアスペルギルスにはボリコナゾールという第一選択薬が確立されています。他方で酵母様真菌にはフルコナゾールが構えており、イトラコナゾールは立ち位置を失ってしまったのです。

　その点、ポサコナゾールは接合菌に一定の抗真菌活性を備えており、ニッチを見出すことが可能です。しかし、ポサコナゾールは薬物濃度の安全域が比較的狭く、世界的には TDM が推奨されているのに、本邦では保険診療の範疇でポサコナゾールの TDM を実施することができません。そんな中で TDM 不要のイサブコナゾールが登場したことから、ポサコナゾールは立つ瀬がなくなっています。

　このような事情でこの2剤は第一線からは外れてしまっている印象ですが、実は別の領域で活躍の場を残しています。

　イトラコナゾールは *Blastomyces* spp., *Histoplasma* spp., *Sporothrix schenckii*、*Paracoccidioides brasiliensis* といった輸入真菌症に対する治療の選択肢となる場合があります。

　ポサコナゾール（ノクサフィル®）は深在性真菌症予防の保険適応が通っており、添付文書で「好中球減少が予測される血液悪性腫瘍患者における深在性真菌症の予防」が許されています。これは結構重要な点です。好中球減少状態ではイトラコナゾールが漫然と処方され、何を予防しているのか、何と戦っているのか、いつまで継続するのか分からない症例をしばしば見かけます。一方、ノクサフィルの添付文書には「急性骨髄性白血病又は骨髄異形成症候群の患者では、好中球減少症の発症が予測される数日前に本剤による予防を開始し、好中球数が 500cells/mm^3 以上に増加後、7日間程度投与を継続すること」と投与期間が明記されており、この「イトラコナゾール無限投与問題」に対する1つの模範解答となっています。

　ポサコナゾールはまた、移植患者におけるアスペルギルス症の予防の第一選択薬としても重要です。

　今は微妙な立場の2剤ですが、今後どのようなニッチを獲得するのか気になるところです。

6.3 エキノキャンディン系抗真菌薬

ミカファンギン（カスポファンギン）

　エキノキャンディン系抗真菌薬はミカファンギンとカスポファンギンが入手可能ですが、本書ではミカファンギンに一本化します。ミカファンギンとカスポファンギンは判定基準などに若干の違いがあるものの、基本的には相互に互換可能であり、施設で採用している方を使えばOKです。

重要事項

- エキノキャンディン系抗真菌薬。β-(1, 3)-D-グルカンの合成酵素を阻害し、細胞壁の合成を阻害する。
- *Aspergillus* を一応カバーするが、ほぼ *"Candida* 専用機" と考えて良い。フルコナゾールではカバーしきれなかった *C. glabrata* や *C. krusei* もカバーする。
- 副作用や薬物相互作用が少なく、腎機能による投与量調節も不要で、使い勝手は良い。ただし濫用は厳に慎むべし！
- 中枢神経感染症にはNG。侵襲性カンジダ感染症でしばしばある眼内炎の治療にも向かない。尿路感染症にも使えない。

抗菌スペクトラム

Excellent

- *Candida* spp.：初期治療・標的治療いずれにも使用し得る。
- ただし *C. parapsilosis* は breakthrough の可能性があるためフルコナゾールを優先する。
- *C. guilliermondii* は薬剤感受性を確認すること。

Fair

- *Aspergillus* spp.：ミカファンギン単剤治療はもはや推奨されない。

Poor

- *Cryptococcus neoformans/gattii*
- その他の糸状菌（接合菌を含む）

投与設計

- 100〜150mg/回を 24 時間毎に点滴静注
  ※施設で 50mg バイアルを採用していれば 100mg/回、75mg バイアルを採用していれば 150mg/回でよい。

臨床上問題になる副作用

- 頻度の高い、あるいは重篤な副作用は少ない。

付帯情報

- 腎機能障害がある場合の投与量調節：不要
- 肝機能障害がある場合の投与量調節：不要
- 中枢神経感染症の治療：**不可。眼内炎の治療にも用いない。**
- 妊婦への投与：治療上の有益性が危険性を上回る場合に限る
- 小児への投与：可能
- 溶解液：生理食塩水または 5% ブドウ糖液
- 血中半減期：15 時間

コメント

　エキノキャンディン系（キャンディン、カンジン系とも）抗真菌薬は比較的新しいカテゴリです。真菌の細胞壁の構成成分である**β-D-グルカン**の合成酵素を阻害しβ-D-グルカンを欠乏させ、溶菌を誘導します。細胞壁はヒトの細胞には存在しないため、真菌にのみ選択的に毒性をもたらします。

　ここでオヤ？と思った方、鋭いです。細菌も細胞壁を持つため、「ひょっとしてエキノキャンディンは細菌にも効果があるの？」と…。残念、ありません。細菌が持つ細胞壁の構成成分は**ペプチドグリカン**であり、グルカンではないからです (p.235 参照)。

　本邦ではミカファンギンとカスポファンギンが入手可能です。先述の通り両者の使い分けは不要ですので、施設で採用されている方を使ってください。本書ではミカファンギンに一本化していますが、適宜カスポファンギンに読み替えていただいて結構です。

　ミカファンギンは"カンジダ専用"と思っていただいて問題ありません。**カンジダ血症**などの侵襲性カンジダ感染症における大事な初期治療薬です。フルコナゾールが不得手としている *Candida glabrata*, *Candida krusei* もばっちりカバーします。

　一方で *Candida parapsilosis* は breakthrough の恐れがあるためフルコナ

ゾールで治療することを勧めます。*Candida guilliermondii* もミカファンギンに耐性の場合があり、薬剤感受性を都度確認すべきです。

　弱点としては、髄液への移行性が低いため中枢神経感染症には向きません。そしてカンジダ血症で合併しがちな眼内炎にも使うことができません。フルコナゾールを使うか、後述のアムホテリシン B リポソーム製剤を使います。
　尿路や前立腺にも移行性が低いため使うことができません。

　アスペルギルスにも活性を持つことが知られていますが、カスポファンギンが侵襲性肺アスペルギルス症に良い成績を残せなかったことが決定打となり、アスペルギルス症の治療に単独で用いることはほぼなくなりました。そもそも多くのアスペルギルス症にはボリコナゾールが第一選択薬であり、それが使えなかったとしても現在はイサブコナゾールが控えています。なんならアムホテリシン B もいます。ここにミカファンギンが付け入る隙はないのです。"カンジダ専用機"として頑張ってもらうことにしましょう。

　作用メカニズムが真菌に選択性の高いものであるためか、重大な副作用が少ない上に、肝機能・腎機能に基づく用量調節が不要（カスポファンギンは肝機能障害がある場合は減量することがあります）で、抗真菌薬の中ではダントツに使いやすく感じられます。使い勝手の良さゆえに、濫用のリスクとは隣り合わせです。適切な診断のもとで根拠を持って使用するよう心がけましょう。

6.4 ポリエン系抗真菌薬

アムホテリシンBリポソーム製剤

重要事項

- 抗真菌薬界の"メロペンバンコ"であり、全身投与用抗真菌薬の起源でもある。
- ほとんどの真菌に対し有効であるため、本剤が無効の真菌を記憶すべき。
- 副作用が多く、腎障害と低カリウム血症・低マグネシウム血症は有名。
- アゾール系の進化、エキノキャンディン系の台頭により第一選択となるケースは減少しているが、本剤で治療せざるを得ないシチュエーションは未だ少なくない。
- 尿路への移行性が著しく低いため、尿路感染症には使えない。

抗菌スペクトラム 本剤が無効の真菌を記憶する

本剤が無効の真菌

- *Candida lusitaniae*：フルコナゾール、ミカファンギンが第一選択薬
- *Candida auris*：薬剤感受性を確認すること
- *Aspergillus terreus*：ボリコナゾールが第一選択薬
- *Scedosporium apiospermum*：ボリコナゾールが第一選択薬

※夏型過敏性肺炎で有名な *Trichosporon asahii* も免疫不全者で侵襲性感染症を起こすことがあるが、本剤は無効の可能性がある。

投与設計

- 3〜6mg/kg/回を各回2時間かけ24時間毎に点滴静注
- *Aspergillus* spp. による中枢神経感染症や接合菌症にはより大量の投与を行う場合がある。専門家に相談すること。

臨床上問題になる副作用

- インフュージョン・リアクション：20〜40%。投与直後ないし投与中の発熱・悪寒・胸痛・呼吸困難感・体幹部・四肢の痛みなど多彩。
- 消化管障害：悪心・嘔吐・下痢

- 腎機能障害：アミノグリコシドやバンコマイシン、シクロスポリンなど腎機能障害のリスクが高い薬剤との併用時は特に注意する。
- 電解質異常：特に**低カリウム血症**、**低マグネシウム血症**。血清カリウムの低下を見たら血清マグネシウムを測定し、低下していればマグネシウムもともに補充すること。

付帯情報

- 腎機能障害がある場合の投与量調節：不要
- 肝機能障害がある場合の投与量調節：不要
- 中枢神経感染症の治療：可能
- 妊婦への投与：可能
- 小児への投与：可能
- 溶解液：5％ブドウ糖液に限る。溶解方法が複雑なので必ず添付文書を参照すること。
- 血中半減期：7 時間

コメント

　抗真菌薬の原点であり頂点と呼べる薬剤です。従来型のアムホテリシンBはデオキシコール酸塩（商品名ファンギゾン®）でしたが、これを二重のリポソームの膜に包んだのがアムホテリシンB **リポソーム製剤**です。膜に包んだことにより各種の副作用が軽減されているのが特徴です。棘のあるものを柔らかいものに包んでおく、人間関係でも同じですね。

　従来型のデオキシコール酸製剤は副作用のリスクが大きいため近年は使用頻度が低くなり、リポソーム製剤に置き換わりつつあります（移植など高度な免疫不全を扱う施設ではそうでもないかもしれませんが）。本書ではアムホテリシンB＝アムホテリシンBリポソーム製剤のことを言っていると思ってください。

　アムホテリシンBは真菌細胞膜の構成成分であるエルゴステロールに作用し、直接的に真菌を死に至らしめる殺菌的な薬剤です。抗真菌スペクトラムは非常に広く、*Candida, Aspergillus, Cryptococcus* はもちろん、*Mucor, Rhizopus* などの接合菌にも効果を示します。ただし、*Candida lusitaniae* や *Aspergillus terreus* など、ごく一部の種は自然耐性であるため注意が必要です。この「無効の微生物を記憶しておく」というアプローチはカルバペネム系抗菌薬の考え方と同じですね。

　残念ながら副作用は幅広く、かつ重大なものもあります。リポソームに包んだとて棘があることに変わりはないのですね。

インフュージョン・リアクション（投与関連反応）は有名かつ頻度が高いです。忍容できなければ投与を中断するか、ジフェンヒドラミン 1 mg/kg を投与することで解消できる場合があります。

　電解質異常もしばしば見られ、**低カリウム血症**、**低マグネシウム血症**、低カルシウム血症あたりが有名です。いずれも頻度は 20％ほどです。低カリウム血症は 10 日間の投与で生じるという報告＊があります。低マグネシウム血症を伴うとカリウムの補充に反応しにくいため、マグネシウムを測定し低下していれば一緒に補充するとよいでしょう。

＊Kobayashi R, Keino D, Hori D, *et al.* Analysis of hypokalemia as a side effect of liposomal amphotericin in pediatric patients. *Pediatr Infect Dis J.* 2018；37（5）：447-50.

　腎障害は従来のデオキシコール酸製剤よりもリスクは低減されていますが、しばしば不可逆性であるため注意しましょう。

> **コラム** "アムホテリシン" か "アンホテリシン" か
>
> 　どうでもいい話ですが、英語の綴りは "amphotericin B" で、一般的な英語のスペリングのルール通り "b" や "p" の前に来る "n" が "m" に変換された結果、この綴りになっています（言語学の領域で、同化 assimilation といいます）。なので、和名は「ア**ム**ホテリシン B」ではなく、「ア**ン**ホテリシン B」や「ア**ン**フォテリシン B」にして欲しかったです。

6.5 その他の抗真菌薬

フルシトシン

重要事項

- クリプトコッカス髄膜炎や治療に難渋する侵襲性カンジダ感染症の際に**アムホテリシン B と併用**する。
- 単独で用いればたちまち耐性を獲得されるため、単剤で投与することはない。

抗菌スペクトラム

- *Candida* spp.
- *Cryptococcus* spp.

投与設計

- 25 mg/kg/回を 6 時間毎に経口投与

腎機能障害がある場合の投与量調節

CCr（mL/min）	
>40	減量なし
21〜40	25 mg/kg/回を 12 時間毎に経口投与
10〜20	25 mg/kg/回を 24 時間毎に経口投与
<10	25 mg/kg/回を 48 時間毎に経口投与
血液透析（透析日は透析後投与）	25〜50 mg/kg/回を 48〜72 時間毎に経口投与

臨床上問題になる副作用

- 血球減少：顆粒球減少、血小板減少。貧血はまれ
- 消化管障害
- 皮疹

付帯情報

- 腎機能障害がある場合の投与量調節：要
- 肝機能障害がある場合の投与量調節：不要
- 中枢神経感染症の治療：可能

- 妊婦への投与：治療上の有益性が危険性を上回る場合に限る
- 小児への投与：可能
- 血中半減期：4時間

> **コメント**
>
> 　フルシトシンは名前だけ知っていればOKです。現実的に使用するのは**クリプトコッカス髄膜炎**の時で、アムホテリシンBと併用することは覚えておきましょう。単独で使用することはまずありません。
> 　細かいことを言うと、治療に難渋している（持続菌血症が解消されないなど）侵襲性カンジダ感染症の場合でもごく稀に使ってもよいことにはなっていますが、あくまでオプション中のオプションです。副作用の血球減少は重大ですから、万が一使うことがあれば注意してください。

6.6 カンジダ血症のマネジメント

カンジダ血症の診断

　冒頭から散々申し上げた通り、一般診療における深在性真菌症のメインストリームはカンジダ症です。カンジダは器用な微生物でして、多くの臓器に感染を成立させることができます。肝臓や脾臓、心臓、眼、骨や関節、そして血流感染症です。こういった深部臓器に起こったカンジダ感染症を**侵襲性カンジダ感染症**と総称することもあります。そして、侵襲性カンジダ感染症として私たちが最も感知しやすいものが血流感染症、すなわち**カンジダ血症**なのです。

　「カンジダなんてそうそう出会うことないのに」、「どうせ免疫不全とか、そういう診療科で遭遇するやつでしょ」と思われた皆さん、全然そんなことはありません。カンジダは**カテーテル関連血流感染症（CRBSI）の原因微生物として非常に重要です**。CRBSIから感染性心内膜炎や眼内炎など他の侵襲性カンジダ感染症へ波及する症例も少なからず存在します。たとえ一般病床でも末梢静脈カテーテルが1本でも挿入されているならば、そのリスクは無視できません。

カンジダ血症の診断は血培しかない

　カンジダ血症の診断方法は血液培養ただひとつです。間違っても β-D-グルカンの高低などで判断しないように！（そもそも判断できないのですが）
　その血液培養も、よほどのことがない限り**カンジダは好気ボトルからしか発育しません**。つまり血液培養を2セット4本出しても、カンジダが陽性になる可能性があるのは半分の2本だけです。そしてカンジダは皮膚の常在菌ではなく通過菌として扱うので、**血液培養からカンジダが検出された場合はすべて真の菌血症として治療対象となります**。

　では、こんなシチュエーションに遭遇したらどう考えますか？

> ● 血液培養を2セット4本提出したところ、酵母様真菌（のちにカンジダと同定）が好気ボトル1本のみから検出された。

　——ここで迷ってはいけません。**100%真の菌血症として治療を開始しましょう**。陽性となるボトルの数だって最大で2本なのですから、1本だろうが2本だろうが関係ありません。躊躇なく治療を開始してください。

6.6 カンジダ血症のマネジメント
カンジダ血症の治療

バンドル・アプローチ

カンジダ血症の治療は次のような**バンドル・アプローチ**で行います。

> 1. 診断後 24 時間以内に静脈留置カテーテルを抜去、あるいは交換
> 2. 適切な抗真菌薬の選択および投与設計
> 3. 陽性の血液培養提出日から 48 時間毎に血液培養 2 セットを再検し陰性化を確認する
> 4. 合併症の検索（感染性心内膜炎、化膿性脊椎炎、肝脾膿瘍、**眼内炎**など）
> 5. 菌種同定（あるいは薬剤感受性結果判明）後の抗真菌薬の最適化

　カテーテルの抜去、血液培養再検、合併症検索… どこかで見たことがあるような内容ですね。そう、**黄色ブドウ球菌菌血症（SAB）**と類似したアプローチです。この 2 つの微生物、姿形は似ても似つきませんが、菌血症の治療マネジメントはよく似ていますから、セットで覚えておくと良いでしょう。
　それでは各項目について解説していきます。

1. 診断後 24 時間以内の静脈留置カテーテルの抜去・交換

　これは多くのエキスパートが賛同するものと思います。ソースコントロールの観点で非常に意義が大きいことから、可能な限り、可及的速やかに実施します。

2. 抗真菌薬の選択および投与設計

　血液培養からカンジダが発育した場合 100％真の菌血症ですから、遅滞なく初期治療を開始します。特別な事情がない限り、レジメンは下記の通りです。

> ・ミカファンギン 100〜150mg ＋ 生食 100mL　各回 1 時間かけ 24 時間毎に点滴静注

　ミカファンギンは肝機能や腎機能による調節が不要でしたね。上記レジメンは投与量に 100〜150mg で幅を持たせていますが、これに深い意味はありません。現在ミカファンギンは 50mg/ バイアルと 75mg/ バイアルの 2 種類が販

売されています。施設で採用されているのが50mgならば1回あたり100mg、75mgならば1回あたり150mgと考えていただければ結構です。

　いずれ菌種が同定され、合併症の全容が判明したら、本章で解説してきた内容に則り適切な標的治療薬へ変更します。特に、比較的頻度の高い合併症である眼内炎はミカファンギンの治療効果が期待できません。必ず検索し、眼内炎が判明した場合はフルコナゾールやアムホテリシンBなどに変更します。

3. 陽性の血液培養提出日から48時間毎に血液培養2セットを再検

　これはもうお分かりですね。カンジダ血症もSAB同様に、陰性だった血液培養ボトルの提出日から2週間の静注薬による治療が必要です。つまり、血液培養の陰性化を確認しなければ治療期間が規定できないのですから、必ず再検します。セット数は？……2セットですよね。カンジダ血症はただでさえ血液培養の感度が低いため、1セットでは不十分です。

4. 合併症の検索

　感染性心内膜炎や化膿性脊椎炎はSABと同様ですが、カンジダ血症では肝膿瘍や脾膿瘍（肝脾カンジダ症）や眼内炎の検索を必ず行います。

　眼内炎は比較的頻度が高い合併症として知られ、治療薬選択に影響があるため重要です。カンジダ血症の診断から可能な限り早期に一度、そこから1〜2週間のインターバルを設けてもう一度、合計二度の眼科診察をセッティングし、眼内炎の有無をチェックしてください（好中球減少症例においては好中球回復後から1週間以内に一度、そこから1〜2週間空けてもう一度）。肝・脾膿瘍は体幹部の造影CTで検索します。

　合併症の有無により治療期間は大きく左右されます（例：眼内炎では陰性の血液培養ボトル提出日から起算して6週間かつ眼内炎の所見の消失まで）。もれなくチェックするよう心がけましょう。各合併症の具体的な治療期間についてはリファレンスにあたって確認してください。

5. 菌種同定（あるいは薬剤感受性結果判明）後の抗真菌薬の最適化

　菌種同定（および薬剤感受性検査結果）が判明したら、初期治療を標的治療へ切り替えましょう。先述の通り、真菌は一部の種を除いて、菌種同定の時点である程度までは標的治療薬を絞り込むことが可能です。初期治療薬として使用中のミカファンギンをフルコナゾールへ変更できるかどうか、が主な検討課題です。

　以上の項目は一連のバンドルになっており、症例により項目を足したり引いたりすることはせず、すべての事項を実施します。抜け・漏れがないように、慣れるまではひとつひとつ確認しながら遂行しましょう。

6.6 カンジダ血症のマネジメント

カンジダ血症のまとめ

最後にカンジダ血症にまつわる医師国家試験問題を使って総まとめをしたいと思います。

第 118 回医師国家試験 A-71

75 歳の女性。大腸癌術後から経口摂取が困難で、中心静脈栄養を行なっている。術後 10 日目に悪寒戦慄が出現した。意識は清明。体温 38.0 ℃。脈拍 120/ 分、整。血圧 90/44 mmHg。呼吸数 24/ 分。腹部は平坦、軟で、手術創に明らかな異常を認めない。血液培養 2 セットから *Candida albicans* が検出された。中心静脈カテーテルを抜去し抗真菌薬による治療を開始した。

治療期間決定のために必要なのはどれか。2 つ選べ。

a　眼底検査
b　血液培養再検査
c　血中 β-D- グルカン測定
d　頭部 CT
e　便培養

問題を解くだけでは読者の皆さんには簡単すぎますから、感染症診療の 5 つの要素 (p.234 参照) に沿って症例をサマライズしてみましょう。

- 患者背景：75 歳女性。中心静脈カテーテル (CVC) 挿入
- 感染臓器：血流感染症 (CRBSI 疑い)
- 原因微生物：*Candida albicans*（血液培養）
- 抗微生物薬：？？？
- 治療経過の予測と評価：？？？

CVC 挿入中かつ中心静脈栄養で、CRBSI 発症のリスクは高く見積もられます。そんな中で血液培養 2 セットから *Candida albicans* が発育したとのこと。好気・嫌気どちらのボトルから生えるのかというと… **好気**、でしたね。カンジダは原則好気ボトルからしか発育しません。発育したボトルが 1 本だろうが 2 本だろうが、真の菌血症として治療が必要なのでした。

それでは、バンドル・アプローチに従って治療を組み立ててみましょう。

1. 診断後 24 時間以内に静脈留置カテーテルを抜去・交換

　問題文の中で「中心静脈カテーテルを抜去し」とありますから、この項目はクリアです。ソースコントロールの観点から、可能な限り早くに抜去するのが望ましいのでした。

2. 抗真菌薬の選択および投与設計

　血液培養が陽性となった段階ではカンジダは多くの場合「酵母様真菌」として報告されますから、この段階で初期治療の開始が急務です。初期治療薬として選択すべき薬剤は… **ミカファンギン**でしたね。100mg/回または 150mg/回を 24 時間毎に点滴静注、が適切です。

3. 陽性の血液培養提出日から 48 時間毎に血液培養 2 セットを再検

　初回の血液培養が陽性と判明した段階で、血液培養の再検のスケジュールを立てましょう。一般細菌に比べて真菌は血液培養陽性と判明するまでに時間がかかる（2〜3 日）ことがあり、陽性と分かった段階で速やかに再検を検討すべきです。
　なお再検した血液培養が再度陽性となってしまった場合は、同じくらいのインターバルで陰性を確認するまで再検を反復し続けます。治療期間が規定できませんからね。

4. 合併症の検索

　下記の要領で合併症の検索を行います。

- 感染性心内膜炎：経食道心エコーまたは複数回の経胸壁心エコー
- 化膿性脊椎炎：脊椎単純 MRI（発症早期は所見が出にくいことあり）
- 肝脾膿瘍：体幹部造影 CT
- 眼内炎：診断早期に一度、その後 1〜2 週空けてもう一度の眼科診察

　これらの合併症の有無により、治療期間や方法が大きく変わってきますから、ルーチンとして実施するものとして認識していただいて構いません。多少過大な検査になったとしても、漏れがあった時に受けるインパクトを考えればメリットがデメリットを圧倒的に上回る、というのがその心です。

5. 菌種同定（あるいは薬剤感受性結果判明）後の抗真菌薬の最適化

　初期治療薬としてミカファンギンを選択しましたが、のちに *Candida albicans* と同定されました。菌種がわかれば多くの場合、標的治療薬を絞ることが

できると説明しましたが、さて、この場合の標的治療薬として適切な抗真菌薬は何でしょうか？

Candida albicans がアゾール耐性である可能性は小さいですから、標的治療薬として**フルコナゾール**を選択するのが適切です。投与設計は腎機能による調節が必要ですが、腎機能に異常がなければフルコナゾールを400mg/回、24時間毎の点滴静注が適当です。

プロドラッグである**ホスフルコナゾール**を使用する場合は、初回・2回目は倍量の800mg/回、24時間毎の（点滴）静注でローディングののち、400mg/回、24時間毎の（点滴）静注とします。

これを陰性だった血液培養ボトルの提出日から起算して、各種合併症についての最適な治療期間を設定します。菌血症オンリーなら、陰性だった血液培養ボトルの提出日から起算して**2週間**、が適切です。

以上をまとめると、

- 患者背景：75歳女性。中心静脈カテーテル（CVC）挿入
- 感染臓器：血流感染症（CRBSI疑い）
- 原因微生物：*Candida albicans*（血液培養）
- 抗微生物薬：ミカファンギン 100〜150mg/回を24時間毎に点滴静注 ➡ フルコナゾール 400mg/回を24時間毎に点滴静注
- 治療経過の予測と評価：血液培養陰性を確認し、ボトルの提出日から最短で2週間の投与。合併症の検索を行い、検知されればそれに合わせた治療期間を設定する。

ここまでできればカンジダ血症のマネジメントは完璧です。いざ出会った時に迷わず治療マネジメントを構築できるよう、シミュレーションしておきましょう。

最後に各カンジダ種によるカンジダ血症の標的治療薬をまとめておきます。

Candida albicans *Candida tropicalis* *Candida lusitaniae* *Candida parapsilosis*	フルコナゾール 400mg を24時間毎に点滴静注またはホスフルコナゾール 400mg（初回・2回目は800mg）を24時間毎に点滴静注
Candida glabrata *Candida krusei*	ミカファンギン 100〜150mg/回を24時間毎に点滴静注
Candida guilliermondii *Candida auris*	薬剤感受性を確認する。フルコナゾール、ミカファンギン、アムホテリシンBリポソーム製剤などが選択可能

第 7 章

抗ウイルス薬

- **7.1** ウイルス感染症のアプローチ
- **7.2** 抗インフルエンザ薬
- **7.3** 抗ヘルペスウイルス薬
- **7.4** COVID-19 治療薬

ここまで読んでくださった皆様、本当にお疲れ様でした。抗菌薬の手軽な参考書のつもりで書き始めたのですが、結局、臨床感染症学の入門書のような内容になってしまいました。最後は、臨床でしばしば遭遇するウイルス感染症について簡単にまとめて締めくくりとしましょう。

7.1 ウイルス感染症のアプローチ

ウイルス感染症診療の基本

　本章で扱うウイルスも、基本的なアプローチはここまで述べてきた細菌や真菌と同じです。相違点を見出すとすれば薬剤耐性にまつわる考え方でしょうか。

　抗菌薬や抗真菌薬と同様に、抗ウイルス薬においても薬剤耐性の懸念がないことはありません。ただし細菌とは異なり、ウイルスは病院内の検査室で培養し薬剤感受性検査を実施することがほとんどの場合困難です。したがって、私たち臨床医は、その時期に流行している「株」や「系統」といった情報からウイルスの薬剤耐性を推測することになります。このあたりの解説は専門書に譲ることとし、本書では普遍的と考えられる事項に絞って解説していきます。

　本書で扱うウイルスは次の3種類です。

- インフルエンザウイルスA型/B型
- 単純ヘルペスウイルス、水痘帯状疱疹ウイルス
- 重症急性呼吸器症候群コロナウイルス2（SARS-CoV-2）

　それでは早速インフルエンザウイルスから考えていきましょう。

7.2 抗インフルエンザ薬
オセルタミビル

はじめに、**インフルエンザ診療の原則**をまとめておきます。

- 診断には抗原定性検査やPCRが利用可能だが、家庭内など曝露歴がありそれらしい症状があれば臨床診断で構わない。
- どんな時も**第一選択薬はオセルタミビル**である。あえて他の薬剤を優先する理由は現状少ない。
- 低リスク患者への抗インフルエンザ薬処方の主目的は病悩期間の短縮にある。全症例が投薬対象ではない。
- **発症48時間以内に治療を開始**する！！ それ以降では投薬による効果が保証されない。

オセルタミビル（経口薬）

ノイラミニダーゼ阻害薬の1つで、入院リスク・死亡リスクの両者ともに減少させることが証明されており、2024年現在、外来・入院を問わず治療対象となるすべてのインフルエンザ症例にとって第一選択薬です。

薬剤耐性情報は国立感染症研究所がサーベイランスを実施し報告しています。2008/2009年は一時的にオセルタミビル耐性のインフルエンザウイルスA型（A(H1N1)pdm2009）が流行しましたが、以降は2023/2024年まで毎シーズン1〜4％の間で推移しており、目立った流行は観測されていません。他の調査対象株（A(H3N2)およびB）のオセルタミビル耐性もごくわずかに留まります。今後の推移に注意が必要ではあるものの、薬剤耐性の割合が右肩上がりに増えている状況とは言い難く、臨床実績も十分であるため、やはりオセルタミビルが第一選択として据えるべき薬剤と言えます。

国立感染症研究所
耐性株サーベイランス

副作用として悪心・嘔吐や下痢などの**消化管障害**が有名ですが、一般に軽微です。食事とともに服用すると消化管障害が軽減される可能性があります。妊婦・授乳婦にも安全に投与可能と考えられていますが、添付文書上は「有益性が

危険性を上回ると判断できれば投与可能」に留まります。患者への説明は過不足なく実施し同意形成するのが良いでしょう。

　また、かつてはオセルタミビル投与後の異常行動が大きく騒がれましたが、現在はオセルタミビルとの関連は否定されています。ただし高熱がある時、特に小児は予期しない行動（"熱せん妄"などと言われることがあります）をとり得るため、心配があるならばオセルタミビルの内服有無に関わらず近くに人がついてあげる方が安全でしょう。現在は添付文書にもその旨の言及がなされています。

> 　抗インフルエンザウイルス薬の服用の有無又は種類にかかわらず、インフルエンザ罹患時には、異常行動を発現した例が報告されている。異常行動による転落等の万が一の事故を防止するための予防的な対応として、①異常行動の発現のおそれがあること、②自宅において療養を行う場合、少なくとも発熱から2日間、保護者等は転落等の事故に対する防止対策を講じること、について患者・家族に対し説明を行うこと。なお、転落等の事故に至るおそれのある重度の異常行動については、就学以降の小児・未成年者の男性で報告が多いこと、発熱から2日間以内に発現することが多いこと、が知られている。（添付文書より）

　曝露後予防（post-exposure prophylaxis；PEP）でも利用可能ですが、自費診療となるため外来では患者と相談の上で決定しましょう。入院中の患者がインフルエンザを新規に発症し、同室者に処方するような場面に遭遇することもあります。ただし、抗ウイルス薬によるPEPは100％の予防効果ではないことは申し添えます。

投与設計

CCr (mL/min)	治療	予防
≧30	75mg/回、1日2回（朝夕食後など）内服　5日間	75mg/回、1日1回内服 10日間
10〜30	75mg/回、1日1回内服 5日間	75mg/回、1日1回内服 1日おきに5回
<10	推奨されない	推奨されない

7.2 抗インフルエンザ薬

ザナミビル、ペラミビル

ザナミビルとペラミビルは、何らかの理由でオセルタミビルが使えない場合の代替薬という位置付けです。

ザナミビル（吸入薬）

こちらもノイラミニダーゼ阻害薬です。**用量調節が不要**であり、末期腎不全などオセルタミビルの使用が難しい症例では良い適応と言えます。

組織での薬物濃度の立ち上がりが早く、目立った副作用もないため薬理学的には優れている印象です。

その一方で、吸入薬であるがゆえに吸入器の使い方が理解できる年齢の患者に限られる点、気管支喘息や慢性閉塞性肺疾患などがある患者では気管支攣縮を誘発する可能性があり**禁忌**である点で少し制限があります。特に前者について、吸入デバイスにはわざわざ説明書がついており、薬局でも吸入指導をしていますが、それでも小学校低学年以下の小児や高齢者にとっては使い方が難しいだろうと個人的には感じています。

ちなみにこの吸入デバイスですが、小学校低学年の男子にとっては好奇心をくすぐるギミックが実装されています。かくいう筆者も小学生の頃にインフルエンザに罹患して使用したことがあるのですが、熱にうかされつつも半日に一度くるデバイスの操作が楽しみだったのを今でも覚えています。ちゃんと吸入できていたかは……覚えていません。

なお、オセルタミビル耐性株の一部（H275Y変異）には有効である可能性があり、限られた状況では重宝するかもしれません。ただ冒頭で述べた通り、こういった薬剤耐性のチェックは院内では手軽にはできないのが現状です。

曝露後予防にも使用可能です。

投与設計

- 治療：1回10mg（2ブリスター）を1日2回吸入・5日間
- 予防：1回10mg（2ブリスター）を1日1回吸入・10日間

ペラミビル（静注薬）

ノイラミニダーゼ阻害薬に分類され、抗インフルエンザ薬の中で唯一の静注用薬剤です。静注だからといってオセルタミビルより効果が優れているというわけではなく、あくまで経口投与が困難な症例に対する代替薬の位置付けです。

入院症例の治療が主戦場でしょうが、重症化リスクのない患者では単回投与（15分以上かけて点滴静注）で治療が完結できることもあり、環境が許せば診察室内で治療を完結させることも不可能ではありません。ただ筆者は実施したことがありません。

呼吸不全を伴うような重症例については単回投与ではなく5日間連日投与の方がベターとされ、状況により10日間程度までの延長が必要とも言われています。このあたりはインフルエンザ罹患中～後の二次性細菌性肺炎の可能性も考えざるを得なくなり病態が複雑になっていくので、専門家と相談して方針を決めるのがよいと思います。

投与設計

- **呼吸不全を伴わない非重症例**：600mgを15分以上かけ単回点滴静注
- **呼吸不全を伴う重症例**：600mg/回を各回15分以上かけ24時間毎に点滴静注

腎機能障害がある場合の投与量調節

CCr (mL/min)	600mg 単回投与から減量	600mg/回 24時間毎から減量
>50	減量なし	減量なし
30～50	200mg 単回投与	200mg/回 24時間毎
<30	100mg 単回投与	100mg/回 24時間毎
血液透析	100mg 単回投与（透析日の場合は透析後に投与）	初回100mg投与（透析日の場合は透析後に投与） 以降、透析日にのみ透析後に100mg/回投与

7.2 抗インフルエンザ薬
インフルエンザ診療の考え方

毎年秋から冬に一定の流行をみせるインフルエンザ、その外来診療は

> ①検査実施（抗原定性検査）
> ②陽性なら抗インフルエンザ薬処方、陰性なら対症療法薬処方で帰宅

と単調になりがちです。特に夜間の救急外来などではシーズンになると待合室じゅうがインフルエンザ患者、という状況もザラにありますから、スピード重視の作業になっても致し方ないとも思います。が、いかんせん、やりがいに欠けますよね。

このパターン化された診療に物申すつもりはありません。ある程度までは簡略化されていたほうが効率が良いのは事実です。それを前提として2点、知っておくべき点を示します。

①インフルエンザの診断に検査（抗原定性検査・PCRなど）は必須ではない

例えば「同居家族が数日前にインフルエンザの診断をすでに受けており、受診日から患者本人に発熱や咽頭痛などインフルエンザとして矛盾のない症状がある場合」のように sick contact がハッキリしていれば、あえて検査せずにインフルエンザの臨床診断を下すことは全く問題ありません。当然ながら、その内容で診断書の作成も可能です。インフルエンザの診断に「検査陽性」は必ずしも必要ないのです。一方で「職場に検査結果を提出しなければいけないので…」という要望もしばしば聞かれます。実施してもしなくてもよいケースでは患者と相談して決めましょう。

②インフルエンザ症例のすべてが抗ウイルス薬による治療の対象ではない

今やよく知られた事実ではありますが、インフルエンザに対する抗ウイルス薬投与の主目的は、多くの場合「病悩期間の短縮」にあります。本書で解説した抗ウイルス薬（オセルタミビル、ザナミビル、ペラミビル）の効果は、重症化低リスク成人患者に対して投与すると「半日から1日有症状期間を短縮する」というものです。世間ではあたかも特効薬のような扱いを受けることすらありますが、実際の効果は思ったほどのものではありません（とは言え、半日早く症状が良くなるだけでも有り難いと思えるくらい辛い症状であることもしばしばですが）。

その一方で、病悩期間の短縮とは別のところで投薬の意義が大きい患者群が存在します。それが**重症化高リスク群**と考えられている人々です。この患者群に対してはインフルエンザ肺炎に代表される重症インフルエンザへの進展を予防するため、医療者側から投薬することを勧めます。具体的には次のような項目がリスク因子として考えられています。

重症化リスク

- 年齢：5歳以下または65歳以上
- 妊婦または産褥婦
- 基礎疾患：
  - 慢性呼吸器疾患：喘息、慢性閉塞性肺疾患など
  - 神経疾患および神経発達疾患：脳・脊髄・末梢神経・筋肉の障害、脳性麻痺、てんかん、脳卒中、知的障害、筋ジストロフィー、脊髄損傷など
  - 心疾患：先天性心疾患、心不全、冠動脈疾患など
  - 血液疾患：血液悪性腫瘍（悪性リンパ腫）など
  - 内分泌・代謝性疾患：糖尿病、遺伝性代謝疾患など
  - 腎疾患：慢性腎臓病など
  - 肝障害：肝硬変など
  - 免疫不全：HIV感染症、AIDS、化学療法、ステロイド・免疫抑制薬の投与など
  - 肥満：BMI ≧ 40 kg/m^2

　上に示したように、日頃よく遭遇する基礎疾患の多くがインフルエンザの重症化リスクとなり得ます。ですから、「インフルエンザ症例のすべてが抗ウイルス薬による治療の対象ではない」とは言ったものの、それなりに多くの症例で抗ウイルス薬の処方を正当化できてしまうとも言えるかもしれません。

　しかし、です。2023/2024シーズンは主力の抗ウイルス薬であるオセルタミビルが相当程度の品薄状態に陥りました。これにより、重症化リスクを抱える患者まで薬剤が行き渡らなくなる事態が起こりました。筆者が診療を行っていた地域では特にドライシロップが不足し、やむなく脱カプセル（カプセル製剤をバラして中身だけを使用する）して用量を揃え処方する、などの工夫によって急場をしのぎました。抗菌薬の供給不足が明るみになって久しいですが、これは抗微生物薬全体の問題なのだと改めて思い知らされた出来事でした。

この供給難が今後のシーズンにどのような影響をもたらすのかは明らかではありませんが、いずれにしても同様の課題を今後も抱え続けるであろうことは疑いようがありません。

　低リスク患者ではアセトアミノフェンなどを中心とした対症療法でも十分なことも多く、やはり処方にあたっては真に処方すべき患者を適切に選定する態度が肝要です。低リスク群の患者から抗インフルエンザ薬の希望が聞かれた場合には、どちらにしても対症療法薬は処方することを伝えた上で、投薬のメリット（有症状期間が半日から1日弱短縮する）とデメリット（費用、消化器症状など副作用）を示し、抗インフルエンザ薬を加えるかどうか選んでもらうくらいがちょうどいいのではないでしょうか。

コラム　その他の抗インフルエンザ薬

　本文で紹介した3種類の他にも抗インフルエンザ薬はいくつか入手可能です。その中で現実的に使用する可能性があるのはラニナミビルとバロキサビルの2種類です。

　ラニナミビルはオセルタミビルなどと同じノイラミニダーゼ阻害薬です。吸入薬ですが半減期が長く（60時間）、治療・予防ともに単回の投与で完了できる点が特徴です。

　ラニナミビルは海外で実施された第Ⅱ相試験（IGLOO trial）でプラセボ群に対し有効性を示せなかったことから販売承認が下りず、現時点では日本国内でのみ入手可能です。国内の臨床試験では、症状緩和までの期間についてオセルタミビルに非劣性という結論になりながらも、ラニナミビル群64.7時間対オセルタミビル群59.7時間で、95%信頼区間−13.6〜16.1時間、対象となった患者群も201例中170例が気管支喘息……とかなり際どい内容になっており、その有効性はやや懐疑的です。

　さらに、万が一副作用が出現した場合に半減期が長いことはデメリットとして作用しますし、吸入薬であることから小児や高齢者にとっては使用方法が難しいですし、どうもラニナミビルを使いたくなるシチュエーションが思い浮かびません。強いていうならオセルタミビルが供給不足になった中での曝露後予防でしょうか。

　バロキサビルは2024年現在最も新しい抗インフルエンザ薬で、キャップ依存性エンドヌクレアーゼ選択的阻害薬に分類されます。こちらも半減期が長く、単回の投与で治療を完遂でき、「ウイルス排泄量を早く、著しく低下させる」と鳴り物入りで登場しました。

　しかし蓋を開けてみると、有症状期間の短縮効果[1]、重症化予防効果[2]ともにオセルタミビルと同等であり、消化管障害も同等でした[1]。それでいて重症例や免疫不全症例では治療選択肢になれず、薬価は高く、妊婦・授乳婦への安全性は確立しておらず、薬物相互作用もあり、長い半減期のために副作用のリスクも考えなければなりません。

　インフルエンザB型の治療においては有症状期間短縮の一点で辛うじてオセルタミビルより優位性を示した[2]ため、ここは使いどころかもしれませんが、良い適応が定まっているとは言い難いのが現状です。

　昨今の供給不足の問題や薬剤耐性株の懸念もあり、インフルエンザの治療選択肢は多い方が良いのは間違いありません。ラニナミビルもバロキサビルもいつか復権するとよいなと、シーズンを迎えるたびに感じます。

1) Hayden FG, Sugaya N, Hirotsu N, *et al*. Baloxavir marboxil for uncomplicated influenza in adults and adolescents. *N Engl J Med*. 2018；379(10)：913-23.
2) Ison MG, Portsmouth S, Yoshida Y, *et al*. Early treatment with baloxavir marboxil in high-risk adolescent and adult outpatients with uncomplicated influenza (CAPSTONE-2)：a randomised, placebo-controlled, phase 3 trial. *Lancet Infect Dis*. 2020；20(10)：1204-14.

7.2 抗インフルエンザ薬

(本書的)インフルエンザ診療のアルゴリズム

ここまでの内容を踏まえ、実際のインフルエンザ診療は下図のようなシンプルなアルゴリズムで考えることを提案します。

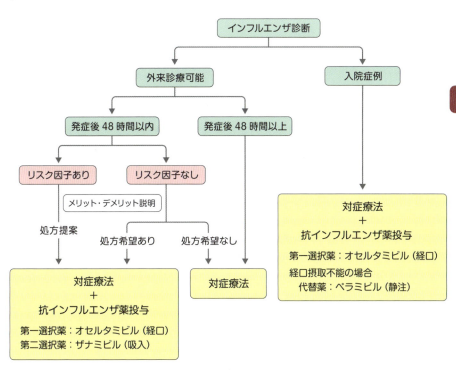

リスク因子
年齢：5歳以下または65歳以上
妊婦または産褥婦
基礎疾患：
・慢性呼吸器疾患：喘息、慢性閉塞性肺疾患など
・神経疾患および神経発達疾患：脳・脊髄・末梢神経・筋肉の障害、脳性麻痺、てんかん、脳卒中、知的障害、筋ジストロフィー、脊髄損傷など
・心疾患：先天性心疾患、心不全、冠動脈疾患など
・血液疾患：血液悪性腫瘍（悪性リンパ腫）など
・内分泌・代謝性疾患：糖尿病、遺伝性代謝疾患など
・腎疾患：慢性腎臓病など
・肝障害：肝硬変など
・免疫不全：HIV感染症、AIDS、化学療法、ステロイド・免疫抑制薬の投与など
・肥満：BMI≧40 kg/m^2

外来症例で発症48時間以内であれば、まずは患者にリスク因子の該当があるかチェックしましょう。

　リスク因子があれば一定以上の投薬のメリット（重症化予防効果）が見込めるため、医療者側から抗インフルエンザ薬の投与を打診し、メリット・デメリットを説明の上、患者の反対がなければ処方します。

　リスク因子がなければ患者の投薬希望を聴取し、希望すればメリットとデメリットを説明し、同意の上で抗インフルエンザ薬の処方をします。基本は**オセルタミビル**、症例により**ザナミビル**も選択可能です。希望がなければ対症療法のみで結構です。

　入院症例では発症後の時間経過やリスク因子の有無に関わらず、抗インフルエンザ薬の投与を積極的に検討します。第一選択薬はやはり**オセルタミビル**、経口投与が困難な場合に限り**ペラミビル**が選択肢となります。

　結局のところ、入院・外来問わず第一選択薬は**オセルタミビル**です。抗MRSA薬の中で、感染臓器に関わらず第一選択薬として君臨しているバンコマイシンと同格の感があります。これに加えて選択可能な代替薬を知っていればOKです。

　①適切な診断の上で要治療者をあぶり出し、②オセルタミビルを使いこなす、この2つができればインフルエンザ診療は及第点です。毎年一度は来るインフルエンザのシーズン、診療でつまずかないよう備えましょう。

7.3 抗ヘルペスウイルス薬

アシクロビル、バラシクロビル

単純ヘルペスウイルス (herpes simplex virus；**HSV**) および**水痘・帯状疱疹ウイルス** (varicella zoster virus；**VZV**) の治療薬についてまとめます。前者は口唇・性器ヘルペス、後者は水痘・帯状疱疹を引き起こします。

> **重要事項**
>
> - 静注薬としてアシクロビル、経口薬としてバラシクロビルを知っておけば十分。
> - 副作用は一般にマイルド。静注アシクロビルは溶解するとアルカリ性となるため、点滴漏れに注意。
> - 口唇・性器ヘルペスの治療は「初発か再発か発症抑制か」、「免疫健常か免疫不全か」で投与量・期間が異なる。

アシクロビル

アシクロビルは経口薬・静注薬とも入手可能ですが、経口薬は投与回数（朝食後・昼食後・午後4時頃・夕食後・就寝前の1日5回と大変面倒です）やバイオアベイラビリティの面でバラシクロビルに優先して処方する理由がないため、**現実的に使用するのは静注薬だけ**です。

静注アシクロビルはHSV、VZVに活性を示します。臨床における主な出番は次の3つです。

> - ヘルペス脳炎および髄膜炎
> - 免疫不全などを背景として起こる重症水痘・帯状疱疹（播種性帯状疱疹）
> - 眼周囲の帯状疱疹

救急外来などで髄膜炎の疑い症例に対する初期治療として、細菌性髄膜炎用の抗菌薬にアシクロビルを併用する光景を時々見かけます。最近は multiplex PCR (FilmArray® など) の普及により院内で検査が可能な施設も増えており、髄液さえ取れれば治療前に原因微生物を特定できるようになりつつあるため、以前よりは使われることが少なくなったかもしれません。

副作用に目立ったものはありませんが、静注用アシクロビルは溶解するとアルカリ性を示すため、血管外に漏れると化学熱傷を起こす可能性があり注意が必要です。

> **投与設計**

- 10mg/kg/回を8時間毎に点滴静注

腎機能障害がある場合の投与量調節

CCr (mL/min)	
≧50	調節不要
25〜50	10mg/kg/回を12時間毎に点滴静注
10〜25	10mg/kg/回を24時間毎に点滴静注
<10	5mg/kg/回を24時間毎に点滴静注
透析（透析日は透析後投与）	5mg/kg/回を24時間毎に点滴静注

バラシクロビル

バラシクロビルは英語で valacyclovir、すなわち acyclovir に "val-" がついた形で、アシクロビルのプロドラッグです。アシクロビルの低いバイオアベイラビリティが改善されており、投与後代謝されて速やかにアシクロビルへ変化するため、実質 "経口版のアシクロビル" と言って差し支えありません。アンピシリンとアモキシシリンの関係に似ていますね (p.146 参照)。

当然ながらスペクトラムも同一で、基本的には HSV と VZV による感染症のうち外来治療が可能な疾患に使用されます。具体的には、

- 水痘・帯状疱疹（眼周囲の帯状疱疹を除く）
- 口唇ヘルペス
- 性器ヘルペス（初発・再発ともに）

この3つがメインです。

このうち口唇・性器ヘルペスについては、初発・再発・発症抑制のいずれか、免疫健常者か免疫不全者かで投与設計が異なることに注意してください。腎機能に応じた投与量調節を含め、具体的な投与設計を表に示します。

投与設計

疾患	免疫状態	用途	通常の投与設計 (CCr ≥ 50mL/min)	腎機能 (CCr) に応じた投与量調節 30〜50	腎機能 (CCr) に応じた投与量調節 10〜30	腎機能 (CCr) に応じた投与量調節 ≤10 および維持透析中	治療期間
水痘・帯状疱疹			1g/回、1日3回内服	1g/回、1日2回内服	1g/回、1日1回内服	500mg/回、1日1回内服	7日間
口唇ヘルペス	免疫正常	初発	1g/回、1日2回内服	調節不要	1g/回、1日1回内服	500mg/回、1日1回内服	7日間
口唇ヘルペス	免疫正常	再発	2g/回、1日2回内服	1g/回、1日2回内服	500mg/回、1日2回内服	500mg、単回内服	1日
口唇ヘルペス	免疫正常	発症抑制	1g/回、1日1回内服	調節不要	500mg/回、1日1回内服	500mg/回、1日1回内服	随時検討
口唇ヘルペス	免疫不全	初発・再発ともに	1g/回、1日2回内服	調節不要	1g/回、1日1回内服	500mg/回、1日1回内服	病変消失まで
口唇ヘルペス	免疫不全	発症抑制	500mg/回、1日2回内服	調節不要	500mg/回、1日1回内服	500mg/回、1日1回内服	随時検討
性器ヘルペス	免疫正常	初発	1g/回、1日2回内服	調節不要	1g/回、1日1回内服	500mg/回、1日1回内服	7日間
性器ヘルペス	免疫正常	再発	1g/回、1日1回内服	調節不要	500mg/回、1日1回内服	500mg/回、1日1回内服	5日間
性器ヘルペス	免疫正常	発症抑制	1g/回、1日1回内服	調節不要	500mg/回、1日1回内服	500mg/回、1日1回内服	随時検討
性器ヘルペス	免疫不全	初発・再発ともに	1g/回、1日2回内服	調節不要	1g/回、1日1回内服	500mg/回、1日1回内服	7〜10日間
性器ヘルペス	免疫不全	発症抑制	500mg/回、1日2回内服	調節不要	500mg/回、1日1回内服	500mg/回、1日1回内服	随時検討

コメント

アシクロビル、バラシクロビルともヘルペスウイルス感染症治療薬の基本形です。帯状疱疹、口唇・性器ヘルペスは外来診療の中でしばしば遭遇する疾患ですので、必要に応じ熟練の皮膚科医の目もお借りして、適切に診断するように心がけましょう。

なお、同じヘルペスウイルスの仲間に**サイトメガロウイルス**（cytomegalovirus；CMV）がありますが、その治療には使うことができません。

CMV感染症治療薬にはガンシクロビル（静注）、バルガンシクロビル（経口）、ホスカルネット（静注）、レテルモビル（静注）などがありますが、あえて本書では扱いません。造血幹細胞移植・固形臓器移植や高度な免疫不全（特に血液悪性腫瘍、膠原病）を除いて一般臨床ではまずお目にかからないこと、診断・治療の専門性がきわめて高いこと、検査結果の誤解釈により不適切な投薬が横行していること、などの理由によります。CMV感染症治療は必ず専門家の監修のもと行い、アンチジェネミアやCMV核酸定量などの検査が陽性だからといって安易に治療開始しないよう強く勧めます。

7.4 COVID-19 治療薬
COVID-19 の基礎知識

はじめに用語について。重症急性呼吸器症候群コロナウイルス2（SARS-CoV-2）の感染による疾患を COVID-19 と呼びます。したがって "COVID-19 感染症" や "COVID-19 陽性" という記載は不正確です。

COVID-19 診療の原則

- 治療の第一選択薬は**ニルマトレルビル・リトナビル**または**レムデシビル**。状況に応じ使い分ける。
- 中等症Ⅱ以上の患者については**デキサメサゾン**の併用を検討する。
- 発症日からの時間経過が重要。抗ウイルス薬は可能な限り早く、ステロイドは発症7日目以降か、抗ウイルス薬の投与後に。
- 治療薬は全般に高額。必要な患者を適切に選別し、過不足なく説明して処方すること。

COVID-19 の重症度分類

治療薬を考える前の基礎知識として、COVID-19 の重症度分類を示しておきます。

重症度	酸素飽和度	臨床状態
軽症	$SpO_2 \geq 96\%$	咳嗽以外の呼吸器症状なし 胸部レントゲンなどで肺炎が証明されない
中等症Ⅰ	SpO_2 94〜95%	咳嗽以外の呼吸器症状あり（頻呼吸・呼吸苦など） 胸部レントゲンなどで肺炎が指摘できる
中等症Ⅱ	$SpO_2 \leq 93\%$	酸素投与を要する呼吸不全
重症		集学的治療・集中治療室の入室を要する 人工呼吸器の装着が必要

新型コロナウイルス感染症（COVID-19）診療の手引き 第10.1版をもとに筆者作成

この4つの重症度が第一選択薬に影響を与えます。特に中等症Ⅰと中等症Ⅱの間で差が大きいのですが、それについてはのちほど解説します。

そして、抗ウイルス薬は主に重症化リスク因子のある患者に対して処方を検討します。具体的なリスク因子には次のようなものがあります。

COVID-19 重症化リスク因子

- 60 歳以上
- BMI ≧ 25kg/m^2
- 喫煙者（過去 30 日以内かつ生涯に 100 本以上）
- 免疫抑制状態
- 慢性肺疾患
- 高血圧
- 心血管疾患（心筋梗塞、脳卒中、心不全、狭心症、冠動脈疾患およびその手術後など）
- 糖尿病
- 慢性腎臓病
- 鎌状赤血球症
- 神経発達障害（脳性麻痺、ダウン症候群など）
- 限局性皮膚癌を除く活動性の癌
- 医療技術への依存（カテーテル、チューブ、呼吸器具など）
- その他、医師がリスク因子と認めるもの

このような因子を問診等で洗い出し、投薬の要否を選別することになります。

7.4 COVID-19 治療薬
ニルマトレルビル・リトナビル

　ニルマトレルビル・リトナビル（商品名パキロビッド®パック 600, 300）は、2024 年現在最も強く推奨されている抗ウイルス薬の 1 つです。入院・死亡リスクを低減させることが示されており、<u>外来症例、軽症～中等症Ⅰの第一選択薬</u>です。発症後可能な限り速やかに、<u>遅くとも発症 5 日目までに投与</u>する必要があります。

　ニルマトレルビルは新規の抗ウイルス薬です。リトナビルは HIV 領域ではお馴染みの薬剤で、CYP3A を介してニルマトレルビルの代謝を阻害するために併用されます。リトナビルは一応 HIV に対し活性を持っており、<u>投薬前に患者が未治療の HIV 患者でないかどうかはスクリーニングが必要</u>です。

　関連して、<u>薬物相互作用が非常に多い</u>です。処方前には Lexidrug™ などのツールを使ったり、薬剤師の先生方の力を借りたりして、必ず重大な相互作用がないかどうか確認しましょう。
　なお、併用注意の薬剤については国立国際医療研究センターが休薬や用量調節の目安を示しています。薬物相互作用があったからと言って即座に第一選択薬の投与を断念してしまうのは少々もったいないですから、患者の常用薬とリストとを照らし合わせてみてください。

国立国際医療研究センター
併用注意リスト

　重篤な副作用として肝障害、腎障害、アナフィラキシーなどのアレルギーが報告されています。重篤でないものには下痢や味覚異常などがあります。

　薬物相互作用や、案外シビアな腎機能（投与量調節の欄を参照）などの問題で、どうしても本剤が使用できない場合は、代替薬として<u>モルヌピラビル</u>（商品名ラゲブリオ® カプセル）を用いることがあります。ただし、重症化予防効果はニルマトレルビル・リトナビルに及ばず、また SARS-CoV-2 ワクチンの基礎接種が完了している患者では投薬による上乗せ効果が期待できないことから、処方のメリットは限定的です。カプセルが大きい上に 4 カプセル/回、1 日 2 回・5 日間の服用が必要であり、高齢者の投与にも不向きです。

投与設計

- ニルマトレルビル 300mg/回＋リトナビル 100mg/回を 1 日 2 回内服・5 日間
  （パキロビッド®パック 600 で 0.5 シート（3 錠）/回、1 日 2 回・5 日間）

腎機能障害がある場合の投与量調節

eGFR (mL/min)	
＞60	調節不要
30〜60	ニルマトレルビル 150mg/回＋リトナビル 100mg/回を 1 日 2 回内服・5 日間 （パキロビッド®パック 300 で 0.5 シート（2 錠）/回、1 日 2 回・5 日間）
＜30	投与を避ける
透析（透析日は透析後投与）	投与を避ける

※ CCr ではなく eGFR であることに注意

7.4 COVID-19治療薬

レムデシビル

　レムデシビル（商品名ベクルリー®点滴静注用100mg）はCOVID-19用抗ウイルス薬としては最古参の薬剤です。主に**入院症例、中等症Ⅱ・重症**に該当する患者に良い適応ですが、軽症・中等症Ⅰの患者に対しても使用することができます。中等症Ⅱ・重症では5日間、軽症・中等症Ⅰでは3日間投与します。
　いずれの場合も原則**発症7日目までに投与**することとされています。

　副作用は肝機能障害、腎機能障害、インフュージョン・リアクションが有名です。添加剤としてシクロデキストリンが使用されており、eGFRが30 mL/min未満の患者では投与を避けることになっています。ですが、ほとんどの患者で5日間とごく短期間の投与であり、個人的にはあまり気にしていません。添付文書でも禁忌には該当しません。

投与設計

- レムデシビル100mg（初回のみ200mg）を各回1時間以上かけ24時間毎に点滴静注・5日間（中等症Ⅱ・重症）または3日間（軽症・中等症Ⅰ）
- 集中治療・人工呼吸管理を要する症例では10日間まで延長する場合がある。
　※溶解方法が少々複雑なので、必ず添付文書で確認すること。

腎機能障害がある場合の投与量調節

eGFR（mL/min）	
≧30	調節不要
＜30	投与を避ける（投与のメリットがデメリットを上回る場合は通常量投与）
透析（透析日は透析後投与）	投与を避ける（投与のメリットがデメリットを上回る場合は通常量投与）

※CCrではなくeGFRであることに注意

7.4 COVID-19 治療薬

COVID-19 診療の考え方

2019年に突如出現し、今日に至るまで世界を席巻し続けるCOVID-19。当初は手探り状態であった診断・治療も、2024年現在ではかなり固まってきた印象です。

抗ウイルス薬

リスク因子の該当がなければ、基本的なスタンスは対症療法です。抗ウイルス薬の投与は原則、重症化リスク因子のある患者に限定されます。

抗ウイルス薬はここで紹介した**ニルマトレルビル・リトナビル**と**レムデシビル**の2種類（および代替薬としてモルヌピラビル）を知っていれば十分でしょう。これらの薬価は非常に高額であるため、処方に際しては患者との同意形成をどうぞお忘れのないように。

もう1種類、エンシトレルビルという抗ウイルス薬も入手可能ですが、今のところ多少の病悩期間の短縮は見込めるものの、重症化予防や後遺症予防では有効性を示せず、「高額風邪薬」程度のポジションに過ぎません。筆者は処方したことがありません。

ステロイド

COVID-19は抗ウイルス薬以外にも治療上重要な薬剤があります。それが**副腎皮質ステロイド**、特に**デキサメサゾン**です。これは**中等症Ⅱ以上**の患者に限り適応があるのですが、酸素投与が必要なCOVID-19患者に対するデキサメサゾン6mg/日・10日間の投与が28日死亡率を大幅に低減（酸素投与の必要な患者で20%、人工呼吸管理を要する患者で35%[*]）することがわかり、一躍標準治療薬へ躍り出ました。

[*] Horby P, Lim WS, Emberson JR, et al. Dexamethasone in hospitalized patients with Covid-19. N Engl J Med. 2021；384（8）：693-704.

デキサメサゾンはステロイドですから、副作用（耐糖能異常、高血圧、不眠など）やB型肝炎の再活性化などの問題を孕みつつも、これらの対処が可能ならば治療の選択肢として用意をしておきたい薬剤です。

ただし、注意点が2つあります。

デキサメサゾンの投与が有益なのは酸素投与を要する（すなわち中等症Ⅱ以上）患者に限られており、酸素投与が不要の患者では投与は無益どころか有害である

可能性があります。少なくとも**外来治療の場では処方すべきではありません**。

そしてデキサメサゾンの投与は発症日から起算して7日目以降、ウイルスによる直接的な組織の障害が起こる期間が終了した後で最も有効です。一般的なイメージから言っても、病原体が盛んに活動している最中に免疫抑制作用を持つステロイドを投与するという行為は非合理的です。

ただし、呼吸不全の著しい進行など、発症後7日目まで待てないケースも多くあるでしょう。このような場合は、発症後7日以内であっても先に抗ウイルス薬（レムデシビル）を投与し、次いでステロイド薬を投与する、というプラクティスは検討可能です。

一方、抗ウイルス薬は発症日から起算して7日目（ニルマトレルビル・リトナビルは5日目）までに、可能な限り速やかに投与するのが良かったのでした。COVID-19に関しては**抗ウイルス薬が先、ステロイドは後**です。

抗凝固療法

COVID-19では凝固能の亢進を認めることがあり、禁忌でなければ**ヘパリンカルシウム5,000単位/回、1日2回皮下注射**などによる予防的抗凝固療法が勧められます。これはヘパリンでなければならないわけではなく、すでにエドキサバン、リバーロキサバンなどのDOAC（direct oral anticoagulant）が導入・維持されている症例ではその継続で構いません。

7.4　COVID-19 治療薬

（本書的）COVID-19 治療指針

　ここまでの内容をもとにして、現時点で考えられる限り最も妥当と思われる治療指針を示します。

　重症度が「重症」に該当する症例は、多くの場合、集中治療室に入室の上、多職種の介入による集学的な治療を要するため、読者の皆さんが個人ですべてをマネジメントする必要はないと考えます。

　したがって、本書では「重症」症例の治療には言及しません。困ったら自分ひとりで抱え込まず、適切なタイミングで応援を求めるように心がけましょう。COVID-19 の診療に限りませんが、<u>自分ひとりでできることの限界を認識し、助けを求めることもスキルの一部</u>です。

		重症化リスク因子	対症療法	抗ウイルス薬	副腎皮質ステロイド*2	予防的抗凝固療法
外来	軽症・中等症Ⅰ	なし	行う（解熱鎮痛薬・去痰薬・鎮咳薬など）	なし	避ける	なし
		あり		ニルマトレルビル・リトナビル*1	避ける	なし
	中等症Ⅱ	問わない		入院治療を勧める（最下行参照）		
入院	軽症	なし		なし	避ける	実施を検討してもよい
		あり		ニルマトレルビル・リトナビルまたはレムデシビル 100mg/回*3、24時間毎・3日間	避ける	実施を検討してもよい
	中等症Ⅰ	なし		レムデシビル 100mg/回*3、24時間毎・3日間	避ける	実施を検討してもよい
		あり		ニルマトレルビル・リトナビルまたはレムデシビル 100mg/回*3、24時間毎・3日間	避ける	実施を検討してもよい
	中等症Ⅱ	問わない		レムデシビル 100mg/回*3、24時間毎・5日間	デキサメタゾン 6mg/日・10日間	ヘパリンカルシウム皮下注射 5,000 単位/回、1日2回

*1　eGFR により投与量を調節する。直近の血液検査結果を確認するか、少なくとも慢性腎臓病などの併存がないか問診で確認すること。

*2　副腎皮質ステロイドは原則発症 7 日目以降に投与する。やむを得ずそれ以前に投与する場合は抗ウイルス薬を先行する。また、ステロイド投与前に HBs 抗体・HBc 抗体を測定しておく。

*3　初回のみ 200mg/回に増量する。

注意点は次の2点です。

- 中等症Ⅱではない患者（酸素投与を要さない患者）へのステロイド投与は避ける。
- レムデシビルの投与期間は重症度により異なる（軽症・中等症Ⅰ：3日間、中等症Ⅱ：5日間）。

特にステロイドは酸素投与を要さない患者に対しては有害である可能性すらありますから、症状緩和目的など安易な処方は厳に慎むべきです。

細かいことを言い出すと、他にも使える薬剤はあるにはあるのですが（バリシチニブ、トシリズマブなど）、COVID-19の診療の基本的なアプローチはここまでの内容で十分です。今後も年間を通じて一定の流行期と平穏期を繰り返すと予想されますので、ぜひ頭に入れておいてください。

付録1 術後感染症予防のための抗菌薬の使い方

【原則】
- 基本はブドウ球菌属（特に黄色ブドウ球菌）や連鎖球菌属、腸内細菌目細菌による手術部位感染症（surgical site infection；SSI）のリスクを低減するために実施する。
- むやみに広域スペクトラムの抗菌薬を使う理由はない。相手にする必要のない微生物に気を取られて上記の微生物のカバーを緩めるのは本末転倒である。
- 投与は原則的に術前・術中に限る*。きわめて限定された状況を除き、術後に予防的投与を延長するとCDIのリスクが増大するなど無意味どころか有害！
- 適切に投与設計を行う。長時間の手術では追加投与を行うことがある。各薬剤の「追加投与」欄を参照。

  *心臓血管外科手術のうち胸骨正中切開を行う手術などでは例外的に術後48時間まで予防的投与を延長する。

領域	薬剤一般名（商品名）	投与量	投与方法	追加投与
心臓血管外科、呼吸器外科、上部消化管外科、肝胆膵外科、耳鼻咽喉科（口腔開放なし）、産科（未破水の帝王切開）、婦人科（卵巣腫瘍手術）、泌尿器科（消化管利用のないもの）、脳神経外科、整形外科、乳腺外科	セファゾリン（セファメジンα）	体重≤80kgの場合：1g/回 体重80〜120kgの場合：2g/回 体重≥120kgの場合：3g/回	切開60分前までに投与を開始、10分前までに投与を完了する	手術時間が4時間以上に及ぶ場合、手術終了まで4時間毎に反復投与する
下部消化管外科、産科（破水後の帝王切開）、婦人科（子宮摘出、子宮内膜掻爬）、泌尿器科（消化管利用のあるもの：回腸導管など）	セフメタゾール（セフメタゾン）	体重≤80kgの場合：1g/回 体重＞80kgの場合：2g/回	切開60分前までに投与を開始、10分前までに投与を完了する	手術時間が3時間以上に及ぶ場合、手術終了まで3時間毎に反復投与する
耳鼻咽喉科（口腔開放あり）、歯科・口腔外科（口腔咽頭悪性腫瘍手術など）、産科（GBS陽性の帝王切開）、セフメタゾールが使用できない場合の代替薬	アンピシリン・スルバクタム（スルバシリンなど）	体重≤80kgの場合：1.5g/回 体重＞80kgの場合：3g/回		手術時間が3時間以上に及ぶ場合、手術終了まで3時間毎に反復投与する
セファゾリンが使用できない場合の代替薬	クリンダマイシン（ダラシンS）	体重≤80kgの場合：600mg/回 体重＞80kgの場合：900mg/回		手術時間が6時間以上に及ぶ場合、手術終了まで6時間毎に反復投与する
セファゾリンが使用できない場合の代替薬、心臓血管外科・整形外科手術でMRSAの保菌が判明している場合	バンコマイシン（バンコマイシン）	15mg/kg/回（最大2g/回）	切開120分前までに投与を開始、10分前までに投与を完了する	原則不要
セフメタゾールが使用できない場合の代替薬	レボフロキサシン＋メトロニダゾール（クラビット＋アネメトロ）	レボフロキサシン500mg/回＋メトロニダゾール500mg/回		原則不要
セフメタゾールが使用できない場合の代替薬	フロモキセフ（フルマリン）	体重≤80kgの場合：1g/回 体重＞80kgの場合：2g/回	切開60分前までに投与を開始、10分前までに投与を完了する	手術時間が2時間以上に及ぶ場合、手術終了まで2時間毎に反復投与する

心臓血管外科・整形外科の手術では鼻腔培養でMRSAスクリーニングの実施を検討する。保菌が証明された場合は術前にムピロシン軟膏での除菌を行い、術後感染症予防の抗菌薬としてセファゾリン（またはクリンダマイシン）とバンコマイシンを併用することを検討する。

より細かい設定は日本化学療法学会・日本外科感染症学会編「術後感染予防抗菌薬適正使用のための実践ガイドライン」（→QRコード）などを参照すること。

付録2　抗微生物薬「略号・一般名・商品名」早見表

臨床において一定以上の頻度で使われている抗微生物薬の略号、一般名、商品名などをまとめました。本書では、カルテや学会発表、論文中で略号を使うことを勧めていません。使うとしても必ず一度は正式名称を記載するようにしましょう。例：セフトリアキソン（CTRX）。

とは言え、初期研修医の先生方が略号の解読に苦労していることは承知しており、少しでも助けになればと思い付録としました。本書で取り上げた薬剤は掲載ページを記しましたので、ご活用ください。

略号	一般名（英語）	一般名（日本語）	主な商品名	カテゴリ	掲載ページ
ABPC	ampicillin	アンピシリン	ビクシリン	ペニシリン系抗菌薬	138
ABPC/MCIPC	ampicillin-cloxacillin	アンピシリン・クロキサシリン	ビクシリン S	複合ペニシリン系抗菌薬	150
ACV*	acyclovir (aciclovir)	アシクロビル	ゾビラックス、アシクロビル	抗ウイルス薬	273
AMK	amikacin	アミカシン	アミカシン、アリケイス（吸入）	アミノグリコシド系抗菌薬	199
AMPC	amoxicillin	アモキシシリン	サワシリン、パセトシン、アモキシシリンなど	ペニシリン系抗菌薬	145
AMPH-B	amphotericin B deoxycholate	アムホテリシン B デオキシコール酸	ファンギゾン	抗真菌薬	251
AZM	azithromycin	アジスロマイシン	ジスロマック、アジスロマイシン	マクロライド系抗菌薬	195
AZT	aztreonam	アズトレオナム	アザクタム	モノバクタム系抗菌薬	183
BAPC	bacampicillin	バカンピシリン	ペングッド	ペニシリン系抗菌薬	–
BDQ*	bedaquiline	ベダキリン	サチュロ	抗結核薬	–
CAM	clarithromycin	クラリスロマイシン	クラリス、クラリシッド、クラリスロマイシン	マクロライド系抗菌薬	197
CAZ	ceftazidime	セフタジジム	モダシン、セフタジジム	セファロスポリン系抗菌薬	166
CAZ/AVI*	ceftazidime-avibactam	セフタジジム・アビバクタム	ザビセフタ	セファロスポリン系抗菌薬・β-ラクタマーゼ阻害薬配合剤	–
CCL	cefaclor	セファクロル	ケフラール、セファクロル	セファロスポリン系抗菌薬	175
CEX	cephalexin	セファレキシン	ケフレックス、ラリキシン、セファレキシン	セファロスポリン系抗菌薬	173
CEZ	cefazolin	セファゾリン	セファメジンα、セファゾリン	セファロスポリン系抗菌薬	156
CFDC	cefiderocol	セフィデロコル	フェトロージャ	セファロスポリン系抗菌薬	170
CFDN	cefdinir	セフジニル	セフゾン、セフジニル	セファロスポリン系抗菌薬	177
CFPM	cefepime	セフェピム	セフェピム（マキシピーム）	セファロスポリン系抗菌薬	168
CFPN-PI	cefcapene pivoxil	セフカペン ピボキシル	フロモックス、セフカペンピボキシル	セファロスポリン系抗菌薬	177

略号	一般名（英語）	一般名（日本語）	主な商品名	カテゴリ	掲載ページ
CFZ*	clofazimine	クロファジミン	ランプレン	抗結核薬	–
CL	colistin	コリスチン	オルドレブ	ポリペプチド系抗菌薬	–
CLDM	clindamycin	クリンダマイシン	ダラシン、クリンダマイシン	リンコマイシン系抗菌薬	213
CMX	cefmenoxime	セフメノキシム	ベストロン（点眼・点耳／点鼻）	セファロスポリン系抗菌薬	–
CMZ	cefmetazole	セフメタゾール	セフメタゾン、セフメタゾール	セファマイシン系抗菌薬	171
CP	chloramphenicol	クロラムフェニコール	クロマイ	クロラムフェニコール系抗菌薬	–
CPDX-PR	cefpodoxime proxetil	セフポドキシム プロキセチル	バナン、セフポドキシムプロキセチル	セファロスポリン系抗菌薬	177
CPFG	caspofungin	カスポファンギン	カンサイダス	抗真菌薬	247
CPFX	ciprofloxacin	シプロフロキサシン	シプロキサン、シプロフロキサシン	フルオロキノロン系抗菌薬	107
CS	cycloserine	サイクロセリン	サイクロセリン	抗結核薬	–
CTM	cefotiam	セフォチアム	パンスポリン、セフォチアム	セファロスポリン系抗菌薬	159
CTRX	ceftriaxone	セフトリアキソン	ロセフィン、セフトリアキソン	セファロスポリン系抗菌薬	161
CTX	cefotaxime	セフォタキシム	クラフォラン、セフォタックス	セファロスポリン系抗菌薬	164
CVA/AMPC	amoxicillin-clavulanate (amoxicillin-clavulanic acid)	アモキシシリン・クラブラン酸	オーグメンチン、クラバモックス	ペニシリン系抗菌薬・β-ラクタマーゼ阻害薬配合剤	147
CZOP	cefozopran	セフォゾプラン	ファーストシン	セファロスポリン系抗菌薬	–
DAP	daptomycin	ダプトマイシン	キュビシン、ダプトマイシン	リポペプチド系抗菌薬	226
DLM*	delamanid	デラマニド	デルティバ	抗結核薬	–
DOXY	doxycycline	ドキシサイクリン	ビブラマイシン	テトラサイクリン系抗菌薬	191
DRPM	doripenem	ドリペネム	フィニバックス	カルバペネム系抗菌薬	(181)
EB	ethambutol	エタンブトール	エブトール、エサンブトール	抗結核薬	–
EM	erythromycin	エリスロマイシン	エリスロシン、エリスロマイシン	マクロライド系抗菌薬	197
ETH	ethionamide	エチオナミド	ツベルミン、エチオナミド	抗結核薬	–
EVM	enviomycin	エンビオマイシン	ツベラクチン	抗結核薬	–
F-FLCZ	fosfluconazole	ホスフルコナゾール	プロジフ	抗真菌薬	240
FDX	fidaxomicin	フィダキソマイシン	ダフクリア	マクロライド系抗菌薬	198
FLCZ	fluconazole	フルコナゾール	ジフルカン	抗真菌薬	238

付録

略号	一般名（英語）	一般名（日本語）	主な商品名	カテゴリ	掲載ページ
FMOX	flomoxef	フロモキセフ	フルマリン	オキサセフェム系抗菌薬	–
FOM	fosfomycin	ホスホマイシン	ホスミシン、ホスホマイシン	その他の抗菌薬	–
FRPM	faropenem	ファロペネム	ファロム	ペネム系抗菌薬	–
GCV*	ganciclovir	ガンシクロビル	デノシン	抗ウイルス薬	(275)
GM	gentamicin	ゲンタマイシン	ゲンタシン、ゲンタマイシン	アミノグリコシド系抗菌薬	199
GRNX	garenoxacin	ガレノキサシン	ジェニナック	フルオロキノロン系抗菌薬	–
INH	isoniazid	イソニアジド	イスコチン	抗結核薬	–
IPM/CS	imipenem-cilastatin	イミペネム・シラスタチン	チエナム、チエペネムなど	カルバペネム系抗菌薬	(181)
ISCZ	isavuconazole	イサブコナゾール	クレセンバ	抗真菌薬	244
ITCZ	itraconazole	イトラコナゾール	イトリゾール、イトラコナゾール	抗真菌薬	246
KM	kanamycin	カナマイシン	カナマイシン	アミノグリコシド系抗菌薬	–
L-AMB	liposomal amphotericin B	アムホテリシン B リポソーム製剤	アムビゾーム	抗真菌薬	250
LSFX	lascufloxacin	ラスクフロキサシン	ラスビック	フルオロキノロン系抗菌薬	–
LVFX	levofloxacin	レボフロキサシン	クラビット、レボフロキサシン	フルオロキノロン系抗菌薬	187
LZD	linezolid	リネゾリド	ザイボックス、リネゾリド	オキサゾリジノン系抗菌薬	228
MCFG	micafungin	ミカファンギン	ファンガード、ミカファンギン	抗真菌薬	247
MEPM	meropenem	メロペネム	メロペン、メロペネム	カルバペネム系抗菌薬	180
MFLX	moxifloxacin	モキシフロキサシン	アベロックス	フルオロキノロン系抗菌薬	–
MINO	minocycline	ミノサイクリン	ミノマイシン、ミノサイクリン	テトラサイクリン系抗菌薬	191
MNZ	metronidazole	メトロニダゾール	フラジール、アネメトロ	その他の抗菌薬	210
NA	nalidixic acid	ナリジクス酸	（ウイントマイロン）	キノロン系抗菌薬	–
OFLX	ofloxacin	オフロキサシン	タリビッド、オフロキサシン	フルオロキノロン系抗菌薬	–
PAS	para-aminosalicylic acid	パラアミノサリチル酸	ニッパスカルシウム、アルミノニッパスカルシウム	抗結核薬	–
PCG	benzylpenicillin (penicillin G)	ペニシリン G	ペニシリン G カリウム	ペニシリン系抗菌薬	135
PIPC	piperacillin	ピペラシリン	ペントシリン、ピペラシリン	ペニシリン系抗菌薬	144
PL-B	polymyxin B	ポリミキシン B	ポリミキシン B	ポリペプチド系抗菌薬	–

略号	一般名（英語）	一般名（日本語）	主な商品名	カテゴリ	掲載ページ
PRM	paromomycin	パロモマイシン	アメパロモ	アミノグリコシド系抗菌薬	–
PSCZ	posaconazole	ポサコナゾール	ノクサフィル	抗真菌薬	246
PUFX	prulifloxacin	プルリフロキサシン	スオード	フルオロキノロン系抗菌薬	–
PZA	pyrazinamide	ピラジナミド	ピラマイド	抗結核薬	–
PZFX	pazufloxacin	パズフロキサシン	パシル、パズクロス	フルオロキノロン系抗菌薬	–
RBT	rifabutin	リファブチン	ミコブティン	抗結核薬	–
REL/IPM/CS	imipenem-cilastatin-relebactam	イミペネム・シラスタチン・レレバクタム	レカルブリオ	カルバペネム系抗菌薬・β-ラクタマーゼ阻害薬配合剤	(181)
RFP	rifampicin	リファンピシン	リファジン、リファンピシン	抗結核薬	–
SBT/ABPC	ampicillin-sulbactam	アンピシリン・スルバクタム	ユナシンS、スルバシン、ピシリバクタなど	ペニシリン系抗菌薬・β-ラクタマーゼ阻害薬配合剤	141
SBT/CPZ	cefoperazone-sulbactam	セフォペラゾン・スルバクタム	ワイスタール、バクフォーゼ、スルペラゾンなど	セファロスポリン系抗菌薬・β-ラクタマーゼ阻害薬配合剤	–
SBTPC	sultamicillin	スルタミシリン	ユナシン	ペニシリン系抗菌薬	–
SM	streptomycin	ストレプトマイシン	ストレプトマイシン	アミノグリコシド系抗菌薬、抗結核薬	–
SPCM	spectinomycin	スペクチノマイシン	トロビシン	アミノグリコシド系抗菌薬	–
ST	sulfamethoxazole-trimethoprim	スルファメトキサゾール・トリメトプリム	バクタ、ダイフェン、バクトラミン	葉酸代謝阻害薬	204
STFX	sitafloxacin	シタフロキサシン	グレースビット、シタフロキサシン	フルオロキノロン系抗菌薬	–
TAZ/CTLZ	ceftolozane-tazobactam	セフトロザン・タゾバクタム	ザバクサ	セファロスポリン系抗菌薬・β-ラクタマーゼ阻害薬配合剤	170
TAZ/PIPC	piperacillin-tazobactam	ピペラシリン・タゾバクタム	ゾシン、タゾピペ	ペニシリン系抗菌薬・β-ラクタマーゼ阻害薬配合剤	143
TBPM-PI	tebipenem pivoxil	テビペネム ピボキシル	オラペネム	カルバペネム系抗菌薬	–
TEIC	teicoplanin	テイコプラニン	タゴシッド、テイコプラニン	グリコペプチド系抗菌薬	223
TFLX	tosufloxacin	トスフロキサシン	オゼックス、トスキサシン	フルオロキノロン系抗菌薬	–
TGC	tigecycline	チゲサイクリン	タイガシル	グリシルサイクリン系抗菌薬	–
TOB	tobramycin	トブラマイシン	トブラシン、トービイ（吸入）	アミノグリコシド系抗菌薬	199
TZD	tedizolid	テジゾリド	シベクトロ	オキサゾリジノン系抗菌薬	229

付録

略号	一般名（英語）	一般名（日本語）	主な商品名	カテゴリ	掲載ページ
VACV*	valacyclovir (valaciclovir)	バラシクロビル	バルトレックス、バラシクロビル	抗ウイルス薬	274
VCM	vancomycin	バンコマイシン	バンコマイシン	グリコペプチド系抗菌薬	219
VGCV*	valganciclovir	バルガンシクロビル	バリキサ	抗ウイルス薬	(275)
VRCZ	voriconazole	ボリコナゾール	ブイフェンド、ボリコナゾール	抗真菌薬	241
5-FC	flucytosine	フルシトシン	アンコチル	抗真菌薬	253
−	oseltamivir	オセルタミビル	タミフル、オセルタミビル	抗ウイルス薬	263
−	zanamivir	ザナミビル	リレンザ（吸入）	抗ウイルス薬	265
−	laninamivir	ラニナミビル	イナビル（吸入）	抗ウイルス薬	270
−	peramivir	ペラミビル	ラピアクタ	抗ウイルス薬	266
−	remdesivir	レムデシビル	ベクルリー	抗ウイルス薬	280
−	molnupiravir	モルヌピラビル	ラゲブリオ	抗ウイルス薬	278
−	nirmatrelvir-ritonavir	ニルマトレルビル・リトナビル	パキロビッド	抗ウイルス薬	278
−	ensitrelvir	エンシトレルビル	ゾコーバ	抗ウイルス薬	(281)
−	baloxavir	バロキサビル	ゾフルーザ	抗ウイルス薬	270

*日本化学療法学会 抗微生物薬略語一覧表に掲載がないが、慣例的に使用されるなど広く認知されているもの

付録3　妊娠・授乳と抗微生物薬（右表）

米国食品医薬品局（FDA）のリスク区分（2015年に廃止されたが、今でも十分通用する）

A：十分かつ対照的な研究により、妊娠初期・後期における胎児へのリスクが証明されていない。

B：妊婦を対象とした適切な臨床試験がない、または動物実験では有害事象が証明されているものの、どの妊娠期間においても胎児へのリスクが証明されていない。

C：動物実験で胎児への悪影響が示されているが、ヒトを対象とした十分な検討はない。潜在的なベネフィットがリスクを上回る場合は妊婦への使用を正当化する可能性がある。

D：ヒト胎児への悪影響が証明されている。患者が生命の危険にさらされている、他薬が選択不能の場合など、やむを得ない場合に限り妊婦への使用を正当化する可能性がある。

X：動物またはヒトでの研究で胎児異常が証明されており、治験・市販後調査による有害反応に基づくヒト胎児リスクが証明されている。リスクがベネフィットを明らかに上回る（つまり使用すべきでない）。

授乳中については上記区分と多少異なるため、米国国立衛生研究所（NIH）が公開しているDrugs and Lactation Databaseを参考にまとめました。

付録

	FDAのリスク区分（胎児危険度）					授乳中に使用できる抗微生物薬[1]
	A	B	C	D	X	
抗菌薬	—	ペニシリン系抗菌薬全般 セフェム系抗菌薬全般 メロペネム アズトレオナム エリスロマイシン アジスロマイシン フィダキソマイシン クリンダマイシン メトロニダゾール ダプトマイシン	イミペネム シプロフロキサシン レボフロキサシン モキシフロキサシン クラリスロマイシン スルファメトキサゾール・トリメトプリム バンコマイシン リネゾリド テジゾリド クロラムフェニコール コリスチン	ドキシサイクリン ミノサイクリン チゲサイクリン ゲンタマイシン トブラマイシン アミカシン	—	β-ラクタム系抗菌薬全般 アズトレオナム エリスロマイシン クラリスロマイシン アジスロマイシン フィダキソマイシン ドキシサイクリン[2] シプロフロキサシン[3] レボフロキサシン[3] ホスホマイシン バンコマイシン テイコプラニン ダプトマイシン リネゾリド
抗真菌薬	—	アムホテリシンB	フルコナゾール イトラコナゾール ポサコナゾール イサブコナゾール ミカファンギン カスポファンギン フルシトシン ペンタミジン アトバコン	ボリコナゾール	—	アムホテリシンB フルコナゾール ミカファンギン カスポファンギン
抗ウイルス薬	—	アシクロビル バラシクロビル ファムシクロビル	オセルタミビル ザナミビル ペラミビル ガンシクロビル バルガンシクロビル ホスカルネット シドフォビル エンテカビル	—	リバビリン	アシクロビル バラシクロビル オセルタミビル ザナミビル
抗結核薬	—	リファブチン (エタンブトール[4])	イソニアジド リファンピシン	ストレプトマイシン	—	リファンピシン イソニアジド エタンブトール ピラジナミド
抗寄生虫薬	—	メフロキン プラジカンテル	イベルメクチン アルテメテル・ルメファントリン アトバコン・プログアニル クロロキン メベンダゾール スルファドキシン・ピリメタミン キニジン チニダゾール	—	キニーネ	イベルメクチン アルベンダゾール キニーネ メフロキン アルテメテル・ルメファントリン

注1：Drugs and Lactation Database (LactMed). Bethesda (MD): National Library of Medicine (US); 2006-. [cited 2024 Nov 1]. Available from: https://www.ncbi.nlm.nih.gov/books/NBK501922/
注2：＜21日間の投与が望ましい
注3：投与4～6時間は授乳を避ける
注4：未分類だが安全だと考えられている

291

アクネ菌	110	化膿性関節炎	107
アシクロビル	273	化膿性脊椎炎	107, 257
アジスロマイシン	195	化膿性椎間板炎	65
アシネトバクター	101	核酸増幅法	115
アズトレオナム	183	獲得耐性	93, 96
アスペルギルス症	241	感性	43, 45
アゾール系抗真菌薬	236	感染性心内膜炎	66
アミカシン	199	感染性大動脈瘤	63, 71
アミノグリコシド系抗菌薬	199	感染性動脈瘤	107
アムホテリシンB	250	肝膿瘍	257
アモキシシリン	145	眼内炎	257
アモキシシリン・クラブラン酸	147		
アンチバイオグラム	43	球桿菌	103
アンピシリン	138	急性前立腺炎	190
アンピシリン・クロキサシリン	150	莢膜	19, 74
アンピシリン・スルバクタム	141	菌血症	34, 64
α溶血	83		
		クラミジア	123
イサブコナゾール	244	グラム陰性桿菌	91
イトラコナゾール	246	グラム陰性球菌	116
インフュージョン・リアクション	220, 252	グラム陰性偏性嫌気性菌	210
インフルエンザ	271	グラム染色	58
インフルエンザウイルス	263	グラム陽性桿菌	109
インフルエンザ桿菌	21	グラム陽性双球菌	74
		グラム陽性ブドウ球菌	62
エキノキャンディン系抗真菌薬	247	グラム陽性偏性嫌気性菌	135, 138, 145
エリスロマイシン	197	グラム陽性連鎖球菌	73
エンテロコッカス	86	クラリスロマイシン	197
エンテロバクター	95	グリコペプチド系抗菌薬	219
エンピリックセラピー	31	クリプトコッカス	125, 237
壊死性軟部組織感染症	80, 214	クリプトコッカス髄膜炎	254
液性免疫不全	18	クリンダマイシン	213
		クレブシエラ	92
オキサゾリジノン系抗菌薬	228	クロキサシリン	150
オグサワ療法	149	クロストリディオイデス	114
オセルタミビル	263		
オプソニン化	19	ゲンタマイシン	199
汚染率	39	経験的治療	31
黄色ブドウ球菌	63	劇症型溶連菌感染症	79, 214, 229
黄色ブドウ球菌菌血症	64	血液培養	34, 36
		血球減少	229
カスポファンギン	247	血清型	106
カテーテル関連血流感染症	12	結核菌	120, 187
カルバペネマーゼ	184	嫌気ボトル	37
カルバペネム系抗菌薬	179	減感作療法	208
カルバペネム耐性腸内細菌目細菌	93		
ガンシクロビル	275	コアグラーゼ陰性ブドウ球菌	71
カンジダ血症	255	コラテラル・ダメージ	33
カンジダ属	125, 237	コリネバクテリウム	110

コロナウイルス	262	スタフィロコッカス	62
コンタミネーション	41	ステノトロフォモナス	101
5類感染症	74, 79	ステロイド	15, 281
抗インフルエンザ薬	263	ストレプトコッカス	81
抗ウイルス薬	261	スルバクタム	133, 141
抗MRSA薬	217	スルファメトキサゾール・トリメトプリム	204
抗菌薬関連下痢症	33	水痘・帯状疱疹ウイルス	273
抗原迅速検査	122	髄膜炎	28, 76, 112
抗酸菌	120, 203, 207	髄膜炎菌	21, 118
抗真菌薬	233	髄膜炎菌ワクチン	20
抗体	19		
抗ヘルペスウイルス薬	273	セファクロル	175
抗緑膿菌作用	143	セファゾリン	156
高カリウム血症	208	セファマイシン	154, 171
高度耐性	88, 202	セファレキシン	173
好気ボトル	37	セファロスポリン	154
好中球減少	22	セフィデロコル	101, 170
口唇ヘルペス	274	セフェピム	168
酵母様真菌	125, 237	セフェピム脳症	169
骨髄抑制	208	セフェム系抗菌薬	151
骨盤内炎症性疾患	194	セフォタキシム	164
		セフォチアム	159
サイトメガロウイルス	275	セフカペン	177
ザナミビル	265	セフジトレン	177
サルモネラ	106	セフジニル	177
サルモネラ症	190	セフタジジム	166
最小発育阻止濃度	44	セフトリアキソン	161
細胞性免疫不全	14	セフトロザン	170
細胞内寄生菌	15	セフポドキシム	177
3類感染症	106	セフメタゾール	171
		セラチア	95
シナジー効果	202	セレウス菌	110
シプロフロキサシン	107	性器ヘルペス	274
シュードモナス	99	接合菌	125, 244
糸状真菌	125, 237		
自然耐性	93, 96, 132	ソースコントロール	65
市中肺炎	75, 119, 121, 122		
弱毒菌	99	タゾバクタム	143
手指衛生	37	ダプトマイシン	226
術後感染症	285	耐性	45
初期治療	31	第1世代セファロスポリン	156
消毒	38	第2世代セファロスポリン	159
静脈カテーテル	65	第3世代セファロスポリン	161
真菌	124, 234	第4世代セファロスポリン	168
侵襲性カンジダ感染症	255	大腸菌	92
侵襲性腸球菌感染症	202	大動脈解離	188
侵襲性肺炎球菌感染症	74	大動脈瘤	188
人工弁	202	単純ヘルペスウイルス	273
腎毒性	201	胆道感染症	55

中間耐性	45	梅毒トレポネーマ	137
中心静脈カテーテル	65	白血球数	54
中枢神経感染症	28	曝露後予防	264
腸球菌	86	発熱性好中球減少症	22
腸チフス	106	ピペラシリン	144
腸内細菌目細菌	60, 91	ピペラシリン・タゾバクタム	143
テイコプラニン	223	非結核性抗酸菌	203, 207
デ・エスカレーション	32	脾臓摘出後重症感染症	8
デキサメサゾン	276, 281	脾膿瘍	257
テジゾリド	229	皮膚軟部組織感染症	173
テトラサイクリン系抗菌薬	191	標的治療	32
デバイス感染	71	表皮ブドウ球菌	72
ドキシサイクリン	191	フィダキソマイシン	198
トブラマイシン	199	ブドウ球菌	13, 59
トラフ値	221	ブドウ糖非発酵菌	60, 98
ドレナージ	12	フルオロキノロン系抗菌薬	187
トレポネーマ	135	フルコナゾール	238
動物咬傷	141, 147	フルシトシン	253
毒素性ショック症候群	80, 214	ブレークスルー感染	127
		ブレイクポイント	76
ナイセリア	117	プロテウス	92
		腐生ブドウ球菌	72
ニューキノロン	188	ペニシリナーゼ	104, 132, 134
ニューモシスティス肺炎	207	ペニシリン G	135
ニルマトレルビル・リトナビル	278	ペニシリン系抗菌薬	132
尿路感染症	55, 173, 204	ペニシリン結合蛋白	130
		ペニシリン耐性肺炎球菌	75
猫ひっかき病	202	ペプチドグリカン	248
		ヘモフィルス	103
脳炎	28	ペラミビル	266
脳膿瘍	28, 65	ヘルペスウイルス	273
膿瘍	84	ヘルペス脳炎	273
		ベンジルペニシリン	135
バイオアベイラビリティ	146	β-D-グルカン	248
バイオフィルム	13	β溶血性連鎖球菌	73, 79
バクテロイデス	214	β-ラクタマーゼ	132
バラシクロビル	274	β-ラクタマーゼ阻害薬	133, 141
パラチフス	106	β-ラクタム系抗菌薬	129
バルガンシクロビル	275	偏性嫌気性菌	211
バルプロ酸	181		
バロキサビル	270	ポサコナゾール	246
バンコマイシン	219	ホスフルコナゾール	240
バンコマイシン耐性黄色ブドウ球菌	228	ポリエン系抗真菌薬	250
バンコマイシン耐性腸球菌	226, 228	ボリコナゾール	241
バンドル・アプローチ	256	補体	19
肺炎球菌	74	膀胱炎	206
肺炎球菌ワクチン	20		

マイコプラズマ	121
マイコプラズマ肺炎	193
マクロライド系抗菌薬	195
マクロライド耐性株	196
末梢静脈カテーテル	65
ミカファンギン	247
ミノサイクリン	191
メタロβ-ラクタマーゼ	184
メチシリン耐性コアグラーゼ陰性ブドウ球菌	71
メチシリン耐性黄色ブドウ球菌	63, 180
メトロニダゾール	210
メトロニダゾール脳症	211
メロペネム	180
免疫不全	10
モノバクタム系抗菌薬	183
モラクセラ	119
モルガネラ	95
モルヌピラビル	278
薬剤感受性	44
薬剤耐性	60
薬剤熱	52
溶血性連鎖球菌	73, 79
溶連菌咽頭炎	146
葉酸合成阻害薬	204
ラニナミビル	270
ランソプラゾール	162
リステリア髄膜炎	112
リネゾリド	228
リポペプチド系抗菌薬	226
リンコマイシン系抗菌薬	213
緑色連鎖球菌	83
緑膿菌	99
淋菌	117
レジオネラ	122
レジオネラ症	196
レッドネック（レッドマン）症候群	220
レボフロキサシン	187
レムデシビル	280
連鎖球菌	59
ワクチン	21

A群β溶血性連鎖球菌	80, 214
Acinetobacter baumannii	101
AmpC型β-ラクタマーゼ	96, 134
Aspergillus	125, 237
Aspergillus fumigatus	241
Aspergillus terreus	251
AUC_{24}	221
B群β溶血性連鎖球菌	81
Bacillus cereus	110
Bacteroides	214
BLNAR；β-lactamase negative ampicillin resistant	103
BLNAS；β-lactamase negative ampicillin susceptible	103
BLPACR；β-lactamase producing amoxicillin/clavulanate resistant	103
BLPAR；β-lactamase producing ampicillin resistant	103
breakthrough	127
C/G群β溶血性連鎖球菌	81
*Candida*属	125, 237
Candida albicans	126
Candida auris	127, 244
Candida glabrata	127
Candida guilliermondii	127
Candida krusei	127
Candida lusitaniae	127, 251
Candida parapsilosis	127
CCCB	110
CDトキシン	114
CDI；*Clostridioides difficile* infection	114
Chlamydia trachomatis	123
Citrobacter freundii	95
Clostridioides difficile	114
CNS；coagulase-negative staphylococci	62, 71
collateral damage	33
Corynebacterium	110
COVID-19	276
CRBSI；catheter-related blood stream infection	12
CRP	54
Cryptococcus	125, 237
Cutibacterium acnes	110
Dテスト	215
de-escalation	32
definitive therapy	32
DENOVA score	88
Duke criteria	88

295

empiric therapy	31	OPSI；overwhelming post-splenectomy infection	8
Enterobacter cloacae	95	PAS グループ	98
Enterococcus 属	86	PBP；penicillin-binding protein	130
Enterococcus faecalis	87	PEK グループ	92
Enterococcus faecium	89	PID；pelvic inflammatory disease	194
ESBLs；extended-spectrum β-lactamases	93, 134	PISP；penicillin intermediate-resistant *Streptococcus pneumoniae*	75
Escherichia coli	92, 140	PK/PD パラメータ	130
FN；febrile neutropenia	22	PMSECK グループ	95
Fusarium	237	*Pneumocystis jirovecii*	207
GAS；group A Streptococcus	80	PPI；proton pump inhibitor	114
GAS 咽頭炎	82	*Proteus mirabilis*	92
GBS；group B Streptococcus	81	*Providencia rettgeri*	95
GCS/GGS；group C/G Streptococcus	81	PRSP；penicillin-resistant *Streptococcus pneumoniae*	75
GDH 抗原	114	*Pseudomonas aeruginosa*	99
H 抗原	106	*Rhizopus*	237
Haemophilus influenzae	19, 103, 177	SAB；*Staphylococcus aureus* bacteremia	64
Hib；*Haemophilus influenzae* type b	103	*Salmonella*	106
Hib ワクチン	20	SARS-CoV-2	276
HSV；herpes simplex virus	273	*Serratia marcescens*	95
infusion reaction	220, 252	source control	65
inoculum effect	214	ST 合剤	204
Klebsiella aerogenes	95	*Staphylococcus aureus*	63
Klebsiella oxytoca	92	*Staphylococcus epidermidis*	71
Klebsiella pneumoniae	92	*Staphylococcus lugdunensis*	71
Legionella pneumophila	122	*Staphylococcus saprophyticus*	71
Listeria monocytogenes	112	*Stenotrophomonas maltophilia*	101
LLMNS-PACCS	15	*Streptococcus agalactiae*	81
MIC；minimum inhibitory concentration	44	*Streptococcus anginosus*	84
Moraxella catarrhalis	119	*Streptococcus constellatus*	84
Morganella morganii	95	*Streptococcus dysgalactiae*	81
MRCNS；methicillin-resistant coagulase negative staphylococci	71	*Streptococcus gallolyticus*	84
MRSA；methicillin-resistant *Staphylococcus aureus*	63, 180	*Streptococcus intermedius*	84
MSCNS；methicillin-susceptible coagulase negative staphylococci	71	*Streptococcus pneumoniae*	74
MSSA；methicillin-susceptible *Staphylococcus aureus*	63, 156, 173	*Streptococcus pyogenes*	80
Mucor	237	TAM；time above MIC	130
Mycoplasma pneumoniae	121, 191	TDM；therapeutic drug monitoring	200, 220
NAAT；nucleic acid amplifier test	115	*Treponema pallidum*	135
Neisseria gonorrhoeae	117	TSS；toxic shock syndrome	80
Neisseria meningitidis	118	viridans streptococci	83
NSTI；necrotizing soft tissue infection	80	VRE；vancomycin-resistant *Enterococcus*	226, 228
NTM；non-tuberculous mycobacteria	203, 207	VRSA；vancomycin-resistant *Staphylococcus aureus*	228
O 抗原	106	VZV；varicella zoster virus	273

レジデントのための
これだけ抗菌薬

定価（本体 4,400 円＋税）

2024 年 12 月 19 日　第 1 版
2025 年 4 月 12 日　第 1 版 2 刷

著　者　髙野哲史

発行者　梅澤俊彦

発行所　日本医事新報社　www.jmedj.co.jp
　　　　〒101-8718　東京都千代田区神田駿河台 2-9
　　　　電話 03-3292-1555（販売）・1557（編集）
　　　　振替口座 00100-3-25171

印　刷　ラン印刷社

©2024　Akifumi Takano　Printed in Japan

ISBN978-4-7849-0155-5

JCOPY　＜(社)出版者著作権管理機構 委託出版物＞

本書の無断複写は著作権法上での例外を除き禁じられています。複写される場合は、そのつど事前に(社)出版者著作権管理機構（電話 03-5244-5088、FAX 03-5244-5089、e-mail：info@jcopy.or.jp）の許諾を得てください。

電子版の閲覧方法

巻末の袋とじに記載されたシリアルナンバーで、本書の電子版を閲覧できます。

手順① 弊社ホームページより会員登録（無料）をお願いします。
（すでに会員登録をしている方は手順②へ）

会員登録はこちら

手順② ログイン後、「マイページ」に移動してください。

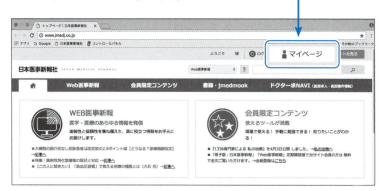

手順③ 「電子コンテンツ」欄で、「未登録タイトル（SN登録）」を選択してください。

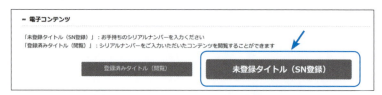

手順④ 書名を入力して検索し、本書の「SN登録」を選択してください。

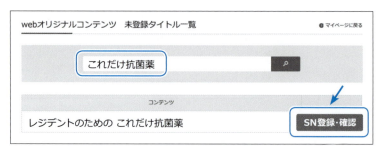

手順⑤ 次の画面でシリアルナンバーを入力すれば登録完了です。
以降は「マイページ」の「登録済みタイトル」から電子版を閲覧できます。